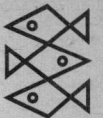

›Informationen zur Zeit‹
Originalausgabe

Über dieses Buch

Die einen hoffen, die anderen fürchten, daß dies bald schon Geschichte ist: die erste tatsächlich sozialistische Regierung, die durch freie Wahlen zustandegekommen ist. Seit Herbst 1970 kämpft Chile unter ihrer Führung um die revolutionäre Überwindung der Unterentwicklung.
Die Bourgeoise und das internationale Kapital sehen sich entmachtet und haben Angst um ihre Gewinne. Die Linke ist mehr oder weniger skeptisch und sieht ›Revisionismus‹. Dagegen stellt Präsident Allende ein Programm, das nachdenklich und hoffen macht: »In unserem revolutionären Prozeß gibt es fünf wesentliche Punkte: Die Legalität, die Institutionalität, die politischen Freiheiten, die Gewalt und die Vergesellschaftung der Produktionsmittel.«
Legalität – Abschaffung der legalen Unterdrückung, Rechtsnormen nach den Bedürfnissen des Volkes.
Institutionalität – Rechtsstaatliche und verfassungsgemäße Institutionen für den vom Volk getragenen Staat.
Politische Freiheiten – kein Totalitarismus, sondern Pluralismus, Opposition und Parteien.
Gewalt – der Sieg ohne Waffen und gewaltsame Abwehr der Konspirationen der Reaktion.
Vergesellschaftung – der wirtschaftlich produzierte Reichtum für das gesamte Volk.
Ob der ›Chilenische Weg‹ die Wirklichkeit aushält, bleibt abzuwarten. Dieses Buch fragt nach seinen Voraussetzungen, seinen Mitteln und seinen Perspektiven.
H. R. Sonntag sprach mit Präsident Allende und anderen Politikern der Volkseinheit.

Der Autor

Dr. Heinz Rudolf Sonntag, geb. 1940, promovierte über den Revolutionsbegriff bei Marx und Lenin und war von 1968 bis 1971 Professor für Soziologie an der Zentraluniversität von Venezuela in Caracas. Verschiedene ausgedehnte Reisen führten ihn in zahlreiche Länder des Kontinents, so auch im Juni / Juli 1971 nach Chile. Seit Herbst 1971 ist er Gastprofessor für lateinamerikanische Geschichte an der Universität Konstanz.
Buchveröffentlichungen in deutscher Sprache (Auswahl): *Che Guevara und die Revolution* (Hg.), Fischer Taschenbuch Verlag, ›Informationen zur Zeit‹, 1968 (5. Auflage: 57 Tsd.); *Christentum und politische Praxis: Camilo Torres* (zus. mit Elena Hochman), edition suhrkamp, 1969; *Der Fall Peru* (Hg.), Peter Hammer Verlag, 1971; *Darcy Ribeiro, Der zivilisatorische Prozeß* (Hg., Übers. u. Nachwort), Suhrkamp Verlag 1971.

Heinz Rudolf Sonntag

Revolution in Chile

Der schwierige Weg zum Sozialismus

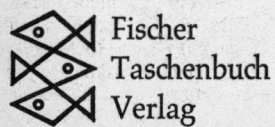

Fischer
Taschenbuch
Verlag

Fischer Taschenbuch Verlag
Mai 1972

Umschlagentwurf: Jan Buchholz/Reni Hinsch
unter Verwendung eines Fotos (Foto: dpa)

Fischer Taschenbuch Verlag GmbH, Frankfurt am Main
© Fischer Taschenbuch Verlag GmbH, Frankfurt am Main, 1972
Gesamtherstellung: Hanseatische Druckanstalt GmbH, Hamburg
Printed in Germany
ISBN 3 436 01469 9

Inhalt

Vorbemerkung

Dieses Buch will informieren und interpretieren – in dieser Reihenfolge. Die textliche Anordnung des informierenden Hauptteils nach dem Essay, in dem die Interpretation überwiegt, gehorcht technisch-editorischen Gründen. Das heißt, daß das Buch auch umgekehrt gelesen werden, daß man seine Lektüre etwa mit den Dokumenten beginnen, dann den politischen Teil, dann den wirtschaftlichen, dann den über Allende und schließlich meine Interpretation lesen kann. In ihr versuche ich, meine Prognosen mit der Vorsicht zu formulieren, die einem solch vielschichtigen und theoretisch kaum ›aufgearbeiteten‹ Prozeß wie dem chilenischen angemessen ist. Dasselbe gilt für die interpretativen theoretischen Teile. Sie können als Vorstudien zu einem langfristigen Projekt angesehen werden, dem ich mich in den nächsten Jahren widmen werde und das den (vorläufigen) Titel ›Politische Theorie der Unterentwicklung‹ trägt. In jenen wie in diesem geht es um die Beziehungen zwischen den sozioökonomischen Wirklichkeiten und ihren gesellschaftlich-politisch-institutionell-ideologischen Überbauten.
Ich sage es gleich: der chilenische Prozeß ist mir (wie der cubanische) zu wichtig, als daß ich ein vorschnelles Verdammungsurteil über ihn abgeben könnte (etwa in dem Sinne, daß er nicht radikal genug wäre). In diesem, *nur* in diesem Sinne macht diese Arbeit ›Propaganda‹. Sie richtet sich gegen Klischeevorstellungen von rechts und von links, gegen voreilige Urteile, gegen den selbstbewußten und selbstgerechten Begriff von einer notwendigen Revolution und von einem Sozialismus, der immer nur an den eigenen Wirklichkeiten festgemacht und selten auf seine konkrete Anwendbarkeit auf andere gesellschaftliche Verhältnisse überprüft wird. Die Arbeit versucht also, Zweifel zu verbreiten, wobei davon auszugehen ist, daß der ›praktische Skeptizismus‹ (d. h. jener, der sich auch dann praktisch betätigen und die Hände möglicherweise schmutzig machen will, wenn nicht alles mit seinen (Vor-)Urteilen übereinstimmt) die angemessene Haltung dessen sein muß, der sich auf die Revolution in der unterentwickelten Welt einläßt.
Es finden sich einige Wiederholungen im Text. Sie waren nicht zu vermeiden, zum Teil sind sie beabsichtigt. Dafür gibt es keine Querverweise. Fußnoten habe ich mir und dem Leser

erspart. Dafür bietet das Literaturverzeichnis einiges Material, das Statistisches und Interpretatives anzeigt.

Zahlreiche Personen haben mir geholfen. Ihnen gilt mein Dank, vor allem dem Präsidenten Allende, den Gesprächspartnern aus seiner Regierung und aus den politischen Parteien der Volkseinheit. Die Kollegen, mit denen ich diskutiert habe, haben mir (positiv oder negativ) entscheidende Probleme verdeutlicht; ich nenne nur Andre Gunder Frank, Roberto Frenkel, Joan Garcés, Eric Hobsbawm, Ruy Mauro Marini und – last, but not least – Darcy Ribeiro. Die Studenten der Lehrveranstaltungen innerhalb der Gastprofessur für Lateinamerikanische Geschichte an der Universität Konstanz, die ich derzeit wahrnehme, haben mir mehr geholfen als sie wissen können.

Es ist nur billig, daß ich dieses Buch den chilenischen Arbeitern, Bauern, Studenten und Intellektuellen, Frauen und Männern widme, die für eine bessere, gerechtere und menschlichere Gesellschaft, für den Sozialismus gekämpft und ihr Leben gelassen haben.

Konstanz, Ende Januar 1972   H.R.S.

Chile: Der schwierige Weg zum Sozialismus

Verortung

Auf den Landkarten der Massenmedien, auf denen Geschichte vermessen und geografisch festgemacht wird, gibt es heute keine weißen Flecken mehr. Das öffentliche Bewußtsein muß auf sie verzichten. Klischees ersetzen an Wirkung, was einst von ihrem Exotismus ausgehen mußte. In Klischees und durch Klischees ist alles bekannt, wird in Sekunden verbreitet, hier und da intensiviert. Aber nur die Besonderheit ist eines Kommentars würdig, der die Funktion hat, das Ereignis oder den Ereigniskranz »in den Zusammenhang« zu stellen, daß es auf jeden Fall – wieder vereinzelt – in den Überbau der kapitalistischen Gesellschaft sich einpaßt. Hinter den Klischees wird verborgen, was geografische Natur des Landes und ethnische Zusammensetzung der Bevölkerung in Wirklichkeit sind und bedeuten. Wenn man ein Land als Forschungs- und Darstellungsobjekt ernstnimmt, muß man es aus dem gleichgemachten Kontext herausnehmen und auf seine geografischen und ethnischen Besonderheiten fixieren, welche seine Wirklichkeit mit bedingen.

Chile hat eine Fläche von 741.767 Quadratkilometern, wenn man von einem großen Stück der Antarktis, auf das es Anspruch erhebt, und von einigen kleineren Inseln im Stillen Ozean (Oster-, Juan Fernández-Inseln) absieht. Es erstreckt sich über 4.200 Kilometer entlang der Küste des Pazifik im Westen des lateinamerikanischen Kontinents und ist zwischen 100 und 350 Kilometer breit. Den vulkanischen Anden, die es im Osten begrenzen und die bis 7.000 Meter hoch sind, ist ein Küstengebirge vorgelagert. Dieses erreicht die Höhen deutscher Mittelgebirge und ist nicht vulkanisch. Zwischen ihm und dem Hochgebirge erstreckt sich ein Tiefland, das von zahlreichen Flüssen und Strömen durchzogen ist. Häufig ist es von Ausläufern des Hoch- oder Mittelgebirges zerklüftet, so daß eine große Anzahl von Einzelbecken entsteht und eine einheitliche Tiefebene sich nicht ausbildet. Im Süden (etwa bei 30 Grad südlicher Breite) verschmelzen die beiden Gebirgszüge und gehen bei 41,5 Grad in eine Senkung über, die den südlichsten Teil des Landes in ein Inselarchipel mit einer vorgelagerten zerklüfteten Hochgebirgsküste auf dem Festland verwandelt. Chile ist geografisch ein ›schwieriges‹ Land. Seine Gestalt war von einigem, allerdings schwer meßbarem Einfluß auf seine Entwicklung. Das ist in präcolombinischer

Zeit offensichtlicher als später, später aber nicht weniger wahr als damals.

Wegen seiner Nord-Süd-Ausdehnung hat Chile an den verschiedensten Klimazonen Anteil. Bis etwa 28 Grad südlicher Breite erstreckt sich eine Wüste, die vielleicht zu den niederschlagsärmsten Gebieten der Erde gehört. Nebelbildungen an der Küste sind allerdings häufig. Sie reichen mitunter bis weit ins Innere – in die Wüstengebiete – hinein und haben ihren Ursprung im Humboldtstrom des Pazifik vor der Küste Chiles. Gelegentliche Fluß- und Quelloasen ermöglichen einen teils tropischen, teils subtropischen Pflanzenwuchs. Der mittlere Teil (bis etwa 41 Grad südlicher Breite) hat ein gemäßigtes Klima. Heiße und trockene Sommer wechseln mit regenreichen Wintern. Die Vegetation ist in den Berg- und Hügellandschaften von Hartlaub- und Dornbuschgewächsen bestimmt, in den Becken dagegen von den Pflanzen der gemäßigten Zonen, soweit die natürliche oder künstliche Bewässerung ausreicht. Der südliche Teil liegt im Bereich der kühlen Westwinde. Niederschläge sind sehr häufig, die Durchschnittstemperatur beträgt nur etwa 5 Grad. Hier wachsen dichte Regenwälder, die sich fast nie entlauben. Ganz im Süden nimmt die Niederschlagsneigung wieder ab. Die Wälder weichen einer Steppenlandschaft mit kärglichem Grasbewuchs. Nur ein geringer Teil des Landes, nämlich das Grenzgebiet zwischen dem subtropischen Teil Mittelchiles und dem dauerverregneten Süden, weist ein günstiges Klima auf. Die Regenperioden sind ausgedehnt und ergiebig, so daß künstliche Bewässerung überflüssig wird. Die Sommer sind warm und trocken. Getreide und Wälder wachsen in der Gegend.

Chile hat gemeinsame Grenzen mit Perú im Norden und Nordwesten, Bolivien im Nordosten und Argentinien entlang der Andenkette. Wegen der langen natürlichen Grenzen (teilweise unzugängliche Küste und Berge) ist das Land vor einer feindlichen Invasion recht geschützt. Nur die Grenzen mit Perú und Bolivien sind offener.

Chile hat heute etwa 9 Millionen Einwohner. Ein großer Teil von ihnen wohnt in den Städten; allein in der Hauptstadt Santiago lebt über ein Drittel der gesamten Bevölkerung. Geografisch konzentriert sie sich in den günstigeren Gebieten Mittelchiles. Der Norden und der extreme Süden sind vergleichsweise wenig dicht besiedelt. Chile hat nie große Kontingente europäischer Einwanderer aufgenommen; Negersklaven aus Afrika wurden nur ganz wenige importiert. Die Bewohner sind Abkömmlinge von Kreolen und Eingeborenen. Ihr Hauptmerkmal ist ihr Mestizentum, d. h. ihre ethnische Herkunft aus zwei verschiedenen Völkern: den einheimischen Indios und den kolonialisierenden Europäern, meist Spaniern. Der durchgängig mestizische Charakter der Bevölkerung hat einen hohen Grad sozio-kultureller Integration bewirkt, der den Hauptteil des chilenischen Volkes sprachlich und religiös, aber auch im (falschen) Bewußtsein in eine Einheit eingeschmolzen hat.

Chile war zur Zeit der Conquista (Eroberung – Besetzung) von drei großen Eingeborenen-Gruppen, den Diaguitern, den Atacameñern und den Araukanern bewohnt. Sie waren stark von den Hochkulturen des peruanischen Altiplano, also vom Inka-Reich, beeinflußt und gehörten lange Zeit, wenn auch marginal, zu dessen Herrschaftsbereich. Die Diaguiter und die Atacameñer lebten im Norden, die Araukaner im heutigen Zentralchile. Die Conquista hatte fatale Folgen für die drei Gruppen. Neue Krankheiten und der Krieg reduzierten sie numerisch, ihre gesellschaftlichen Organisationsformen wurden zerschlagen, sie wurden versklavt und zerstreut. Die Araukaner setzten den Eroberern den meisten Widerstand entgegen; eine ihrer Subgruppen, die Mapuche, kämpfte mehrere Jahrhunderte lang gegen die Fremdherrschaft und wurde erst gegen Ende des 19. Jahrhunderts in die Republik Chile integriert. Deshalb haben die Mapuche auch ihre ethnische Besonderheit bis heute erhalten. Sie machen gegenwärtig etwa 200.000 Personen aus, leben in Südchile, arbeiten in der Landwirtschaft und haben viele ihrer ursprünglichen Organisations-, Bewußtseins- und Verhaltensformen beibehalten.

Wie bei vielen anderen lateinamerikanischen Völkern beruht auch der Prozeß der ethnischen Formierung der Chilenen in erster Instanz auf Völkermord, d. h. auf der systematischen Zerstörung und Auslöschung der eingeborenen Bevölkerungen sowohl als soziokulturellen Einheiten wie auch als rassisch eigenen Völkern. Anders als in den meisten Gesellschaften des Kontinents kam es in Chile zu einer raschen und intensiven Vermischung zwischen Europäern und Indios. Sie basiert teilweise auf der ökologischen Besonderheit des Landes, teilweise auf der Eigenart der geschichtlichen Entwicklung seiner Strukturen und bestimmt, wie gesagt, die genetische Matrix des chilenischen Volkes. Es ist – in einer heute gebräuchlichen Terminologie – ein »neues Volk« (Darcy Ribeiro), dessen ethnische Komposition durch Rassenmischung und dessen kulturelles Profil durch zwangsweise Dekulturation und Akkulturation entstanden sind, wobei alle diese Prozesse immer innerhalb der strukturellen Erfordernisse der zuerst kolonialen und später politisch unabhängigen Unterentwicklung abliefen.

Die relativ homogene ethnische Zusammensetzung hat gleichwohl nicht verhindert, daß die rein weißen Kreolen in der herrschenden Klasse die Mehrheit ausmachen. Das hat zur Ausbildung eines Bewußtseins geführt, welches das mestizische Element lange Zeit zu leugnen bereit war und zur Identifizierung der großen Mehrheit des Volkes mit der Minderheit der Herrschenden beigetragen hat. Jetzt werden diese Barrieren (welche immer mit sozioökonomischen, d. h. Klassenschranken zusammenfielen) durchbrochen, und der Mestizen-Charakter der meisten Chilenen wird in das Selbstimage des Volkes integriert. Wie andere neue Völker entwickeln auch die Chilenen erst in den letzten Jahren ein klares Bewußtsein ihrer Besonderheit und versuchen, jenes Selbstbild gegen seine Entfremdung durch aufgezwungene Ideologien zu verteidigen. Dieser schmerzhafte, gleichwohl notwendige Vorgang ist ein wichtiger Faktor im Prozeß der nationalen Befreiung und beim Aufbau einer neuen, sozialistischen Gesellschaft. Er ist auch notwendig, damit das chilenische Volk sich als eigenes und bewußtes, nicht als abhängiges und deformiertes in die weltweite Zivilisation und den Kampf für sie eingliedern kann. Denn das kann offensichtlich nicht mit einem Bewußtsein geschehen, das einen großen Teil seiner historischen Erfahrung und seine eigene Identität leugnet.

Die geografischen und ökologischen Bedingungen eines Landes und die ethnische Zusammensetzung seiner Bevölkerung haben für seine wirtschaftliche, gesellschaftliche, politische und kulturelle Entwicklung eine Bedeutung, die auch dadurch nicht geringer wird, daß einige sozial›wissenschaftliche‹ Ideologien sie zur einzig bestimmenden hypostasieren, andere sie schlechterdings leugnen. Wie auch immer die komplexen Beziehungen zwischen solchen Faktoren und den Strukturen sein mögen, es steht fest, daß nur dadurch, daß jene verortet werden, diese gekannt und erkannt werden können. Läßt man dies aus, beläßt man ein Land in der Allgemeinheit seiner kontinentalen Umgebung, flickt man an einem neuen Exotismus herum. Und der ist, wie gesagt, heute der Exotismus der weißen Flecken früherer Zeiten.

Der Sachverhalt

Am Sonntag, dem 4. September 1970, fanden in Chile Präsidentschaftswahlen statt. Drei Kandidaten stellten sich den rund 3,5 Millionen Wählern; wahlberechtigt sind alle Chilenen über 21 Jahre außer den Analphabeten. Die Kandidaten waren Jorge Alessandri Rodríguez, Präsident von 1958 bis 1964, Radomiro Tomic, Ex-Botschafter Chiles in Washington, und Salvador Allende Gossens, dreimaliger Präsidentschaftskandidat (1952, 1958, 1964), Senator und zuletzt Senatspräsident. Die politischen Gruppierungen hinter den drei Männern waren genau abgegrenzt; Allende vertrat eine Koalition der ›Volkseinheit‹ aus linken und radikaldemokratischen Parteien, Tomic war der Kandidat der Regierungspartei, der Christdemokraten, und Alessandri wurde von den rechten Parteien, dem PARTIDO NACIONAL (Nationalpartei) und einer Splittergruppe des PARTIDO RADICAL (Radikale Partei), zum Präsidenten postuliert. Nach Auszählung der Stimmen stand fest, daß Salvador Allende mit 36,3 Prozent vor Jorge Alessandri mit 34,8 Prozent und Radomiro Tomic mit 27,8 Prozent die Wahl gewonnen hatte.

Die chilenische Verfassung legt fest, daß zum Präsidenten gewählt ist, wer die absolute Mehrheit bekommt, und daß, falls keiner der Kandidaten sie erreicht, das Parlament in geheimer Abstimmung zwischen den beiden Kandidaten mit dem höchsten Stimmenanteil denjenigen zum Präsidenten wählen kann, welcher ihm paßt. Haben die politischen Kräfte, die einen der beiden Kandidaten unterstützen, die absolute Mehrheit im Parlament, steht das Ergebnis der Wahl fest; wenn das nicht der Fall ist, setzt jene konstitutionelle Bestimmung ein kompliziertes Spiel der Verhandlungen zwischen den politischen Kräften in Gang. Der Zeitraum zwischen der Präsidentschaftswahl und der Amtsübernahme des neuen Präsidenten wird von der Verfassung auf zwei Monate festgesetzt.

Die Parteien, welche die Kandidatur Salvador Allendes unterstützten, hatten in den beiden Häusern des Parlaments, dem Senat (50 Sitze) und dem Abgeordnetenhaus (150 Sitze), nur die relative Mehrheit von 80 Sitzen; die Christdemokraten verfügten über 75 Mandate, die Rechten über 45. Eine absolute Mehrheit für den siegreichen Kandidaten im Parlament mußte also ausgehandelt werden, obwohl in der chilenischen

Demokratie seit Jahrzehnten vom Parlament immer der Kandidat mit der größten relativen Mehrheit zum Präsidenten gewählt worden war, gleichgültig, wie schmal sein Vorsprung vor dem nächsten war; bei den Wahlen von 1958, zum Beispiel, hatte Alessandri einen Vorsprung von nur rund 30.000 Stimmen vor Allende und wurde vom Parlament (gegen die Stimmen der Linksparteien) gewählt.

Die Bekanntgabe des Wahlergebnisses löste unterschiedliche Reaktionen aus. Die Anhänger der linken und radikaldemokratischen Parteien versammelten sich schon in der Nacht vom 4. auf den 5. September zu einer Siegeskundgebung. Die Christdemokraten waren maßlos enttäuscht; ihr noch amtierender Präsident, Eduardo Frei, sagte bei seiner Begegnung mit Allende drei Tage nach den Wahlen: »Dein Sieg, Salvador, stellt für mich eine große Niederlage dar.« Die Mehrheit der Partei schien gleichwohl entschlossen, Allende im Parlament zur Präsidentschaft zu verhelfen. Die Rechte schäumte, sprach von Betrug und fing gleich an, alle möglichen Wege auszukundschaften, um die Präsidentschaft Allendes zu verhindern. Die Streitkräfte erließen in der Nacht des 4. September einen Tagesbefehl des Inhalts, daß ein Versuch, die Machtübernahme Allendes gewaltsam zu verhindern, den Bürgerkrieg in Chile provozieren würde. Die katholische Kirche (95 Prozent der Chilenen gehören ihr an) gratulierte durch ihren höchsten Repräsentanten, Kardinal Raul Silva Henríquez, dem Wahlsieger offiziell, nachdem sie schon während des Wahlkampfes für keinen Kandidaten sich eingesetzt, sondern ihren Gläubigen freigestellt hatte, für wen sie stimmen wollten, ohne das Votum für einen marxistischen Kandidaten mit Sanktionen zu bedrohen (was noch bei den Wahlen von 1964 geschehen war).

Die herrschende Klasse reagierte mit Panik. Einige ihrer Mitglieder reisten in den Tagen nach dem Wahlsieg ab. Viele transferierten Geld ins Ausland. Es gab offene Sabotage, zum Teil auf recht niedrigem politischem Niveau; es wird berichtet, daß man in den Villenvororten das Wasser ganze Tage laufen ließ, um Wasserknappheit zu provozieren. Diese wohlüberlegte Panik übertrug sich auf einen Teil der mittleren Klassen, vor allem auf Geschäftsleute, die Waren aus ihren Angeboten abzogen und horteten. Die kleine Schicht ausländischer Manager, in der bisherigen politischen Konstellation von gewaltigem Einfluß, bereitete sich auf ihren Abzug vor und unterstützte unterderhand die Sabotageversuche des Restes der herrschenden Klasse. Soweit die beherrschten Klassen nicht für Alessandri gestimmt hatten (wie offensichtlich ein Teil der städtischen Marginalen, des sogenannten ›Subproletariats‹) und auf seiten der Koalition der Volkseinheit standen, mobilisierten und organisierten sie sich noch mehr, als das schon während des Wahlkampfes geschehen war. Sie betrachteten den Sieg Allendes als den ihren.

Trotz des Tagesbefehls der Streitkräfte gab es Offiziere, die an den Verschwörungen der Rechten teilnahmen und sie unterstützten. Vorsichtigen Vermutungen zufolge gab es in den ersten Tagen nach der Wahl zumindest zwei im Ansatz gescheiterte Putschversuche. Aber nicht nur im traditionellen Putsch suchte die herrschende Klasse ihr Heil. Am 9. September veröffentlichte Alessandri ein Kommuniqué, das einen Handel mit den Christdemokraten vorschlug: falls das Parlament ihn zum Präsidenten wähle, werde er sofort zurücktreten und den Weg für Neuwahlen freimachen. Da nach der Verfassung ein amtierender Präsident nicht unmittelbar für eine zweite Amtsperiode wiedergewählt werden kann, hätte das von dem rechten Kandidaten vorgeschlagene Manöver eine neue Kandidatur des amtierenden Präsidenten Eduardo Frei ermöglicht. Die Christdemokraten folgten dem Vorschlag nicht, wahrscheinlich unter dem Druck ihres linken Flügels und ihres eigenen Kandidaten; denn gleichzeitig wurde bekannt, daß zwischen Tomic und Allende ein Bündnis bestand: man hätte einem relativen Wahlsieg Alessandris im Parlament nur dann zugestimmt, wenn sein Vorsprung wenigstens 100.000 Stimmen betragen hätte. Überdies hatte Tomic noch elf Monate vor den Wahlen, im Oktober 1969, seine Kandidatur von einem Wahlbündnis mit der Linken abhängig gemacht und sich später nur zögernd dazu bewegen lassen, sich lediglich als Kandidat der Christdemokraten aufstellen zu lassen.

Der rechte Flügel der christdemokratischen Partei um den Senator B. Prado und den Partei-Präsidenten, Narciso Irureta, schaffte es gleichwohl, die Wahl Allendes im Parlament mit ihrer Unterstützung wieder unsicherer und von Verhandlungen abhängig zu machen, nachdem Tomic und andere hohe Funktionäre das Votum für Allende schon als sicher hingestellt hatten. Eine schriftliche Garantie des zukünftigen Präsidenten wurde gefordert: die Regierung der Volkseinheit werde die Autonomie der Universitäten und des übrigen Bildungssystems, die Freiheit der Presse, das Mehrparteiensystem und die Gewerkschaften nicht antasten und nicht versuchen, die Armee zu politisieren oder durch Volksmilizen zu ersetzen. Zudem verlangten die rechten Christdemokraten, Allende solle, sobald er gewählt sei, auf das verfassungsmäßige Recht verzichten, die hohen Offizierschargen der Streitkräfte zu ernennen, und es auf den Senat übertragen. Dies lehnte Allende strikt ab. In Verhandlungen stimmte er den übrigen Garantieforderungen zu, betonte jedoch, daß sie ohnedies Bestandteil der Verfassung seien. Darauf verlangte die christdemokratische Partei, die Bedingungen müßten sogar in die Verfassung aufgenommen werden. Der linke Flügel und Tomic widersetzten sich dem Verlangen und erklärten es für ein Manöver der Reaktion, um den Status quo beizubehalten. Allende ging darauf ein, möglicherweise, weil er die unmittelbare heftige Konfrontation mit den Christdemokraten vermeiden wollte. Das Parlament stimmte – bei Enthaltung der Rechten – den Verfassungszusätzen zu.

Mitte Oktober warnte der MOVIMIENTO DE IZQUIERDA REVOLUCIONARIA (Bewegung der revolutionären Linken; eine nicht der Volkseinheit angehörende sozialistisch-revolutionäre Organisation) öffentlich vor einem drohenden Putschversuch der Rechten; der MIR verfügte und verfügt über einen ausgezeichnet funktionierenden Geheimdienst, dessen Effizienz schon häufiger unter Beweis gestellt wurde. Am 22. Oktober morgens wurde der Oberbefehlshaber der Armee, General René Schneider, auf der Fahrt ins Verteidigungsministerium bei einem Entführungsversuch angeschossen; er starb drei Tage später im Hospital. Die (noch) christdemokratische Regierung verhängte den Notstand und klärte, zusammen mit den ihr zugeordneten Kontaktmännern der Volkseinheit, das Attentat auf: man hatte Schneider entführen, die Tat als eine Aktion der extremen Linken hinstellen und so eine Intervention der Streitkräfte provozieren wollen. Die Täter selbst, darunter der Neffe eines hohen christdemokratischen Funktionärs, konnten ins Ausland fliehen. Einige Zeit nach dem Attentat, dem ersten in über 100 Jahren chilenischer Geschichte, wurden die Hintermänner verhaftet. Der militärische Kopf war der Brigadegeneral (im Ruhestand) Roberto Viaux – er hatte im Oktober 1969 versucht, die christdemokratische Regierung Freis zu stürzen –, der politische Kopf war der Senator der Nationalpartei Raúl Morales Adriazola. Nachdem diesem in erster Instanz die parlamentarische Immunität abgesprochen und das Urteil in zweiter Instanz widerrufen worden war, blieb das Komplott auf Viaux und seinem Schwiegervater, einem Oberst im Ruhestand, hängen. (Im Juli 1971 bekannte Viaux, den Putschversuch organisiert zu haben, und behauptete, der damalige Präsident Frei habe von ihm gewußt und ihn gebilligt.) Der Mord an Schneider schmiedete die beherrschten Klassen noch enger zusammen. Allende rief auf einer Großkundgebung dazu auf, wachsam zu sein und sich zum Schutz des Sieges der Volkseinheit noch massiver zu organisieren und zu mobilisieren. Der gescheiterte Putsch, der Tod Schneiders, die verzweifelte Reaktion der Rechten und die Beteiligung einiger Regierungsbeamten sowie ausländischer Agenten an den Vorkommnissen schufen vor allem in den Mittelklassen eine vorsichtige Bereitschaft dazu, die Konstitutionalität und damit den gewählten Präsidenten zu unterstützen oder sich zumindest nicht zu widersetzen. Die herrschende Klasse hatte eine entscheidende Niederlage erlitten und, durch den Mord an ihrem Oberbefehlshaber, die Streitkräfte als möglichen Bündnispartner für weitere Putschversuche auf länger verloren.

Am 24. Oktober wird Salvador Allende Gossens in einer gemeinsamen Sitzung der beiden Häuser des Parlaments mit 153 gegen 35 Stimmen bei 7 Enthaltungen zum Präsidenten für die nächsten sechs Jahre gewählt. Die Sensation ist vollkommen: die bürgerlichen Meinungsfabriken in aller (kapitalistischen) Welt werden nicht müde, immer wieder zu betonen, daß zum ersten Mal ein Marxist in freien Wahlen zum Präsidenten eines funktionierenden demokratischen Systems gewählt und sogar von einem Parlament, in welchem seine Anhänger nicht die absolute Mehrheit haben, in geheimer Abstimmung bestätigt worden ist. Am 4. November übernimmt Allende die Präsidentenschärpe und leistet seinen Eid auf die Verfassung. Anschließend assistiert er dem Te Deum, das der Kardinal von Santiago in der Kathedrale zelebriert.

Die Zeit zwischen dem 4. September und dem 4. November war sicherlich die dramatischste in der neueren Geschichte der chilenischen Republik. Es wäre naiv gewesen, hätte man angenommen, daß die herrschenden Klassen ihre Macht ohne weiteres aus der Hand geben würden. Sie taten alles, um sie zu behalten, zum Teil unter aktiver Mitwirkung der Christdemokraten; besonders zeichnete sich dabei der Finanzminister Andres Zaldivar aus, der katastrophische Wirtschafts- und Finanzberichte zur Stimmungsmache veröffentlichen ließ. Die Organisation der Putschversuche, die institutionalisierte und – zumindest teilweise – institutionelle Dauerkonspiration (an der außer dem Innenminister auch andere hohe christdemokratische Regierungsfunktionäre beteiligt waren), die Erschütterung des Landes durch eine Serie von Bomben- und Attentaten gegen Polizeiposten – das alles diente dem Zweck, die Präsidentschaft Allendes um jeden Preis zu verhindern. Den Herrschenden war klar, daß das Programm der Volkseinheit erfüllt werden würde, wenn Allende die Macht übernahm. Und ihnen war auch klar, daß dies das Ende ihrer Herrschaft bedeutete, wenn nicht sofort, so doch auf mittlere und lange Sicht. Daß dennoch die institutionelle Stabilität des politischen Systems erhalten blieb, verweist auf Faktoren, die später zu analysieren sein werden. Zuerst soll der Bericht fortgesetzt werden.

Chile ist eine präsidentielle Demokratie. Die Ämter des Staats- und des Ministerpräsidenten fallen in der Figur des Präsidenten zusammen. Die Minister sind dem Präsidenten, nicht dem Parlament verantwortlich, das sie auch nicht ernennt noch ihre Ernennung bestätigt. Allende beauftragte die Parteien der Volkseinheit, ihm zur Besetzung der Ministerposten geeignete Personen vorzuschlagen. Die Ministerien wurden nach einem Schlüssel verteilt, der nicht ausschließlich auf dem Stimmenanteil der einzelnen Parteien, sondern zudem auf ihrem politischen Gewicht innerhalb der Koalition der Volkseinheit beruhte. Überdies berief Allende gleich zu Anfang der Regierungsbildung noch vor seiner Amtsübernahme einen Unabhängigen zum Wirtschaftsminister, den chilenischen Nationalökonomen Pedro Vuskovich. Bei den übrigen Besetzungen mußten die Parteien jeweils eine Liste mit drei geeigneten Kandidaten aufstellen, von denen Allende nach Beratung mit den jeweiligen Parteigremien einen berief. So bekamen die Sozialistische Partei drei Ministerien (das Innen-, das Außenministerium und das Generalsekretariat der Regierung), die Kommunistische Partei ebenfalls drei (das Finanz-, das Arbeits- und das Ministerium für Öffentliche Arbeiten und Verkehr), die Radikale Partei drei (das Erziehungs-, das Wohnungsbau- und das Verteidigungsministerium), der christlich-sozialistische MAPU (Movimiento de Acción Popular Unitaria – Bewegung der Einheitlichen Volksaktion) eines (das Landwirtschaftsministerium, das sein Generalsekretär, der schon zu Anfang der christdemokratischen Regierungszeit mit der Agrarreform betraute und aus Protest zurückgetretene Jacques Chonchol, besetzte), die kleine Sozialdemokratische Partei das Gesundheitsministerium und die Unabhängige Volksaktion (API – Acción Popular Independiente) das Justizministerium. Der Innenminister, José Toha, wurde für den Fall der Abwesenheit des Präsidenten zum Vizepräsidenten ernannt. Im Kabinett sind alle Klassen vertreten, für welche die Parteien der Volkseinheit stehen; drei seiner Mitglieder sind ehemalige Arbeiter. Auch bei der Besetzung weiterer hoher Ämter in der Regierung ging man nicht nach einem schlichten Parteienproporz, sondern unter Berücksichtigung der geeigneten Personen und des politischen Verhältnisses der Volkseinheit vor. So berief die Volkseinheit weitere prominente unabhängige Linke auf Schlüsselpositionen, etwa den Sozialwissenschaftler Gonzalo Martner zum Direktor der direkt dem Präsidenten unterstellten Nationalen Planungsbehörde (ODEPLAN – Oficina de Planificación Nacional) oder den Wirtschaftswissenschaftler Max Nolff zum geschäftsführenden Vizepräsidenten der Staatlichen Kupfergesellschaft (CODELCO – Corporación del Cobre). Die mittleren und unteren Ränge der staatlichen Administration wurden nicht angetastet, besonders, um die

Konfrontation mit den Christdemokraten nicht zu früh zu provozieren.

Die Regierung machte sich unmittelbar nach der Amtsübernahme daran, das Programm der Volkseinheit zu verwirklichen. Sie traf Maßnahmen, welche die direktesten Probleme der Massen lösen helfen sollten. Die Preise wurden eingefroren, eine strikte Preiskontrolle eingeführt. Gleichzeitig hob man die Löhne und Gehälter über den vollen Inflationssatz hinaus an, der bis zum Oktober für das Jahr 1970 34,2 Prozent betragen hatte. Die Strompreise und die Tarife für die öffentlichen Verkehrsmittel wurden gesenkt, die ärmsten Schichten mit preiswerten Grundnahrungsmitteln und kostenloser Gesundheitsfürsorge versorgt. Der versprochene halbe Liter Milch pro Tag für jeden Chilenen unter 15 Jahren wurde verteilt. In die Elendsviertel schickte man Wassertankwagen der Streitkräfte. Zwischen der Regierung und der Gewerkschaftszentrale wurde ein Vertrag unterzeichnet, in dem jene dieser Rechtskörperschaft verlieh und sie als Interessenvertretung der Lohnabhängigen anerkannte. Die Elitetruppe der Polizei, ein Repressionsinstrument von besonderer Brutalität, wurde aufgelöst. Dem Parlament wurden zahlreiche Gesetzentwürfe zugestellt. Sie sollten die langfristigen Strukturveränderungen einleiten. Der wichtigste betraf die Nationalisierung der Kupferbergwerke. Ein anderer, der in den Wohnvierteln der bisher beherrschten Klassen Nachbarschaftsgerichte zur Beurteilung kleinerer Delikte vorsah, wurde von der Opposition abgelehnt. Für alle von der vorigen Regierung verfolgten Linken, besonders aus dem MIR, wurde eine Amnestie erklärt. Zugleich besann man sich auf ein Dekret aus der Zeit der ›Sozialistischen Republik‹ des Obersten Marmaduke Grove (4. bis 16. Juni 1932): es erlaubte dem Staat, bei einzelnen Fabriken oder ganzen Industriezweigen zu intervenieren, wenn sie Wirtschaftssabotage betrieben, und war nie widerrufen worden. Die Regierung Allende wandte es mehrere Male mit Erfolg an und bekam in fast allen Fällen vor den Gerichten recht. Die Agrarreform wurde beschleunigt und der Zentralbank die Vollmacht erteilt, die Aktien privater Bankbesitzer aufzukaufen. Maßnahmen zur Behebung der Arbeitslosigkeit wurden ergriffen. Für die Nation und für die einzelnen Regionen wurden Einjahres- und Fünfjahrespläne aufgestellt. Die Regierung wurde dezentralisiert und übersiedelte für eine Zeit in die Stadt Valparaiso, um, wie im Programm der Volkseinheit versprochen, mit dem Aufbau einer neuen institutionellen Struktur und dem Abbau des regionalen Zentralismus zu beginnen. Diplomatische Beziehungen zu Cuba und anderen sozialistischen Ländern wurden hergestellt, der neue Außenminister Almeyda reorientierte die Außenpolitik, vor allem gegenüber der Organisation Amerikanischer Staaten (OAS).

Einen wichtigen Beitrag zum Sieg der Volkseinheit hatte die Mobilisierung der Massen bewirkt. Sie hatte zur Bildung von fast 15.000 Komitees der Volkseinheit (Comités de la Unidad Popular – CUP) geführt. Die Regierung und die sie tragenden Parteien sowie die Massenorganisationen versuchten, die Mobilisierung beizubehalten. Das war vor allem nötig, weil die Rechte in ihren Konspirationsversuchen nicht nachließ und das Land weiterhin zu terrorisieren suchte. Allende und seine Minister wandten sich bei verschiedenen Gelegenheiten auf Massenkundgebungen und über Radio und Fernsehen ans Volk, um die Politik der Regierung zu erläutern und sich der Zustimmung der Massen zu versichern. Dennoch versickerte der Elan aus der Zeit der Wahlkampagne. Die Mobilisierung nahm merklich ab. Das hängt wahrscheinlich zum Teil damit zusammen, daß die Wirtschaftspolitik Erfolg hatte: sie beendete die Stagnation, senkte die Inflationsrate und bescherte den bisher Ausgebeuteten und einem Teil der Mittelklasse mehr Geld und mehr Kaufkraft für den Konsum. Die Volkseinheit wurde sich dessen rasch bewußt und propagierte die ›freiwillige Arbeit‹. Sie hatte zum Ziel, die Chilenen für produktive Arbeiten einzusetzen und sie einander anzunähern, d. h. die bewußtseinsmäßigen und kulturellen Unterschiede zwischen Stadt- und Landbevölkerung und zwischen den Klassen und Sektoren durch den direkten Kontakt abzubauen. Überdies erlaubte sie die Integration noch größerer Massen in die Volkseinheit. Obwohl die produktive Arbeit dabei zu kurz kam, wurden die politischen Ziele weitgehend erreicht und die die Mobilisierung dämpfenden Effekte der Normalisierung zumindest zum Teil wettgemacht.

Nichts von dem, was die Rechte vorhergesagt hatte, geschah. Die Wirtschaft des Landes geriet nicht in den Abgrund, sondern erholte sich ziemlich schnell. Die institutionelle Struktur wurde nicht zerschlagen, sondern bestenfalls partiell und zwecks größerer Effizienz reformiert. Die bürgerlichen Freiheiten wurden nicht abgeschafft, sondern existierten weiter. Die rechte und die christdemokratische Opposition wurde nicht unterdrückt, sondern konnte sich frei entfalten. Die Massenmedien wurden nicht kontrolliert und – mit Ausnahme eines bankerotten Verlages – auch nicht verstaatlicht, sondern konnten die Regierung und die Volkseinheit frei kritisieren und sogar beleidigen (was einige mit wütender Begeisterung machten).

Am 4. April 1971 fanden die turnusmäßigen Wahlen der Gemeindevertreter und Bürgermeister statt. Von der Rechten und von den Christdemokraten wurden sie zum »Votum gegen den Kommunismus« hochstilisiert (so Eduardo Frei in einer Rundfunk- und Fernsehansprache kurz vor dem Wahltag). Die Parteien der Volkseinheit gewannen fast 14 Prozent hinzu und erreichten damit mehr als die absolute Mehrheit, nämlich knapp 51 Prozent der Stimmen. Die Nationalpartei und die Christdemokraten mußten zum Teil empfindliche Verluste hinnehmen. Innerhalb der Volkseinheit gewannen die Sozialisten rund sechs Prozent (gegenüber den Parlamentswahlen von 1969), während die Radikalen etwa 5,2 Prozent verloren; das bedeutete eine Minderung des Einflusses der gemäßigten Kräfte in der Koalition und eine Radikalisierung von Sektoren der Radikalen Partei. Nun konnte keine Rede mehr davon sein, daß Allende der Präsident einer kleinen Minderheit der Chilenen sei und nur etwas über ein Drittel der Bevölkerung hinter sich habe. Das durch seinen Sieg installierte politische Regime hatte sich konsolidiert und konnte in seinen strukturellen Veränderungen zur Verwirklichung des Wortes übergehen, das der Präsident seinen Anhängern immer wieder ins Gedächtnis rief: »Mit dem Sieg der Volkseinheit haben wir die Regierung übernommen. Wir müssen aber die Macht noch ergreifen.«

Der Sachverhalt deutet es an: das chilenische Volk hat sich auf den Weg gemacht, die Unterentwicklung zu überwinden, die Abhängigkeit von imperialistischen Gesellschaften abzuschütteln, das kapitalistische System abzubauen und die Grundlagen für eine sozialistische Gesellschaft zu errichten. Das ist kein einfaches Unterfangen. Daß es innerhalb des politisch-institutionellen Rahmens einer bürgerlich-repräsentativen Demokratie begonnen werden konnte, kann nicht an dem liegen, was Régis Debray in seinem Gespräch mit Salvador Allende als Vermutung artikuliert: man müsse vielleicht ein neues Gesetz der Geschichte oder ein Anti-Gesetz erfinden, demzufolge die wichtigen Dinge in der Geschichte immer durch Überraschungen zustande kämen. Es kann ebenso wenig daran liegen, daß der nordamerikanische Imperialismus sich in einer enormen Krise befand und wegen des Kriegs in Vietnam und der daraus folgenden verrottenden Auswirkungen auf seine innere Verfassung eine direkte politische oder militärische Intervention nicht unternehmen konnte; das ist sicher ein Faktor, aber nicht der entscheidende; es erklärt zu wenig mit einer zu allgemeinen Formel. Daß der Angriff auf das System innerhalb seiner Mechanismen entstand, hat seine Gründe in der besonderen Entwicklung der chilenischen Wirtschafts- und Gesellschaftsstruktur. Sie sind nunmehr aufzusuchen.

Historisches

Chile verblieb zu Anfang am Rande der Conquista. Die spanischen Eroberer konzentrierten sich auf die Gebiete, deren Reichtum an Gold und Edelsteinen groß und bekannt genug war, um der beschleunigten Kolonialisierung als Motiv zu dienen. Als das peruanische Altiplano erobert war, gingen Gefolgsleute der Führer der Conquista daran, weitere Eldorados zu entdecken. 1535 drang ein kleines Truppenkontingent unter Führung von Diego de Almagro ins heutige Chile vor, scheiterte aber – wie manche der Inkas in den Jahrhunderten vor ihm – an dem unwegsamen Gelände, dem unwirtlichen Klima und den feindseligen und kriegerischen Eingeborenen; zudem wollten die Angehörigen der Invasionstruppen nicht in einem Land bleiben, das ihnen offensichtlich so wenig Möglichkeiten der materiellen Bereicherung, vor allem an Gold, bot. Erst fünf Jahre später, im Januar 1540, schickte sich ein anderer Gefolgsmann von Francisco Pizarro in dessen Auftrag zur endgültigen Eroberung Chiles an. Pedro de Valdivia gründete 1541 Santiago und 1544 Concepción. Er nahm das Land in Besitz. Im Tal von Copiapó im Norden erklärte er: »Im Namen Seiner Kaiserlichen Majestät, Karls V., König von Spanien, meinem Herrn, und für die königliche Krone von Kastilien, nehme ich diese Provinz in Besitz, ebenso wie alle Provinzen, Täler und Reiche, die ich von dieser Linie an entdecken und erobern werde, ebenso wie die Teile, die noch zu entdecken und erobern bleiben.« Das Land wurde gemäß den Normen der spanischen Conquista in Lateinamerika organisiert, d. h. nach dem Encomienda-System: einem Spanier wurden Grund und Boden und die ihn bewohnenden Indios mit der Verpflichtung übertragen, jenen auszubeuten und diese zu ›christianisieren‹.
Zwischen 1550 und 1580 wurden die wenigen Goldminen Chiles praktisch ausgebeutet. Die Unterwerfung der Eingeborenen unter die Zwangsarbeit war so brutal, daß schon im Jahre 1559 ein Arbeitsschutzgesetz erlassen werden mußte, um das Arbeitskräftereservoir nicht zu schnell zu erschöpfen. Nur die Araukaner setzten den Eindringlingen heftigen Widerstand entgegen; ihr Häuptling Lautaro, dem es 1557 fast gelang, Santiago zu erobern, wurde zum Symbol und zum Mythos der Weigerung, sich unterwerfen zu lassen; seine Wirkung gilt heute für alle Chilenen, nicht bloß für die über-

lebenden Mapuche. Es gelang jedoch, das Land so weit zu befrieden, daß die sozioökonomischen Strukturen, welche die gesamte Kolonialzeit prägen sollten, ausgebildet werden konnten. Wegen der geringen Goldvorräte wurde Chile bald zu einer Dependence des spanischen Vizekönigreiches von Perú und mußte es mit landwirtschaftlichen Produkten, besonders Fellen, Rindertalg und Getreide versorgen. Anders als in fast allen übrigen Kolonien Lateinamerikas wurde das Encomienda-System als vorherrschendes deshalb rasch zugunsten der reinen Landvergabe abgelöst. Nach 1580 wurde der Bedarf an Arbeitskräften wegen der geringen Vorkommen an Edelmetallen weniger groß, damit ein wesentliches Motiv für das Encomienda-System hinfällig und der Besitz an Grund und Boden zur wichtigsten Quelle des Reichtums. So bildete sich vergleichsweise früh das Hacienda-System aus, also der umfangreiche Großgrundbesitz mit eingeborenen Lohnarbeitskräften, die meist in Naturalien bezahlt wurden. Gleichzeitig blieben Reste des Encomienda-Systems bestehen. Sie verloren innerhalb der gesamten Struktur jedoch so sehr an Bedeutung, daß gegen Ende des 17. Jahrhunderts schon kaum mehr eine Encomienda mit mehr als 50 Indios gefunden werden konnte – das ist im Vergleich mit den großen Encomiendas der Bergbauenklaven Perú und Mexiko eine sehr kleine Zahl. Chile blieb während der Kolonialzeit eine relativ arme Kolonie der spanischen Krone, immer abhängig von Perú und gezwungen, einen Teil seines Mehrwerts an das benachbarte und politisch übergeordnete Vizekönigreich abzuführen. Erst kurz vor Ende der Kolonialzeit gelang es den chilenischen Grund- und Handelsherren, dank der Reformen der spanischen (Bourbonen-) Könige die in Perú lebenden Zwischenhändler auszuschalten und direkt mit den spanischen Kaufleuten in Cadiz Handel zu treiben. Das fiel mit einer wirtschaftlichen Blüte beträchtlichen Ausmaßes und mit dem Beginn der Unabhängigkeitsbewegung zusammen.

Die europäische, zumal spanische Einwanderung nach Chile war nicht so umfangreich wie die in andere Kolonien auf dem Kontinent. Dazu war das Land zu arm, das Klima in weiten Landstrichen zu rauh und die Möglichkeit zur schnellen Bereicherung zu klein. Überdies konzentrierte sich die Bevölkerung in den Zentralprovinzen, die klimatisch begünstigt waren. Die spanischen Administradoren bildeten die herrschende Klasse. Sie verblieben einige Jahrzehnte im Land, um dann nach Spanien zurückzukehren. Ihnen verbündeten sich die Kreolen, also die Abkömmlinge von spanischen Einwanderern in zweiter, dritter oder vierter Generation. Gleichwohl bestanden deutliche Klassenschranken zwischen Spaniern und Kreolen. Die Masse der Indios, der (wenigen) Negersklaven und der armen Weißen bildeten die beherrschte Klasse. Vor allem in ihr fand eine intensive Rassenmischung statt. Sie war, wie gesagt, grundlegend für die spätere ethnische Komposition des gesamten chilenischen Volkes. Die Ideologie der herrschenden Klasse betonte die Werte der ›blancura‹ (Weißheit) und wurde auch von den Beherrschten internalisiert. Das führte zu jener auf einem falschen Bewußtsein ihrer selbst beruhenden soziokulturellen Einheit, von der schon gesprochen wurde. Tatsächlich war das gesamte chilenische Volk wie die Völker anderer lateinamerikanischer Kolonialgesellschaften nur das »externe Proletariat« (Ribeiro) des spanischen ›Mutter‹landes, wobei natürlich von der kleinen herrschenden Klasse abgesehen werden muß: sie war Teil der herrschenden Klasse der ausbeutenden Gesellschaft.

Gerade auch am Beispiel Chiles ist eine heftige und zum Teil polemische Diskussion darüber geführt worden, ob die spanische Kolonialisierung ›feudalistische‹ oder ›kapitalistische‹ Produktionsverhältnisse geschaffen habe. Die Namen von Andre G. Frank und Luis Vitale stehen für die These von den kapitalistischen Produktionsverhältnissen. Es erscheint einleuchtend, daß die weltweite Totalität des merkantilkapitalistischen Produktionsverhältnisses mit seinen Metropolen in Spanien und Portugal auch die peripheren Kolonien geprägt hat. Zudem darf bezweifelt werden, ob die Bezeichnung ›feudalistisch‹ für die so verschiedenen präcolombinischen gesellschaftlichen Formationen Lateinamerikas in dieser Allgemeinheit oder auch überhaupt zutrifft. Dieses merkantilkapitalistische Produktionsverhältnis schließt nicht aus, daß in ihm verschiedene gesellschaftliche Organisationsformen der Arbeit koexistieren. In der Tat gab es gerade in den abhängigen Gesellschaften, aber auch in den Metropolen eine große Vielfalt solcher Organisationsformen. Da bestanden typisch ›feudale‹ Herr-Knecht-Verhältnisse, die Sklaverei, frühkapitalistische Formen der Lohnarbeit, das Encomienda-System und andere. Nicht immer entspringen diese Formen ökonomischen Notwendigkeiten, noch sind sie immer ökonomisch ›rational‹. Häufig beeinflussen Elemente des Überbaus, etwa die Ideologie von der Überlegenheit des ›weißen Mannes‹ oder der christliche Missionierungseifer, die Konstituierung gesellschaftlicher Organisationsformen der Arbeit. Es scheint aber unabweisbar, daß diese immer in ein globales Produktionsverhältnis eingebettet waren. Die These vom Feudalismus isoliert die historischen Entwicklungen der Strukturen in den unterentwickelten Gesellschaften aus ihrer tatsächlichen Totalität heraus. Dann wird der Prozeß der Herausbildung einer besonderen gesellschaftlichen Formation, der Unterentwicklung, mit ihrer dialektischen Beziehung zu den herrschenden Metropolen wissenschaftlich-theoretisch unkenntlich gemacht, was problematische Auswirkungen auf die politische Strategie hat. Hinzu kommt ein anderes Argument. Daß ein Produktionsverhältnis in materialistisch beschreibbaren Zusammenhängen besteht, schließt ja nicht aus, daß in Unterbau und Überbau der gesellschaftlichen Formation Elemente fortbestehen, die anderen Formationen angehören, und weiterhin ihre Wirkung tun. Die ›feudalherrische‹ Haltung des Encomendero, also des Encomienda-Besitzers, der die Arbeitskraft der ihm ›anvertrauten‹ Indios zum Zwecke seiner und der Krone Bereicherung ausbeutet, also objektiv in merkantilkapitalistischen Produktionsprozessen steht, ist zum Beispiel ein solches Element. Wenn in diesem Sinne von einem totalen Produktionsverhältnis gesprochen wird, soll damit doch nur gesagt sein, daß es innerhalb der gesellschaftlichen Formation dominiert, der es seinen Namen gegeben hat, nicht aber, daß es in der gesamten Struktur, in Unterbau und Überbau, das einzige existierende arbeitsorganisierende Element sei. Es ist, etwa, offensichtlich, daß selbst in hochentwickelten kapitalistischen Gesellschaften Elemente im Überbau weiterbestehen, die von einer anderen, zeitlich vorhergehenden Formation geprägt sind.

Die chilenische ist eine kapitalistische Gesellschaft, seit sie von der Conquista in scharfer Abhebung gegen die vorher bestehenden Eingeborenengesellschaften geschaffen wurde, allerdings mit den Merkmalen, welche den unterentwickelten Kapitalismus oder die »historisch eingegliederten Gesellschaften« (Ribeiro) als besondere kennzeichnen. Nur auf diesem Hintergrund kann die weitere Entwicklung Chiles, können auch die heutigen Ereignisse verstanden werden. Als kapitalistische entfaltete sich die Struktur und wurde in den Zyklus der zweiten Kolonialisierung einbezogen, der mit der Industriellen Revolution und ihrer Durchsetzung in einigen westeuropäischen Gesellschaften beginnt. Er ist für Lateinamerika dadurch gekennzeichnet, daß die Zentren der europäischen Expansion sich von Spanien und Protugal weg verlagerten, die neuen Hauptmetropolen nicht einfach das Erbe der direkten politischen Hoheit über die Kolonien antreten konnten und damit die politische Unabhängigkeit ins Spiel kam. Diese zweite Kolonialisierung vollzog sich aber, wie gesagt, auf dem sozioökonomischen und soziokulturellen Hintergrund der kapitalistischen Unterentwicklung während der Kolonialzeit, vertiefte sie und schärfte ihr Profil.

Die Unabhängigkeitsbewegung beginnt in Chile 1810 und findet ihr Ende mit dem Sieg des (argentinischen) Generals San Martín über die spanischen Truppen im Jahre 1818. Die erste Phase dauerte nur kurze Zeit, nämlich von September 1810 bis April 1811, als die chilenischen Truppen unter José Miguel Carrera bei Rancagua geschlagen wurden. Daraus entstand ein langer Krieg gegen die Spanier, in dem Chile von den USA und England, aber auch von seinen Nachbarn unterstützt wurde, welche die Unabhängigkeit eher erlangt hatten. Verschiedentlich ist der Versuch gemacht worden, die Revolution der Unabhängigkeitsbewegung als soziale auszugeben, d. h. als Versuch der kreolischen ›Bourgeoisie‹, im Zuge der Eroberung der Unabhängigkeit die sozioökonomischen Strukturen radikal zu transformieren, etwa im Geiste der Französischen Revolution. Das ist eine der Mystifizierungen der bürgerlichen Geschichtsschreibung. Angesichts des Niedergangs des spanischen Mutterlandes und seiner Ersetzung durch England sah der kreolische Teil der herrschenden Klasse die Zeit gekommen, sich aus der Abhängigkeit von der Krone zu befreien und das große Geschäft direkt, ohne Einschaltung Spaniens zu machen. Es handelte sich um eine Bewegung der herrschenden Klasse, an der die Beherrschten praktisch keine oder nur eine sporadische Beteiligung hatten. Die Kreolen hatten sich im Laufe des 18. Jahrhunderts innerhalb der herrschenden Klasse immer wichtigere und immer mehr Positionen erobert. Sie waren nicht an einer Veränderung der sozioökonomischen Strukturen, auch nicht an ihrer Modernisierung interessiert. Natürlich wollten einzelne (zivile und militärische) Führer Transformationen; für eine Verallgemeinerung reicht das jedoch nicht aus. Zu jener Mystifizierung gehört es, daß ein Interessengegensatz zwischen der Grundbesitzer- und der Händlerfraktion der herrschenden Klasse bestand und daß diese, von den Idealen der Französischen Revolution inspiriert, jener die Modernisierung und eine autonome Entwicklung abtrotzen wollte, damit aber scheiterte. Dieser Interessengegensatz hat nie bestanden. Die beiden Fraktionen lebten im besten Einvernehmen, zumal ihre wirtschaftlichen Interessen so eng verflochten waren, daß es nicht selten zur Personalunion von Großgrundbesitzer und Kaufmann kam. Natürlich gab es Auseinandersetzungen über konkrete Fragen, sie wurden aber nie zu wirklichen Gegensätzen. Wer sie sieht, hat das Wesen des unterentwickelten Kapitalismus jener Phase und seiner Klassenstruktur haarscharf verkannt.

Bernardo O'Higgins, uneheliches Kind eines irischen Kaufmanns (der es später bis zum Vizekönig von Perú brachte) und eines Mädchens aus dem kreolischen Teil der herrschenden Klasse, in England erzogen und dort im Kontakt mit Francisco de Miranda, einem der Väter der venezolanischen Unabhängigkeit, wurde nach dem Sieg der verbündeten argentinisch-chilenischen Truppen bei Chacabuco 1818 ›Director Supremo‹ des neuen Staates. Politisch tat er einiges: er schaffte die Adelstitel ab, reorganisierte das Erziehungswesen, enteignete Ländereien der Kirche und versuchte, das Los der armen Massen durch eher ›populistische‹ Maßnahmen zu verbessern. Er wurde gestürzt und durch ein Triumvirat aus der herrschenden Klasse ersetzt, in dem einzig der General Freire, ein anderer Militärführer der Unabhängigkeitsbewegung, in sehr bescheidenen Grenzen den politischen Demokratisierungskurs von O'Higgins fortzusetzen versuchte. Die erste politische Verfassung der jungen Republik wurde 1823 erlassen, kurze Zeit darauf aber widerrufen. Die ›Liberalen‹ und die ›Konservativen‹ stritten um die Macht, nicht etwa für oder gegen das Volk, sondern einzig wegen der politischen Organisation des Staates und seiner grundlegenden Ordnungsprinzipien. Die Konservativen setzten sich durch, erließen 1833 unter ihrem Führer Diego Portales eine neue Verfassung und stellten die Präsidenten bis 1861, als ein Liberaler die Wahlen gewann.

Verglichen mit der politischen Geschichte der meisten lateinamerikanischen Gesellschaften im 19. Jahrhundert nimmt sich die chilenische stabil und nahezu ruhig aus. Die Präsidenten wechselten in regelmäßigem Turnus, die wesentlichen politischen Institutionen blieben erhalten, und die Klassenauseinandersetzungen berührten die Stabilität des politischen Systems nicht. Wegen der besonderen Entwicklung während der Kolonialzeit – Chile exportierte seine Agrarprodukte ja nicht direkt in die Metropole, sondern hing von Perú ab – gab es auch nachher keine grundlegenden Interessengegensätze innerhalb der herrschenden Klasse, welche die ›normale‹ Entfaltung hätten störend beeinflussen können. Überdies erlebte das Land eine wirtschaftliche Blüte, weil sich die Produktion von Silber und Gold erhöhte und der landwirtschaftliche Überschuß zu günstigen Bedingungen auf dem Weltmarkt abgesetzt werden konnte. Der englische und der nordamerikanische Kapitalismus etablierten sich im Rahmen der strikten Legalität eines demokratisch-oligarchischen politischen Machtsystems. Ab Mitte des 19. Jahrhunderts begann ein Teil der herrschenden Klasse, in Kohlenbergwerken und Manufakturindustrien zu investieren. Auch die Kupfergewinnung wurde begonnen. Die Umstände waren Chile besonders günstig. Sie erlaubten dem Land sogar, in Kriegen mit den Nachbarstaaten sein Territorium zu vergrößern und sich als wichtige Macht innerhalb dieser Region des Kontinents zu etablieren. Der Staat betrieb eine vorsichtige Einwanderungspolitik, um die vorhandenen Arbeitskräfte zuerst auszunutzen: in den ersten drei Jahrzehnten nach der Unabhängigkeit wanderten in Chile nur rund 50.000 Europäer ein, während etwa Argentinien 3 Millionen Einwanderer aufnahm. Daß dennoch – bis heute – in der herrschenden Klasse und in den Führungsgruppen der beherrschten Klasse relativ viele europäische Namen auftauchen, verweist einmal auf die Fähigkeit der herrschenden Klasse, Emporkömmlinge zu absorbieren, zum andern auf das falsche Bewußtsein vieler Kreolenfamilien, die ihre Töchter der ›blancura‹, d. h. der Abneigung gegen das Mestizentum wegen gern mit Europäern verheirateten, und schließlich auf die Durchlässigkeit des politischen Systems, zumindest in den oberen Rängen. – Die deutsche Einwanderung nach Chile ist übrigens stark überschätzt worden: konservativen Deutsch-Chilenen zufolge sind insgesamt nicht mehr als etwa 40.000 Einwanderer aus den Ländern des späteren Deutschen Reiches nach Chile gekommen.

Auch nach dem Sieg des Liberalen José Joaquín Pérez in den Wahlen von 1861 verlief die Entwicklung relativ ruhig. Während seiner Regierungszeit wurden die Mapuche im Süden besiegt und in die Nation integriert. Der Jahrhunderte während Krieg gegen die Mapuche spielte übrigens auch in der ökonomischen Entwicklung eine nicht zu unterschätzende Rolle. Er band beträchtliche Teile des Budgets und verpflichtete den Staat, dauernd ein stehendes Heer zu unterhalten. Er ist überdies für die Entwicklung des Militärs wichtig. Zumindest teilweise wurden durch ihn und die Kriege gegen die Nachbarstaaten die Diadochenkämpfe der Heerführer unterbunden und die Militärs ins etablierte Machtgefüge gezwungen, ohne daß sie Gelegenheit gehabt hätten, sich neben ihm als eine ›selbständige‹ Macht einzurichten und es schließlich ganz (oder auf Zeit) zu übernehmen, wie es in vielen anderen Gesellschaften des Kontinents geschah.

Die Prosperität dauerte weiter an, das Geschäft mit Engländern und Nordamerikanern blühte, und die Bergbau- und Manufakturbereiche in der Wirtschaft nahmen zu und gewannen an Bedeutung. Sowohl die herrschende als auch die beherrschte Klasse differenzierten sich nun zunehmend. Zu den beiden bisherigen Gruppen jener, dem landwirtschaftlichen und dem Handelspatronat, kam eine neue Fraktion hinzu, die ihre zunehmende Macht auf eben jene industriellen und Bergbauaktivitäten stützte. Sie forderte ihren Anteil am Kuchen der Macht. Ein erster Ausdruck dessen ist die Spaltung der Liberalen Partei, aus der die Mitglieder auszogen, welche innerhalb des bestehenden Klassen- und politischen Systems keinen angemessenen Platz fanden; sie gründeten die Radikale Partei. In der beherrschten Klasse begann der Prozeß der Bildung eines industriellen und Bergbau-›Proletariats‹. Er ging relativ rasch und vereinheitlichte tendenziell die gesamten unteren Schichten für die folgenden Jahrzehnte.

1886 wurde José Manuel Balmaceda zum Präsidenten gewählt. Nach einer kurzen Rezession hatte sich die chilenische Wirtschaft erholt, nicht zuletzt durch den ›Salpeterkrieg‹ (1879–1884), der Chiles Territorium auf Kosten Boliviens und Perús um fast ein Drittel vergrößerte und dem Land auch noch einen neuen Reichtum verschaffte, der bald zum wichtigsten Exportprodukt wurde. Auf dem Hintergrund dieser neuen Wohlstandsepoche verschärften sich die Auseinandersetzungen in der herrschenden Klasse, und zum ersten Mal nahmen Teile der beherrschten Klasse an ihnen teil. Balmaceda versuchte, ein nationalistisches und teilsweise antiimperialistisches Programm durchzusetzen, und stützte sich dabei auf die Industrie- und Bergbau-Fraktion der herrschenden Klasse sowie auf Teile der beherrschten Klasse. Um das Staatswesen zu modernisieren, plante er zum Beispiel die Zentralbank, wollte er etwa die Exporte des Bergbaus höher versteuern, soweit sie aus Minen mit ausländischer Kapitalmehrheit kamen, dachte er auch an eine Importbeschränkung und an die Ausbildung von Facharbeitern und Technikern für die Konsumgüterindustrie. Gleichzeitig bemühte er sich darum, den starken Einfluß Englands dadurch zu mindern, daß er mit anderen imperialistischen Gesellschaften Kontakte und Handels- und Finanzbeziehungen aufnahm (so gewährte 1889 die DEUTSCHE BANK dem chilenischen Staat eine Anleihe). Als der Präsident Versuche unternahm, im Parlament Gesetzesinitiativen zur Nationalisierung der Salpetervorkommen einzubringen, und erst gezwungen werden mußte, gegen streikende Arbeiter das Militär einzusetzen, verlor er endgültig die Unterstützung der herrschenden Klasse, auch der Fraktion, die ihn bisher unterstützt hatte. Er wurde 1891 gestürzt und nahm sich das Leben, obwohl die Streitkräfte sich dem Präsidenten gegenüber loyal verhielten und von den konterrevolutionären Truppen geschlagen werden mußten. Balmaceda war es nicht gelungen, die beherrschte Klasse massenhaft zu organisieren und sich auf sie zu stützen. Das lag zum Teil daran, daß er nur bescheidene Anstrengungen dazu unternahm, sicherlich aber auch daran, daß es noch an Organisationen in der beherrschten Klasse fehlte. Andererseits fehlte es dem industriellen und Bergbau-

Patronat noch an Selbstbewußtsein und an Stärke, sozusagen an einem ›objektiven Rückgrat‹, um die Führung des Staates schon jetzt fest in die Hand zu nehmen. Es sollte erst geraume Zeit später seine Chance erhalten.

Bis 1891 hatte sich die chilenische Volkswirtschaft weniger unterentwickelt als die anderer Gesellschaften des Kontinents. Zwar war auch sie auf den Export von Rohstoffen und auf den Import von Manufakturgütern angewiesen, hatte aber, obwohl ein Teil ihres Mehrwertes von den imperialistischen Ländern abgezogen wurde, wegen der relativ stabilen Preise für ihre Produkte auf dem Weltmarkt auch eigene vorsichtige Industrialisierungsbemühungen verwirklichen können. Zudem hatte die politische Stabilität des Landes den Regierungen erlaubt, eine Infrastruktur zu schaffen, die der Entwicklung des Landes zugute kam, große Sektoren der Bevölkerung zumindest formell in das politische Leben einzubeziehen, dadurch Klassenkonflikte und -kämpfe zu paralysieren und den Einfluß entwicklungshemmender Institutionen, wie etwa der katholischen Kirche, weitgehend auszuschalten. Ein laizistisches Erziehungssystem war etabliert, das schon im 19. Jahrhundert vergleichsweise breite Schichten der Bevölkerung einbezog. An seinem Entstehen hatten nicht zuletzt die Freimaurer mitgewirkt, die seit Beginn der politischen Unabhängigkeit in der chilenischen Gesellschaft eine wichtige Rolle gespielt hatten. Über England waren so die Werte der Französischen Revolution doch noch ins Spiel gekommen, wenn sie auch nur (wo nicht?) im politischen Bereich verwirklicht wurden. Die direkte Abhängigkeit Chiles von imperialistischen Ländern war weniger groß, zumindest weniger sichtbar. Natürlich hatten diese Chile nicht etwa übersehen oder beiseite gelassen. Aber trotz allem (indirekten und verschleierten) Einfluß hatte sich das Land einen Aktionsradius bewahren können, der immerhin groß genug war, daß sich ein reformistisches Experiment wie das von Balmaceda eine Zeitlang halten konnte. Die herrschende Klasse, in Wirklichkeit dem unterentwickelnden Imperialismus verbunden, konnte durch ihre verschiedenen Fraktionen in Anspruch nehmen, daß sie das Land als bewußte und daher als eigene regierte und Institutionen errichtet hatte, deren Stabilität und Effizienz größer war als in den meisten Ländern der gesamten Welt. Mit anderen Worten: an der kapitalistischen Unterentwicklung Chiles änderte sich nichts, ihre Struktur war ausgeprägt worden; sie hatte aber weniger sichtbare und stürmische gesellschaftlich-politische Ausdrucksformen und Auswirkungen als in anderen lateinamerikanischen Ländern in diesem Zeitraum. Oder: der Überbau war zwar vom (unterentwickelten) Unterbau bestimmt, doch

»in letzter Instanz« (Louis Althusser). Dadurch waren partiell Entwicklungen möglich, die schon im 19. Jahrhundert der chilenischen Unterentwicklung besondere Merkmale verliehen.

Zwischen 1891 und 1920 konsolidierte sich die Unterentwicklung. Nach dem Reformversuch eines Teils der herrschenden Klasse und seinem Scheitern wurde die Verfassung geändert, die Macht des Parlaments gestärkt und den regionalen Verwaltungen und politischen Körperschaften mehr Macht verliehen. Ausländisches Kapital bemächtigte sich der Salpeter- und Kupferminen, die es noch nicht besaß. Die Ausbeutung der chilenischen Volkswirtschaft nahm nun die Ausmaße an, die abhängigen Volkswirtschaften eigen sind. Alle Fraktionen der herrschenden Klasse, bisher zumindest noch in Detailfragen, wenn auch nicht im grundsätzlichen Interesse uneinig, erwiesen sich als unfähig, eine autonome industrielle Entwicklung einzuleiten. Die beherrschte Klasse tendierte zu einer größeren politischen Homogenität: die Bergbau- und Industriearbeiter schufen eigene Organisationen und trugen damit zu einem größeren Bewußtsein sowie zu seiner gesellschaftlichen Artikulierung bei. Zwar hatte es auch schon im 19. Jahrhundert Arbeitskämpfe gegeben (der erste Streik fand schon 1838 statt), aber sie waren rasch kontrollierbar und konnten immer eingedämmt werden. Jetzt entstanden sogar politische Parteien der beherrschten Klasse, und sie erhoben den Anspruch auf größere Teilhabe im politischen Leben. Ein Teil der Intelligenz wurde sich des deformierten Charakters der chilenischen Entwicklung und der herrschenden Klasse bewußt und suchte das Bündnis mit der beherrschten Klasse. Unter der ruhigen Oberfläche dessen, was bürgerliche Historiker die ›parlamentarische Phase‹ der chilenischen Demokratie nennen, entwickelten sich also die Kerne zukünftiger Auseinandersetzungen und Machtkämpfe. Der bourgeoise Staat versuchte zwar, den Klassenkampf mit seinen traditionellen Mitteln zu verdecken, indem er etwa umfangreiche Infrastrukturmaßnahmen verwirklichte und, wenn nötig, auch zur gewaltsamen Repression griff (wie etwa 1907 beim Streik der Salpeterminen-Arbeiter), hatte damit aber nur noch beschränkten Erfolg. Vor allem konnte er das weitere Erstarken der Arbeiterbewegung und ihrer politischen Organisationen nicht verhindern. Das ging so weit, daß sie im zweiten Jahrzehnt dieses Jahrhunderts den Arbeiterführer Luis Emilio Recabarren als Präsidentschaftskandidaten aufstellen wollten.

Inmitten einer allgemein unruhigen gesellschaftlichen und politischen Situation wurde 1920 Arturo Alessandri Präsident. Die Volkswirtschaft befand sich in einer bösen Depression. Zum ersten Mal in der chilenischen Geschichte wurde die Umtauschbarkeit des Geldes in Gold suspendiert. Die Staatseinnahmen sanken, weil die traditionellen Exportgüter auf dem Weltmarkt weit weniger gefragt waren. Alessandri regierte anfangs gegen eine (konservative) Mehrheit im Parlament (er selbst war von der ›Liberalen Allianz‹ aufgestellt und zum Präsidenten gemacht worden) und hatte große Schwierigkeiten, sein Reformprogramm, das populistisch genannt werden kann, durchzusetzen. Das Militär forderte eine bessere Bezahlung, die erst durchgesetzt werden konnte, nachdem die Regierung in Parlaments-Neuwahlen die absolute Mehrheit gewonnen hatte. Trotzdem kam es 1924 zu einem Staatsstreich, dem ersten in fast 100 Jahren (wenn man von der Konterrevolution gegen Balmaceda absieht), und Alessandri verließ das Land. Aber schon wenige Monate später kehrte er zurück und übernahm wieder die Regierung. Im Jahre 1925 wurde eine neue Verfassung erlassen: die Trennung von Staat und Kirche, seit langem de facto vollzogen, wurde verankert, das Recht auf Privateigentum seiner Funktion für die gesellschaftliche Ordnung unterworfen, die Grundschulerziehung für obligatorisch erklärt, die Amtsdauer des Präsidenten auf sechs Jahre (bis dahin fünf) ausgedehnt und die Unvereinbarkeit von Parlaments- und Regierungszugehörigkeit festgelegt. Die Machtbefugnisse des Präsidenten wurden entschieden erweitert. So waren etwa die Minister nicht mehr dem Parlament, sondern nur noch dem Präsidenten verantwortlich und konnten durch jenes nur abgesetzt werden, wenn es in einem regelrechten Prozeß eine Verfassungsklage durchfocht. Die Arbeiterbewegung, welche Alessandri unterstützt hatte, nahm dermaßen zu, daß die herrschende Klasse am Himmel der Streiks und Klassenkämpfe die Revolution aufziehen sah. Obwohl die Regierung eine progressive Arbeitsgesetzgebung erließ und die Gewerkschaften legalisierte (wenn auch mit recht rigiden Einschränkungen ihrer Organisation und Aufgaben), verschärfte sich die Situation dadurch, daß sie gleichzeitig die gewaltsame Unterdrückung von Streiks und Arbeitsunruhen anordnete.

Mit der herrschenden Klasse wegen seiner ›zu weichen Hand‹ gegenüber der beherrschten Klasse überkreuz, mit dieser nicht mehr verbündet, konnte sich Alessandri nicht länger halten. Im Jahre 1925, wenige Monate nach Inkrafttreten der neuen Verfassung, trat er zurück. Nach verschiedenen Neuwahlen wurde 1927 Carlos Ibañez del Campo, ein Oberst und einer der Führer der Militärrebellion gegen Alessandri einige Jahre früher, zum Präsidenten gewählt. Er unterdrückte die

Arbeiterbewegung und jede öffentliche Unruhe mit einer für chilenische Verhältnisse geradezu mörderischen Brutalität. Die politischen Organisationen wurden verboten, ihre Führer verfolgt, ins Gefängnis gesperrt, exiliert oder einfach ermordet. Gleichzeitig unternahm Ibañez eine Reihe von Maßnahmen, welche die gefährliche ökonomische Situation des Landes überwinden sollten, etwa die Verstaatlichung des Salpeter-Außenhandels, ein umfangreiches Arbeitsbeschaffungsprogramm durch Ausbau der Infrastruktur, usw. Sehr erfolgreich war er damit nicht, denn keine seiner Maßnahmen konnte innerhalb des Systems das Grundproblem der chilenischen Volkswirtschaft lösen: ihre Abhängigkeit von den imperialistischen Ländern und ihren deformierten Charakter. Das zeigte sich an den Auswirkungen der Weltwirtschaftskrise von 1929, welche die Volkswirtschaft fast völlig paralysierte, zu einer massiven Arbeitslosigkeit führte und die Kanäle der Außenfinanzierung (d. h. durch im kapitalistischen Ausland aufgenommene Kredite) verschloß. Die Krise war so stark in Chile, daß noch 1937 das Bruttosozialprodukt nicht wieder die Höhe von 1929 erreicht hatte. Das führte dazu, daß der von der Weltwirtschaftskrise ausgelöste und als Allheilmittel konzipierte Prozeß der Industrialisierung durch Substitution der Importe auf größte Schwierigkeiten stieß.

Ibañez trat 1931 zurück. Sein Innenminister Juan Esteban Montero wurde zuerst provisorisch, später als gewählter Präsident sein Nachfolger. Am 4. Juni 1932 wurde er vom Militär gestürzt, und es vollzog sich – ein in Lateinamerika bis heute unerhörtes Ereignis – die Etablierung einer Sozialistischen Republik unter Führung einer Militärjunta um den Oberst Marmaduke Grove. Sie dauerte zwar nur 100 Tage, hat aber einige Bedeutung für die chilenische Entwicklung, und das nicht nur, weil die jetzige Volksregierung auf einige vergessene Dekrete aus ihrem Nachlaß zurückgreifen konnte. Der Putsch war der Ausdruck einer tiefgreifenden Unzufriedenheit der beherrschten Klasse, die sich auf Teile des Offizierskorps übertrug, und der Unfähigkeit der herrschenden Klasse, die schweren Probleme des Landes auch nur richtig anzugehen, aber auch der Tatsache, daß der US-Imperialismus (der längst den englischen in Chile abgelöst hatte) in einer eigenen Krise steckte und nicht reagieren noch Vorsorge treffen konnte. Daß die Sozialistische Republik so kurzlebig war, liegt teils daran, daß ihre militärischen Führer es versäumten, sich auf die politischen Massenbewegungen der beherrschten Klasse zu stützen (etwa auf die Gewerkschaften und die Kommunistische Partei, die ihrerseits das Experiment als »utopische Schwärmerei« bezeichnete), und Hilfe nur bei kleineren sozialistischen Gruppen aller ideologischen

Schattierungen suchten, teils daran, daß die Widersprüche in den Streitkräften zu groß waren, teils daran, daß die herrschende Klasse die Restauration mit Macht betrieb. Grove, der Chef der Junta, mußte am 16. Juni zurücktreten und seinen Platz dem gemäßigten General Dávila überlassen, der die ›Sozialistische Republik‹ entschieden dämpfte. Dennoch wurden wichtige Gesetze erlassen, welche die Rolle des Staates in der Volkswirtschaft wesentlich akzentuierten und ihm erstmals die Möglichkeit gaben, direkt in sie einzugreifen, statt sich auf Maßnahmen wie Verbesserung der Infrastruktur und öffentliche Investitionsprogramme beschränken zu müssen.

Die Streitkräfte zogen sich schon im Oktober aus dem politischen Tageskampf zurück. Arturo Alessandri wurde im Dezember neuer (gewählter) Präsident Chiles. Er machte die Nationalisierung des Salpeter-Außenhandels wieder rückgängig und versuchte, die Bedingungen der Industrie und der Landwirtschaft zu verbessern. Ein Teil der Organisationen der beherrschten Klasse (besonders die Kommunisten) unterstützte Alessandri, ein anderer (besonders die 1933 gegründete Sozialistische Partei) widersetzte sich dem, schloß sich aber dann doch der ›Volksfront‹ an, die 1938 unter Führung der Radikalen Partei und ihres Kandidaten Pedro Aguirre Cerda die Wahlen gewann.

Die schwierige wirtschaftliche Situation erforderte verstärkte Industrialisierungsbemühungen. Dazu fehlte das Kapital. Deshalb verschob der Staat unter Anwendung der Gesetze aus der Zeit des Militärregimes die Investitionen vom landwirtschaftlichen Sektor zum industriellen. Das entsprach auch insofern den Notwendigkeiten, als die verringerte Ausfuhr von Rohstoffen eine geringere Importkapazität zur Folge hatte. Die herrschende Klasse orientierte sich relativ rasch um. Das führte dazu, daß die Manufakturindustrie weitgehend in deren Händen verblieb, d. h. einen im Vergleich mit anderen lateinamerikanischen Volkswirtschaften geringen Anteil ausländischer Investitionen aufwies, während der Bergbausektor ganz von ausländischen Gesellschaften kontrolliert wurde. Die latifundistische Agrarstruktur erwies sich in diesen Jahren immer deutlicher als unfähig, den durch Bevölkerungszuwachs und Urbanisierungsprozesse gesteigerten Bedarf an landwirtschaftlichen Gütern zu befriedigen: ab etwa 1940 mußte Chile mehr Devisen für den Ankauf von Agrarprodukten ausgeben, als es durch ihre Ausfuhr einnehmen konnte.

Die Volksfrontregierung des Aguirre Cerda und seines Nachfolgers Rios ergriff eine Reihe von Maßnahmen, die das Gewicht des Staates in der Volkswirtschaft, ohnedies schon beträchtlich, noch vergrößerten. Dazu gehört etwa die Gründung der CORPORACION DE FOMENTO (Entwicklungsgesellschaft), deren Aufgaben die Koordinierung, manchmal auch Finanzierung der Industrialisierung und der Ausbau der Infrastruktur waren. Dennoch war die Volksfront nicht so sehr ein Ausdruck der tatsächlichen Klassen- und Machtverhältnisse in Chile als vielmehr ein Instrument der herrschenden Klasse zur Konsolidierung ihrer Macht; daß sie entstehen konnte, lag an der Übertragung europäischer Erfahrungen jener Zeit (Volksfront in Spanien und in Frankreich, Abwehr des Faschismus) und hing mit der Strategie der KOMINTERN zusammen. Die Beteiligung der Arbeiterparteien an ihr verschleierte bis zu einem gewissen Grade ihren wahren Charakter. Gleichwohl ist nicht zu leugnen, daß sie progressiv wirkte und durch ihre Reformen wichtige Sektoren der chilenischen Struktur modernisierte. In die Zeit der Volksfront fiel die Erholung der Volkswirtschaft: der zweite Weltkrieg hatte den Weltmarkt für Kupfer angeheizt, wovon Chile sowohl direkt als auch indirekt profitierte. Plötzlich war das Kapital nicht mehr knapp, und die notwendigen Investitionen für die Industrialisierung konnten verwirklicht werden.

Die Entwicklung nach dem Weltkrieg führte schon nach kurzer Zeit in eine Krise, die von außen induziert war. Die Wirtschaftskrise von 1948 in den USA hatte große Auswirkungen auf Chile, das seine Rohstoffe in weit geringerem Umfang und zu wesentlich niedrigeren Preisen absetzen mußte. Die Bevölkerungsexplosion (zwischen 1920 und 1960 verdoppelte sich die Einwohnerzahl des Landes), vor allem aber die tiefgreifende und rasche Urbanisierung lösten zudem gesellschaftliche Probleme aus, deren Lösung innerhalb des bestehenden ökonomischen Systems geradezu unmöglich war. Das Land verschuldete sich noch mehr und brauchte bald einen erheblichen Teil der Außenfinanzierung, um die hohen Verbindlichkeiten abtragen zu können. Die nordamerikanischen Gesellschaften, die das Kupfer ausbeuteten, machten allerdings auch in solchen Krisenzeiten noch recht ansehnliche Gewinne.

Rios starb 1946. Zum Nachfolger wurde González Videla gewählt. Die Kommunistische Partei trat seinem Kabinett bei, wurde aber 1948 durch ein Gesetz verboten, das von einer merkwürdigen Koalition aus Rechten, Liberalen, Radikalen und Sozialisten im Parlament verabschiedet wurde. Es war die Zeit des Kalten Krieges, und Gesetze wie das chilenische wurden in zahlreichen Ländern Lateinamerikas und der übrigen unterentwickelten Welt unter dem Druck des US-Imperialismus verabschiedet. Für Chile war es völlig absurd, hatten doch die Kommunisten in der Zeit der Volksfront

Regierungsverantwortung mitgetragen und vorher sowie nachher eher eine mäßigende Rolle gespielt. das ›Kommuni-stengesetz‹ blieb bis 1957 in Kraft.

Der kurze historische Überblick zeigt die Konstanten, welche die Struktur der chilenischen Gesellschaft zwischen 1952 und 1970 geprägt haben.

Da ist die politische Stabilität, die nur selten durchbrochen wird: ein demokratisches Regime funktioniert in einem Rahmen, der in vielen anderen Fällen eben dies unmöglich macht, dem einer abhängigen, deformierten und unterentwickelten Wirtschaft.

Da ist eine selbstbewußte und starke Arbeiterbewegung mit großen politischen Parteien und einem beeindruckenden gewerkschaftlichen Apparat.

Da ist eine herrschende Klasse, in der es Fraktionen gibt, deren Verbundenheit mit den imperialistischen Interessen nicht direkt, sondern ›nur‹ über Mechanismen zweiter Hand vermittelt ist: ihre wirtschaftliche Macht kommt aus einer Industrie, in welcher die ausländischen Investitionen noch unbedeutend sind (zwischen 1950 und 1960 steigen sie nur um 34 Prozent von 29 auf 39 Millionen Dollar – zum Vergleich: in Mexiko um 466, in Columbien um 540 und in Venezuela um 933 Prozent; Durchschnitt für ganz Lateinamerika: 251 Prozent), und ihre tatsächliche Allianz mit dem Ausland beruht auf der objektiven Interessenkoinzidenz aller nationalen herrschenden Klassen im weltweiten Kapitalismus und auf der Notwendigkeit, sich das System zu erhalten.

Da ist ein gesellschaftliches Bewußtsein, das – um Marx' Klassenunterscheidung zu paraphrasieren – die Chilenen ein Volk ›für sich‹ sein läßt, wenn es auch von den Herrschenden geprägt ist und manipuliert wird.

Da ist ein Staat, dessen Instrumente auch potentiell gegen die Interessen der herrschenden Klasse gewandt werden können.

Diese (ungeordnete und nicht qualifizierende) Aufzählung zeigt die besondere Situation Chiles im lateinamerikanischen Kontext. Sie rechtfertigt allerdings nicht die Rede von der ›friedlichen Entwicklung‹ der chilenischen Gesellschaft. Denn die Klassenkämpfe waren heftig und nicht selten gewaltsam und haben die beherrschte Klasse Blut und Opfer gekostet. Der Unterschied zu anderen lateinamerikanischen Gesellschaften besteht wohl nur darin, daß sie sich innerhalb des politischen Systems vollzogen, also nicht seine jeweilige Ablösung provozierten, wenn sie besonders heftig wurden. Aber auch das ist ein Merkmal, das berücksichtigt zu werden verdient. So selbstverständlich ist es ja nicht, nicht einmal in den ›traditionellen Demokratien‹ des Westens.

Die Struktur

Die so historisch ausgeformte ökonomische, gesellschaftliche, politische und kulturelle Konfiguration des chilenischen Volkes setzt die Akzente, welche die letzten 20 Jahre bestimmt und, am Ende, die heutigen Ereignisse hervorgebracht haben. Das vollzog sich in einem komplexen Prozeß wirtschaftlicher »Entwicklung der Unterentwicklung« (A. G. Frank), gesellschaftlich-politischer Klassenkämpfe, bewußtseinsmäßig-ideologischer Polarisierung und soziokultureller Identifizierung. Die verschiedenen Teilprozesse fügen sich zur Totalität der ›Struktur‹ zusammen (wobei die wechselseitigen Determinationen und Konditionierungen jener sich in den konkreten Mechanismen dieser festmachen lassen). Die Analyse dieser Struktur steht jetzt an. Sie erfolgt unter der allgemeinen theoretischen Prämisse, daß die Beziehungen zwischen Unterbau und Überbau nicht so simpel-mechanizistisch gestaltet sind, wie das manche (linke und rechte) ›Theoretiker‹ behaupten, und unter der besonderen, daß sie in Chile noch komplizierter sind als in anderen Gesellschaften. Diese Prämissen sind nicht aus der Luft gegriffen: die Analyse der ›Klassenkämpfe in Frankreich‹ und des ›18. Brumaire des Louis Bonaparte‹ durch Marx beruht auf ihnen, wenngleich er später nicht in dieser Richtung weitergeforscht hat, da seine Prioritäten andere waren. Seitdem haben sich viele (kritische und bürgerliche) Sozialwissenschaftler mit dem Problem beschäftigt, ohne daß bisher eine abgeschlossene Theorie darüber vorläge (sie ist übrigens auch hier nicht beabsichtigt). Was die besondere Prämisse angeht, so knüpft sie an den Thesen von Lenin und Trotzki über die ›ungleichmäßige Entwicklung‹ rückständiger oder unterentwickelter oder historisch eingegliederter Gesellschaften an.

Im Jahre 1952 gewann der ehemalige Präsident Carlos Ibañez del Campo die Wahlen. Damit setzte eine achtzehnjährige Entwicklung ein, in deren Verlauf die herrschende Klasse drei sehr verschiedene Versuche unternahm, mit den Problemen des Landes fertigzuwerden, in der die beherrschte Klasse sich immer mehr auffächerte, zusammenschloß und bewußt wurde und die sozioökonomischen Grundprobleme sich als unlösbar erwiesen, solange sie mit den traditionellen Rezepten angegangen wurden. Dieser Zeitraum ist Gegenwart der Struktur, nicht bloß, weil an seinem Ende der Sieg der Volkseinheit und der Versuch der gesellschaftlichen Neustrukturierung stehen, sondern eher noch, weil in jedem Augenblick dieser Jahre das hätte geschehen können, was schließlich im September 1970 eintrat.

Die chilenische Volkswirtschaft erlebte Anfang der fünfziger Jahre wieder einmal einen Boom. Der Korea-Krieg und das allgemeine Wettrüsten während des Kalten Krieges steigerten die Exporte und damit die gesamte wirtschaftliche Dynamik. Die Industrieproduktion hatte in großem Umfang zugenommen, weil sich erst jetzt einige der staatlichen Investitionen aus den vorhergehenden Jahren auswirkten. Überdies zahlte sich aus, daß Chile Institutionen zur staatlichen Intervention der Wirtschaft geschaffen und dem Staat überhaupt eine wichtigere Rolle für die Wirtschaftsentwicklung zugewiesen hatte; die Notwendigkeit dazu hatte, wie erinnerlich, der Zusammenbruch der außenorientierten Exportwirtschaft in den dreißiger Jahren signalisiert. Innerhalb dieses Booms boten sich der herrschenden Klasse gute Möglichkeiten, ihre Macht zu konsolidieren. Daß Ibañez, nach einem abenteuerlichen Zick-Zack zwischen rechts und links während der letzten 20 Jahre, auf die Karte des Populismus setzte und gewann, erscheint auf den ersten Blick wie ein Widerspruch dazu, daß die herrschende Klasse den Staat immer noch kontrollierte. Tatsächlich stützte sich der Ex-Präsident auf keine der großen Parteien und wurde nur von einem Teil der Sozialistischen Partei unterstützt (während die andere Fraktion und die – noch verbotene – Kommunistische Partei die Kandidatur Salvador Allendes ausriefen). Ibañez wurde vielmehr gegen den Widerstand der offiziellen und offiziösen politischen Gruppierungen gewählt. Das lag wohl auch daran, daß diese drei Kandidaten aufstellten (die Rechte einen, die Koalition aus Radikalen und Christdemokraten einen und die Linke einen), hatte aber seinen eigentlichen Grund darin, daß die ›marginalen‹ Massen ihre Unzufriedenheit in der Stimmabgabe für Ibañez politisch kanalisierten. Sie brachen damit zum ersten Mal aktiv in das politische System ein und forderten Teilhabe an ihm, nachdem sie in den Jahren zuvor aus dem massiven Urbanisierungsprozeß und aus der Unfähigkeit der Volkswirtschaft, sie produktiv einzugliedern, hervorgegangen waren. Der charismatische General mit seinem vagen und opportunistischen Programm war ihr Kandidat, der am ehesten zu versprechen schien, daß der Boom sich auch auf sie ausdehnte und ihnen größere Möglichkeiten verschaffte. Daß diese Hoffnung zum großen Teil illusorisch war, zeigte sich sehr rasch. Obwohl Ibañez bis zum Ende seiner Amtszeit populistische (und populäre) Maßnahmen durchführte und auch dem verrufenen Kommunistengesetz ein Ende machte, verlor er seine Basis in den Massen und arrangierte sich mit der extremen Rechten.

Die Alternative wäre gewesen, das gesamte sozioökonomische System zu verändern und mit Hilfe der großen Popularität von Ibañez die Massen politisch zur Strukturveränderung zu mobilisieren. Daß es dazu nicht kam, hat seine Gründe nicht so sehr in der Stärke der herrschenden Klasse. Es fehlte vielmehr an einer geschlossenen und schlagkräftigen politischen Organisation, welche die Marginalen zu einem neuen Bewußtsein hätte führen können, das eher mit ihren realen Verhältnissen übereinstimmte als die politisch artikulierte Unzufriedenheit. Es fehlte auch an dem politischen Willen: der personalistische Präsident konnte und wollte sich nicht einer großen Massenbewegung unterordnen, die früher oder später zu seinem Verschwinden von der politischen Bühne geführt hätte. Schließlich gab es wirtschaftliche Schwierigkeiten. Der Boom erwies sich als noch kurzlebiger als frühere in der chilenischen Wirtschaftsgeschichte. Nach dem Ende des Korea-Krieges und mit der Wirtschaftskrise in den USA in den Jahren nach 1953 sanken die Exporte und damit die Einnahmen des Staates. Der Druck der Inflation wurde immer stärker. Der gesamte wirtschaftliche Unterbau geriet in eine Krise: im Jahre 1955 stiegen die Preise um 70 Prozent, in einigen Monaten um jeweils rund 10 Prozent, sank die industrielle Produktion erheblich und verstärkten sich der Kapitalmangel und die defiziente Produktivität der Landwirtschaft, während der tertiäre Sektor wuchs. Gerade diese Krise hätte jene Alternative objektiv möglich gemacht. Ihr standen die angezeigten politischen Hindernisse entgegen. So setzte Ibañez ein drastisches Programm zur Kontrolle der Inflation in die Wirklichkeit um, indem er die Anpassung der Löhne und Gehälter an die Erhöhung der Lebenshaltungskosten scharf reduzierte. Das beraubte ihn des letzten Restes an Unterstützung durch die Massen, da sie, nicht die herrschende Klasse, unter einer solchen Politik am meisten zu leiden hatten.

Was vorher gesagt wurde, erweist hier seine Richtigkeit. Objektiv stand eine totale Strukturveränderung schon in den Jahren zwischen 1952 und 1958 als reale Alternative an. Die Komplexität der Beziehungen zwischen Unterbau und Überbau und die Tatsache, daß jener in einigen (recht wichtigen) Bereichen von diesem in seinen konkreten Möglichkeiten bedingt wurde, verhinderten ihre Verwirklichung. Dabei spielte das falsche Bewußtsein der beherrschten Klasse, in erster Linie der Marginalen, aber auch der Industrie-, Bergbau- und Landarbeiter, keine geringe Rolle: anstatt zu nützen, daß Ibañez mit ihrer Hilfe und gegen die herrschende Klasse an die Macht gekommen war, fiel sie auf die autoritären und paternalistischen Werte herein, die der General verkörperte und die ihn praktisch, d. h. in seiner Politik, trotz seiner populistischen Züge und Maßnahmen zu einem Werkzeug der herrschenden Klasse machten. Denn Autoritarismus und Paternalismus gegenüber den Massen waren von jeher wichtige Instrumente der Herrschenden zur bewußtseinsmäßigen und ideologischen Fermentierung der chilenischen Gesellschaft gewesen. So mußte denn die Bedrohung des Systems aus ihm selbst heraus während der Ibañez-Zeit latent bleiben und sein Entwicklungsmodell am Ende in einen weiteren Versuch der herrschenden Klasse gipfeln, die strukturellen Probleme innerhalb der Struktur zu lösen.

Der Zerfall des politischen Regimes von Ibañez (das man noch am ehesten als Populismus kennzeichnen kann, obwohl es nicht in allen Merkmalen mit den Populismen anderer lateinamerikanischer Gesellschaften übereinstimmte) und sein Scheitern ließen die Parteien-Struktur des politischen Systems wieder erstarken. Bei den Wahlen von 1958 wurde Jorge Alessandri, ein Sohn des ehemaligen Präsidenten Arturo Alessandri, mit knapper Mehrheit vor Allende Präsident. Er war der Kandidat der Rechten, gewann aber auch Sektoren der unabhängigen Wählerschaft, die 1952 Ibañez unterstützt hatten und jetzt wieder den systemstabilisierenden Werten auf den Leim gingen, welche die Vaterfigur des erzkonservativen Kandidaten verkörperte. Neben der Tatsache, daß die politischen Parteien der Arbeiterklasse und der Lohnabhängigen den zweiten Platz erobern konnten, ist an den Wahlen von 1958 besonders der Aufstieg der Christdemokraten bemerkenswert: ihr Kandidat Eduardo Frei lag an dritter Stelle und gewann fast 20 Prozent der abgegebenen Stimmen. Damit machte sich eine Gruppierung auf der politischen Bühne breit, die innerhalb kurzer Zeit zum Rettungsanker der Rechten und damit des Status quo werden sollte.

Alessandri versuchte, seiner Administration einen Anstrich von Kompetenz und Technokratismus zu geben. Er stellte sich als Vertreter der ›nationalen Bourgeoisie‹, d. h. der industriellen Unternehmer dar, welche die ›Entwicklung‹ des Landes als autonome jetzt endgültig in Angriff nehmen wollten. Politisch stützte er sich auf eine Koalition der Rechten mit den Radikalen, die ihm im Kongreß zwar nicht immer die Mehrheit, wohl aber eine starke und dauerhafte Hilfe sicherte. Hinzu kam eine bedeutsame wirtschaftliche Komponente. Ab 1959 weitete sich der Außenhandel beträchtlich aus, und die Exporte sowie die Importe nahmen erheblich zu. Dadurch wurde Chile kreditfähig und konnte relativ leicht Kapital im Ausland und bei den internationalen Finanzierungsorganisationen aufnehmen. Das verlieh der Wirtschaft eine neue Dynamik. Alessandri setzte ein umfangreiches Wohnungsbauprogramm in Gang und erhöhte die Regierungsausgaben. Zwischen 1959 und 1962 waren die wirtschaftlichen Zuwachsraten erheblich höher als in den vorhergehenden Jahren und die Preise wesentlich stabiler. Das führte zu einer Beruhigung der soziopolitischen Szene. Alessandri schien halten zu können, was er in der Wahlkampagne versprochen hatte, nämlich Chile einer neuen Sicherheit und einem stabilen Wohlstand zuzuführen.

Erst Ende 1962 wurde diese Phase unterbrochen. Die wegen der Liberalisierung des Außenhandels gewachsene Nachfrage nach importierten Gütern war eine ganze Zeit erheblich größer gewesen als die Zahlungsfähigkeit: der Ausweg war eine drastische Geldabwertung, welche die Preise wieder steigen ließ, die Zuwachsrate der Industrieproduktion senkte, die Finanzen des Fiskus zu einem Teil aufzehrte und die oberflächliche Ruhe der sozialen und politischen Ebene nachhaltig störte. Ein weiteres Element der Wirtschaftspolitik Alessandris ist nicht weniger wichtig, wenngleich es erst später politisch bedeutsam wurde: es betraf die wachsende Durchdringung wichtiger produktiver Sektoren der chilenischen Wirtschaft durch ausländisches, besonders nordamerikanisches Kapital, das Bereiche eroberte, die bisher eher in chilenischen Händen gewesen waren.

Unter der mal ruhigen, mal turbulenten Oberfläche des gesellschaftlichen und politischen Lebens Chiles akkumulierten sich die Konflikte, die aus dem Scheitern aller traditionellen Politik zur Überwindung der Unterentwicklung und zur Lösung der aus ihr folgenden Probleme resultierten. Die herrschende Klasse hatte das Modell des ›Wachstums nach außen‹, d. h. einer Entwicklungspolitik, die auf der Ausweitung des traditionellen Außenhandelssektors beruhte, ebenso ausprobiert wie – wenn auch unter peripherer Teilhabe – das populistische Modell, das die Interessen der diversen Klassen versöhnen und das Land zur vollen Industrialisierung führen wollte, indem es den internen Markt vergrößerte. Die Interventionen der USA und internationaler Entwicklungs›hilfe‹-Agenturen hatten die chronischen Probleme des Landes auch nicht zu lösen vermocht. Die beherrschte Klasse wurde sich zunehmend bewußt, daß es kaum eine Möglichkeit gab, innerhalb des Systems in erträglichen Lebensbedingungen zu existieren, und griff zu zahlreichen Streiks, Arbeitskämpfen, Landbesetzungen, um ihre Unzufriedenheit zu artikulieren und die Verhältnisse zu ändern. Hinzu kam das Beispiel der cubanischen Revolution. Sie bewegte Anfang der sechziger

Jahre nicht nur kleine Intellektuellen- und Studentenzirkel, sondern die Massen, wenn auch alles getan wurde, um ihre Leistungen in einem Wust antikommunistischer Propaganda zu verschleiern. Auf einmal wurden sich die Herrschenden bewußt, daß es so eben nicht weiter ging, ging ihnen und ihren externen Verbündeten vor allem in den USA das Wort Revolution leicht von den Lippen, suchten sie nach neuen Wegen zur ›Entwicklung‹. Die ›Allianz für den Fortschritt‹ entstand und propagierte strukturelle Reformen. Cuba wurde aus der ›Organisation Amerikanischer Staaten‹ (OAS) ausgeschlossen. Die herrschende Klasse scharte sich um die ›Revolution in Freiheit‹, die von den Christdemokraten gepredigt wurde, und vergaß ihre internen Differenzen und Streitigkeiten, um die gefährliche Radikalisierung des politischen Lebens zu unterlaufen

Daß die Zeit der Alessandri-Administration auch von durch die Massen getragenen Strukturveränderungen bedroht war, beweist sich eben auch hier: an ihrem Ende sah die herrschende Klasse, trotz dem Dissens einer großen Fraktion, keine andere Möglichkeit als die, auf die Karte eines Reformismus zu setzen, der zugegebenermaßen einigen ihrer wichtigsten Interessen zuwiderlaufen mußte. Am Anfang hatte der knappe Wahlsieg Alessandris gestanden, die drohende Übernahme des Staates durch die Parteien der Arbeiter und Lohnabhängigen. Am Ende stand die Bankerotterklärung des wirtschaftlichen und gesellschaftlichen Traditionalismus. Und ihr politischer Ausdruck war der Reformismus der Christdemokratie.

Bei den Präsidentschaftswahlen von 1964 gewann Eduardo Frei, der Kandidat der Christdemokraten, mit absoluter Mehrheit vor dem Kandidaten der ›FRENTE DE ACCIÓN POPULAR‹ (FRAP), Salvador Allende. Die Wahlkampagne hatte eindeutig unter dem Motto »Kommunismus gegen Demokratie« gestanden, dem Sieger war die bedingungslose materielle und ideelle Unterstützung sowohl des nordamerikanischen Imperialismus als auch der internationalen Christdemokratie zugeflossen. Äußerlich hatte es zwischen den Programmen der beiden Kandidaten keine sehr großen Unterschiede gegeben. Beide redeten umfassenden und tiefen strukturellen Wandlungen im Sinne von Reformen das Wort. Daher rührt die These von der Verlagerung des politischen Systems Chiles nach links. Sie ist unbestreitbar und beruht im wesentlichen darauf, daß die Beherrschten, wie gesagt, nicht bereit waren, ihre Lebensumstände weiterhin einfach hinzunehmen, und die Herrschenden unter dem Druck der Situation und der Ereignisse ihre Herrschaft in alter Form nicht mehr aufrechterhalten konnten. Wichtig ist, daß Frei die Unterstützung großer Teile der Marginalen für sich verbuchen konnte. Sie stimmten einmal mehr für einen reformistischen Kandidaten (wie 1952 für Ibañez), weil es den Linksparteien nicht gelungen war, den reformistischen Schein bloßzulegen (teilweise, weil sie selbst nicht genügend Klarheit über den Sinn, die Anwendbarkeit und die Reichweite der Reformen hatten), und weil die Unterdrückten unter dem Trommelfeuer der antikommunistischen Propaganda mit ihren subtilen Mechanismen das aus sich heraus auch nicht leisten konnten. Andere Faktoren trugen zu Freis Wahlsieg bei: die Erweiterung der Wählermassen (1958 stimmten rund 1.250.000, 1964 etwa 2.530.000 Wähler ab), die Erneuerung der chilenischen katholischen Kirche (sie unterstützte die Christdemokratie aktiv sowohl propagandistisch als auch materiell), die implizite Stellungnahme des Militärs (es erkannte den Zusammenhang zwischen der Entwicklung resp. den dafür notwendigen Reformen und den Problemen der Sicherheit und Souveränität des Landes).

Es ist nicht übertrieben, den Reformismus der Christdemokraten als den kühnsten Versuch struktureller Veränderungen im Rahmen des bestehenden Systems in ganz Lateinamerika zu werten. Es ging ihm nicht bloß um die Lösung konjunktureller Probleme, sondern (zumindest verbal) um einen »weder kapitalistischen noch kommunistischen Weg zur Entwicklung«, eine Formel, die in den Slogan ›Revolution in Freiheit‹ prägnant verkürzt wurde. Frei wollte die wirtschaftlichen Zuwachsraten steigern, die Inflation bremsen, die Einkommen besser verteilen, eine tiefgehende Agrarreform durchführen, Wohnungen für die Marginalen bauen, die politische Teilhabe der Massen am System erweitern, den Staatsapparat und die öffentliche Verwaltung reformieren und das Erziehungswesen ausdehnen und effizienter machen. Wer lateinamerikanische Zustände kennt, kann erkennen, daß einige der Reformen tatsächlich auf eine strukturelle Veränderung tendierten, *wenn* sie verwirklicht wurden. Das bemerkte auch die extreme Rechte. Hatte sie in der Wahlkampagne aus ›höheren Interessen‹ die Kandidatur Freis noch unterstützt, ging sie gleich in die Opposition, als Frei gewonnen hatte, d. h. die ›Gefahr des Kommunismus‹ gebannt war und offensichtlich wurde, daß die Christdemokraten zumindest mit einem Teil ihrer Reformen Ernst machen wollten. Der Konflikt entzündete sich an der Agrarreform, die weit radikaler konzipiert war, als sie dann verwirklicht wurde (das führte auch zum Rücktritt des Landwirtschaftsexperten der Christdemokraten, Jacques Chonchol).

Innerhalb der christdemokratischen Partei entzündeten sich zuerst die Diskussionen über den Inhalt und die Reichweite der ›Revolution in Freiheit‹. Der linke Flügel drängte auf eine raschere und intensivere Umgestaltung des Systems und bestand darauf, daß sie mit dem Bruch des traditionellen Herrschaftssystems begonnen werden mußte. Hinter diesem Ziel hatten nach Meinung seiner Repräsentanten die anderen Teilziele, etwa die Erhöhung der wirtschaftlichen Zuwachsraten durch Vergrößerung der Produktivität der Wirtschaft, zurückzustehen. Man forderte die Ablösung der kapitalistischen Gesellschaft als wichtigsten Schritt, dem dann die sozioökonomischen Verbesserungen und Veränderungen folgen sollten. Daß das objektiv wegen der Klassenzusammensetzung der christdemokratischen Partei und der übrigen Sektoren, die Frei unterstützt hatten, und subjektiv wegen der Persönlichkeit des Präsidenten und seiner engsten Mitarbeiter unmöglich war, sah der linke Flügel nicht. Jene wollten das kapitalistische System verbessern, während dieser die Revolution von einer gesellschaftlichen Gruppe forderte, die gegen sie sein mußte, weil sie ihre Privilegien und ihre Herrschaft zerstörte. Trotz des Wahlsiegs der Christdemokraten bei den Parlamentswahlen 1965 (sie gewannen im Abgeordnetenhaus die absolute Mehrheit), vielleicht auch gerade wegen dieses Wahlsiegs beschränkte sich die Christdemokratie immer mehr darauf, die Rationalität des privatkapitalistischen Systems zu erhalten, durch kleine Reformen zu verbessern und seine Widersprüche entweder zu verschleiern oder gewaltsam zu unterdrücken. So wurden die Interessen der Wenigen zum ›objektiven Interesse der Nation‹ hochstilisiert und die Reformen, wo sie radikal klangen, in der Anwendung verwässert. Wenn das auch intern durch propagandistischen Aufwand und revolutionäres Wortgeklingel verborgen wurde, an den zunehmenden ausländischen Investitionen, an der Unterstützung Freis durch die USA und (in geringerem Umfang) die Bundesrepublik Deutschland wurde es deutlich.

Der ökonomische Unterbau der chilenischen Struktur wurde also vom Reformismus der Christdemokraten nicht grundlegend verändert. Vielmehr setzten sich seine Hauptmerkmale noch mehr durch. Das gilt – mit Einschränkungen – sogar für das Gebiet, auf welches die größten Reformanstrengungen verwandt wurden, also für die Landwirtschaft. Von den 6.493 landwirtschaftlichen Betrieben mit mehr als 500 Hektar Grund und Boden wurden bis Ende 1969 ganze 1.120 enteignet und umverteilt; jene haben eine Gesamtfläche von 24.434.000 Hektar, die enteigneten machen nur 2.869.000 Hektar aus. Die vagen gesetzlichen Bestimmungen lassen der Landwirtschaft immer noch ihren vom Großgrundbesitz bestimmten Charakter. An den Zahlen von 1960, denen zufolge drei Prozent der auf dem Lande und von ihm lebenden Familien rund 37 Prozent der von der Landwirtschaft erzeugten Einkommen verzehrten, hat sich also trotz der Agrarreform in der christdemokratischen Zeit nicht allzu viel geändert. Die Landwirtschaft ist noch mehr zu einer kapitalistischen gemacht worden, als sie das vorher schon war. Die Großgrundbesitzer und auch viele der mittleren Eigentümer benutzen ihr Land extensiv. Sie wurden durch die Agrarreform gezwungen, ihre Produktion zu erhöhen, mehr zu investieren und ihre Betriebe zu modernisieren. Die Kleineigentümer und Landarbeiter sollten dadurch, daß sie enteignetes oder brachliegendes Land in kleinen Parzellen zugeteilt bekamen, politisch beruhigt, die keins bekamen, mit der Aussicht, etwas zu bekommen, getröstet werden. Am Ende wurde die Agrarreform nicht wichtig durch das, was sie geleistet, sondern wegen der Erwartungen und Hoffnungen, die sie geweckt hatte. Die Landwirtschaft ist immer noch wichtig für die Volkswirtschaft. Sie produziert 10,5 Prozent des Bruttoterritorialprodukts und beschäftigt rund 25,6 Prozent der wirtschaftlich aktiven Bevölkerung (1967).

Im Bergbausektor machten die Christdemokraten viel von der ›paktierten Nationalisierung‹ des Kupfers her. An anderer Stelle wird auf die Bedeutung dieses ökonomischen Bereichs für die chilenische Volkswirtschaft und jener ›Chilenisierung‹ eingegangen. Er ist das Hauptglied in der Kette, die Chile von der imperialistischen Metropole abhängig macht.

Die chilenische Industrie wurde im gesamten Zeitraum zwischen 1952 und 1970 immer monopolistischer und unter den Christdemokraten mehr vom ausländischen Kapital durchdrungen. So beschäftigten 1963 drei Prozent der Industriebetriebe 44 Prozent der Arbeiter und Angestellten, verfügten über 58 Prozent des industriell investierten Kapitals und erzeugten 52 Prozent des industriellen Bruttosurplus, d. h. des gesamten Überschusses aus der Industrie abzüglich der Löhne, Gehälter und Sozialleistungen. Die Kleinindustrie dagegen stellte zwar 67 Prozent der Betriebe, beschäftigte aber nur 16 Prozent der Arbeiter und Angestellten und hatte nur einen Anteil von sieben Prozent am industriell investierten Kapital; ihr Beitrag zum Bruttosurplus betrug zehn Prozent. Insgesamt trägt die Industrie mit 25,7 Prozent zum Bruttoterritorialprodukt bei und beschäftigt 21,6 Prozent der wirtschaftlich aktiven Bevölkerung (1967). Am wichtigsten ist die Produktion intermediärer Güter (Textil, Papier, Chemieprodukte etc.) – sie machte 1967 43,8 Prozent des gesamten Wertes der Industrieproduktion aus. An zweiter Stelle stehen die Konsumgüter (34,6 Prozent) und an dritter die Kapitalgüter (13,4 Prozent). Die wirtschaftliche Einflußnahme des ausländischen Kapitals läßt sich etwa daran ablesen, daß rund 40 Prozent (1967) der Aktiengesellschaften von ihm kontrolliert wurden.

Ein wichtiges Problem aller unterentwickelten Volkswirtschaften, so auch der chilenischen, stellt das Wachstum des tertiären, also des Dienstleistungssektors dar. Anders als in den entwickelten kapitalistischen und sozialistischen Gesellschaften ist es im unterentwickelten Kapitalismus nicht eine Konsequenz der Reife des industriellen Sektors, sondern ein Ausdruck der strukturellen Unfähigkeit des Systems, die vorhandenen Arbeitskräfte produktiv zu nutzen. So bewegt sich denn der Dienstleistungsbereich weitgehend neben der Volkswirtschaft her, anstatt sie zu ergänzen. Seine Produktivität ist vergleichsweise gering und seine Bedeutung vor allem darin zu sehen, daß er die tatsächliche Arbeitslosigkeit verschleiern hilft; so werden viele Unter- und Unbeschäftigte innerhalb der statistischen Kategorie ›Tertiärer Bereich‹ erfaßt und unterderhand zu vollbeschäftigten Arbeitskräften aufgewertet. Der Anteil der in diesem Sektor Tätigen an der wirtschaftlich aktiven Bevölkerung stieg von 1960 bis 1970 um rund fünf Prozent (von 36,2 auf 41,1 Prozent). Auch in diesem Bereich ist ausländisches Kapital (vor allem in Banken und Versicherungen investiert, wenn auch in geringerem Umfang als in der Industrie oder im Bergbau.

Wie schon mehrfach erwähnt, ist in Chile die Rolle des Staates für die Volkswirtschaft von größerer direkter Bedeutung als in anderen lateinamerikanischen Gesellschaften. Das erklärt sich aus der Besonderheit der historischen Entwicklung und ist schon aufgezeigt worden. Schätzungen zufolge trug der Staat in den sechziger Jahren direkt mit etwas unter 40 Prozent zur Erzeugung des Bruttosozialprodukts bei. Für die Totalität der Struktur bedeutet diese unmittelbare Verflechtung eines Teils des Überbaus mit dem Unterbau einerseits, daß die herrschende Klasse ein wirksames Kontrollinstrument zur Bewältigung allfälliger Krisen in der Hand hat, andererseits, daß die beherrschte Klasse unter bestimmten politischen Umständen den Staat ›umfunktionieren‹ und in ein Instrument zur Durchführung revolutionärer Veränderungen verwandeln kann; darauf wird zurückzukommen sein.

Die so geartete (und hier nur in groben Umrissen gekennzeichnete) Volkswirtschaft erzeugte die gleichen gesellschaftlichen Probleme wie andere unterentwickelte Wirtschaften, verweist auch auf die gleichen strukturellen Merkmale. Obwohl weniger groß als in anderen Ländern Lateinamerikas, war auch hier die Abhängigkeit der wirtschaftlichen Dynamik von einem oder wenigen Produkten relativ stark. Überdies erzielen die Produkte auf dem Weltmarkt nicht stabile, sondern dauernden Schwankungen unterworfene Preise. Dadurch kommt es zu kurzen Zyklen von Konjunktur und Krise, zu einer chronischen Unsicherheit über die Menge des verfügbaren Kapitals, zur Verschuldung des Staates, schließlich zu inflationären Tendenzen, in denen die Versuche, die Probleme der Wirtschaft auf dem Wege über die Entwicklung zu lösen, geradezu zwangsläufig gegipfelt haben. Wegen der permanenten Intervention ausländischen Kapitals kommt es nicht zu einer Industrialisierung, welche den Erfordernissen und Bedingungen der Gesellschaft entspräche, sondern zu einer »Reflex-Modernisierung« (Ribeiro), die an den Bedürfnissen der entwickelten Gesellschaften orientiert ist und die Unterentwicklung eher weiter akzentuiert als überwindet. Trotz Entwicklungs›hilfe‹ fließt mehr Kapital in die unterentwickelnden als in die unterentwickelten Gesellschaften; das liegt an den hohen Gewinnen, die ausländische Unternehmen in die Metropolen transferieren, und daran, daß die ›Hilfe‹ mit bestimmten, die zentrischen Wirtschaften begünstigenden Bedingungen und zudem in der Form von rückzahlbaren Krediten vergeben wird (in den ersten fünf Jahren der ›Allianz für den Fortschritt‹ erhielt Chile von den USA *als Kredite* 755 Millionen Dollar, die heute die Zahlungsbilanz erheblich belasten). Auf der gesellschaftlichen Ebene kristallisieren sich die Folgen der wirtschaftlichen Unterentwicklung in der zunehmenden Marginalität. Immer größere Bevölkerungssektoren können von der Wirtschaft nicht absorbiert werden und bleiben deshalb am Rande sowohl des Produktionssystems als auch des Marktes. Sie übersiedeln in die Städte – die rasche Urbanisierung spiegelt nur die Reflex-Modernisierung, welche die industrielle Entwicklung kennzeichnet, und ist keine direkte gesellschaftliche Folge von ihr. Diese Marginalen erleben am deutlichsten und am härtesten die Unmenschlichkeit der Struktur am eigenen Leibe und erfahren auch am ehesten, was das Wort von der ›strukturellen Gewalt‹ eigentlich meint. Die besondere Entwicklung der Unterentwicklung Chiles machte freilich auch, daß die Marginalität nicht so umfangreich war und nicht so entwürdigende Züge aufwies wie in anderen Ländern des Kontinents und daß die herrschende Klasse, aber auch die politischen Organisationen der beherrschten Klasse innerhalb des Überbaus nach Mechanismen suchten, die Auswirkungen der Marginalität zu dämpfen, d. h. vor allem die Isolierung der von ihr Betroffenen außerhalb des Systems und seiner Regeln und Normen zu unterbinden.

Die Klassenverhältnisse der chilenischen Gesellschaft gleichen denen sich an, welche die gesellschaftliche Formation des unterentwickelten Kapitalismus kennzeichnen. Die herrschende Klasse, im 19. und bis ins 20. Jahrhundert hinein noch einigermaßen homogen, hatte sich aufgefächert. Neben ihren traditionellen Fraktionen aus Großgrundbesitzern und Kaufleuten im Export-Import-Sektor gab es auch einen Sektor, dessen Macht auf dem Besitz industrieller Produktionsmittel beruhte. Er nahm tendenziell seit den dreißiger Jahren zu, obwohl bereits im 19. Jahrhundert konstituiert und bisweilen von einigem politischem Einfluß, und entwickelte noch mehr ein eigenes Bewußtsein von seinen Bedürfnissen und seiner tatsächlichen Klassenlage. Dadurch kam es zu Interessenkonflikten innerhalb der herrschenden Klasse, welche gleichwohl niemals zum offenen Bruch führten, sondern nur zu einer Art ›gegnerischer Koexistenz‹. Diese Gruppe, auch als ›industrielles Patronat‹ zu kennzeichnen, war an einer Modernisierung der Strukturen zur Aufrechterhaltung des Systems, d. h. an einer Verlagerung der Machtgewichte in ihm interessiert, während das latifundistische und Handelspatronat sich solchen Bestrebungen widersetzte. Das ausländische Management unterstützte jene dabei vorsichtig, verbündete sich aber auch diesem, wann immer es die imperialistischen Interessen geboten. War es in den zwanziger und dreißiger Jahren noch zahlenmäßig klein und politisch von geringem Einfluß gewesen, so setzte es sich im Zuge der Durchdringung der chilenischen Wirtschaft mit ausländischem Kapital immer eindeutiger als Fraktion der herrschenden Klasse durch.

Innerhalb der herrschenden Klasse gab es aber noch eine Gruppe, deren politische Macht nicht so sehr auf dem Besitz an Produktionsmitteln, sondern eher auf der Stellung innerhalb politischer und gesellschaftlicher Institutionen beruhte. Er kann als Patriziat gekennzeichnet werden und weist drei Untergruppen auf: die politisch-administrative, die kirchliche und die militärische. Unterstellte man, daß seine Interessen immer identisch wären mit denen der anderen Sektoren der herrschenden Klasse, ginge man wohl in die Falle eines Schematismus, der tatsächliche Macht- und Herrschaftsverhältnisse verkennt. Es ist allerdings richtig, daß dieses Patriziat im allgemeinen den ökonomisch Herrschenden sich verbündet. Im Falle der chilenischen Gesellschaft weist es gleichwohl noch ein besonderes Merkmal auf: seine politisch-administrative und seine militärische Untergruppe waren durch die Internalisierung des ›demokratischen Mythos‹ (darüber später) so geformt worden, daß sie auch gegen die Interessen der Herrschenden die Integrität, sprich: Legalität des politischen Systems verteidigen konnten; ein frühes Beispiel dafür stellt ihre Loyalität zu Balmaceda dar, weitere Beispiele ließen sich leicht finden.

Es ist eine immer wieder diskutierte Frage von großer politisch-strategischer Reichweite und damit theoretischer Bedeutung, inwieweit die herrschende Klasse in den unterentwickelten Gesellschaften eine autonome Entwicklung vorantreiben kann, d. h. den Interessen des internationalen kapitalistischen Systems nicht verbunden ist. Für Chile gilt, daß jede der Fraktionen und Gruppen der Herrschenden *in letzter Instanz* in ihrer konkreten gesellschaftlich-politischen Verhaltensweise von der Interessenkoinzidenz mit dem ausländischen Kapital bestimmt ist. Das schließt gleichwohl nicht aus, daß es Sektoren gibt, die – zeitweise und innerhalb der Determinierung in letzter Instanz – auch eigenständige Entwicklungen will und durchsetzt. Das liegt einmal an der vergleichsweise späten Durchdringung der chilenischen Industrie durch ausländisches Kapital, zum andern an dem in einer langen Tradition ausgeformten politischen Selbstbewußtsein. Dies will nun nicht sagen, die herrschende Klasse käme als Bündnispartner für gesellschaftliche Transformationen in Frage. Es will nur auf eine Heterogenität verweisen, ohne deren Verständnis die Besonderheit der Struktur, also auch die Besonderheit der Versuche, die Unterentwicklung zu überwinden, bis 1970 kaum angemessen erfaßt werden kann.

Die intermediären Sektoren, also die kleinen Industriellen, die kleinen Grundbesitzer, die kleinen Kaufleute, die Handwerker, die Intellektuellen, die Akademiker, die mittleren und kleinen Staatsangestellten und Beamten stellten in der chilenischen ein beträchtlich größeres Segment als in anderen lateinamerikanischen Gesellschaften. Das zeigte schon der Blick auf den ökonomischen Unterbau. Sie sind in ihrem Klassenverhalten eher schwankend: ihre politischen Organisationen können sich sowohl denen der Herrschenden als auch denen der Beherrschten verbünden und haben es auch getan. Wichtig ist allerdings, daß mit zunehmender Monopolisierung der Wirtschaft ihre tatsächliche Klassenlage sich der der beherrschten Klasse annähert. Dem läuft, zumindest partiell, ein Bewußtwerdungsprozeß parallel, in dessen Verlauf die Erfahrung immer größerer wirtschaftlicher Unsicherheit zu gesellschaftlich-politischer Radikalisierung führen kann.

Schließlich ist da die beherrschte Klasse. Ihr tendenziell größtes Kontingent stellen die Marginalen. Das (im Sinne Marx' eigentliche) Bergbau- und Industrieproletariat macht in Chile einen beträchtlichen Anteil aus. Hinzu kommt das Landproletariat aus Minifundisten und Landarbeitern. Die soziale Zusammensetzung der Beherrschten verweist implizit auf die Vielfältigkeit ihrer gesellschaftlichen Verhaltensweisen: die Marginalen kann nur mit dem Industrieproletariat in einen Topf werfen, wer fest darauf baut, daß die Wirklichkeit seinen

Ideen sich anzupassen hat oder letztendlich anpaßt. Dennoch kommt es zu einer für die Struktur höchst bedeutsamen Erscheinung: der funktionellen Auffächerung der beherrschten Klasse in der gesamten Geschichte und besonders zwischen 1952 und 1970 entspricht ein organisatorischer und politischer Zusammenschluß, der zuerst die Landarbeiter und Minifundisten dem Industrieproletariat, dann aber auch – tendenziell zunehmend – die Marginalen den anderen beiden Sektoren nahebrachte. Er hat eine seiner Ursachen darin, daß sich die verschiedenen Fraktionen ständig gegenseitig beeinflussen. Sie leben in denselben Wohnvierteln, zum Teil in den ›poblaciones‹ (Elendsvierteln), haben im alltäglichen Leben Kontakt miteinander und teilen im wesentlichen die gleichen Grunderfahrungen. Hinzu kommt, daß die vom Land Zuwandernden mit den Zurückbleibenden weiterhin Beziehungen unterhalten. Dieses Tag für Tag gelebte Beziehungsgeflecht bewirkt gerade, daß die funktionelle Auffächerung in der bewußtseinsmäßigen und politischen Homogenisierung ihr Gegengewicht findet. Dieser Prozeß war bei dem Sieg der Volkseinheit am 4. September 1970 nicht abgeschlossen – die hohe Stimmabgabe der Marginalen für Alessandri beweist es –, kann aber, sofern vom Industrie- und Landproletariat klug gesteuert, entscheidende Konsequenzen haben. Der politische und organisatorische Zusammenschluß der beherrschten Klasse führte jedenfalls zu einer immer größeren Radikalisierung.

Zur zahlenmäßigen Stärke der verschiedenen Klassen gibt es nur Annäherungswerte, die – etwa – aus den Statistiken über die Einkommensverteilung sich ergeben. Was zum Beispiel für die Landwirtschaft gilt, in welcher drei Prozent der darin tätigen Bevölkerung über 36,7 Prozent, 70,7 Prozent aber nur über 33,4 Prozent der Einkommen verfügen (1960), dürfte – mit entsprechenden Abweichungen – auch für die übrigen Bereiche der Struktur stimmen. Demnach gehören der herrschenden Klasse zwischen drei und fünf Prozent der Bevölkerung an, den intermediären Sektoren zwischen 20 und 25 Prozent und der beherrschten Klasse rund 70 Prozent. Ein besonderes Kennzeichen der Klassenverhältnisse unterentwickelter Gesellschaften, also auch der chilenischen, ist ihre Rigidität: soziale Aufstiege durch wirtschaftliche ›Leistungen‹ finden in diesem Jahrhundert so gut wie nicht statt, inter- und intragenerationelle Abstiege schon eher (wenn sie auch durch familiäre und Gruppensolidarität häufig verschleiert werden können). So ist es denn unmöglich, die Mobilität zum Element der ideologischen Fermentierung zu machen, wie es in den entwickelten kapitalistischen Gesellschaften so häufig geschieht (Stichwort: Chancengleichheit).

Es mag die Frage auftauchen, warum die Klassenverhältnisse nicht in den traditionellen Termini von ›Bourgeoisie‹, ›Kleinbürgertum‹ und ›Proletariat‹ beschrieben worden sind. Ein Teil der Antwort geht (hoffentlich) aus dem schon Gesagten und dem noch zu Sagenden hervor. Ein anderer, der wichtigere, Teil ist grundsätzlicher Natur. Wenn ernstgenommen wird, daß die Unterentwicklung eine besondere gesellschaftliche Formation innerhalb der Totalität des weltweiten kapitalistischen Produktionsverhältnisses ist, ist die Annahme gestattet, daß ihre Klassenverhältnisse besondere sind und eigene Begriffe verlangen. Daß die Unterentwicklung eine besondere Formation ist, scheint hinreichend nachgewiesen. Die Klassenverhältnisse werden aber immer noch in den herkömmlichen Termini dargestellt. Sie implizieren, daß die Mechanismen der Vermittlung zwischen ökonomischem Unterbau und Klassenverhältnissen und -bewußtsein ebenso aussehen wie in den entwickelten kapitalistischen Gesellschaften. Das ist jedoch nicht der Fall. Am einfachsten läßt sich das am Problem der Marginalität aufweisen: die Marginalen sind eben keine ›Lumpenproletarier‹ und stellen schon gar keine ›industrielle Reservearmee‹ dar. Sie werden von der Struktur der Unterentwicklung erzeugt und nehmen tendenziell zu, ohne daß sie jemals (innerhalb des bestehenden Systems) wieder eingegliedert werden könnten. Analoges gilt für andere Gruppen und Sektoren. Daß mit einigen der Begriffe die Klassen zumindest teilweise von ihrem traditionellen Hauptkriterium, dem Besitz an Produktionsmitteln, abgelöst werden, ist zugegeben und wird für notwendig gehalten. Denn gerade wegen der besonderen historisch-strukturellen Entwicklung der Unterentwicklung sind Gruppen und Sektoren auszumachen, deren Einfluß und ›Legitimierung‹ nicht auf dem Besitz an Produktionsmitteln beruhen und die auch nicht bloß als ›Werkzeuge‹ in der Hand derer definiert werden können, die über jenen Besitz verfügen. — Einem letzten Einwand ist zuvorzukommen: es ist zugegeben, daß das vorgeschlagene begriffliche Instrumentarium zur Analyse der Klassenverhältnisse vielleicht nicht der Weisheit letzter Schluß ist; es hilft aber, bestimmte Besonderheiten auf den Begriff zu bringen, auch wenn es noch verfeinert werden muß.

Der Staat, als wichtigster Bestandteil des Überbaus in der Struktur, ist in Chile das entscheidende Instrument zur Kanalisierung ihrer Konflikte. Das leisteten seine Institutionen, dafür waren sie gemacht. In ihnen entwickelte sich ein gesellschaftlich-politisches Spiel, dessen Regeln von allen Seiten anerkannt wurden. Es waren die Regeln der bürgerlichen Demokratie. Sie konnten die Konflikte, die aus der Struktur

notwendig immer wieder hervorgingen, zumindest harmonisieren und in die Bahnen lenken, die sie ihrer Explosivkraft
für die Struktur beraubten, wenn sie sie auch niemals zu lösen
oder zu überwinden vermochten. Der Staat gewinnt auf diese
Weise eine besondere Dimension: der Klassenkampf entwickelt sich nur noch partiell außerhalb seiner Institutionen,
wird vielmehr auch in ihnen ausgetragen und von ihnen aufgefangen. Das macht die Rede vom Staat als ausschließlichem
Instrument nur der herrschenden Klasse für den Fall Chiles
so schwer. Denn nicht sozialdemokratisch-revisionistische,
sondern durchaus (wenn auch nicht immer und in unterschiedlicher Gewichtung) sozialistisch-revolutionäre Organisationen der beherrschten Klasse nahmen am staatlichen
Leben teil und hatten in einigen seiner Institutionen beträchtlichen Einfluß, so etwa im Senat, ab 1969 auch im Abgeordnetenhaus. Es mag argumentiert werden, nicht diese Tatsachen, sondern das gesellschaftlich-politische Bewußtsein,
das die gesamte Gesellschaft bestimmt, und seine Realisierung
seien entscheidend. Dem ist zuzustimmen. Dem wird auch
nicht widersprochen. Es wird nur festgestellt, daß der Staat
jene besondere Rolle nicht nur in der Theorie hatte, sondern
in der Wirklichkeit auch spielen konnte. Denn das zeigt die
Kehrseite der Medaille: in dem Maße, in dem sich die Marginalität ausbreitete, mußte das politische System, mußte auch
der Staat größte Anstrengungen unternehmen, um die von ihr
Betroffenen zu integrieren. Das war die einzige Möglichkeit,
die von ihnen ausgehende Bedrohung für die Gesellschaft zu
neutralisieren.
Im Kampf um den Staat spiegeln sich demzufolge in Chile die
gesellschaftlichen Auseinandersetzungen sozusagen seiten-
verkehrt. Der Staat ist Ziel des Angriffs der Ausgebeuteten
und Objekt der Verteidigung der Herrschenden. Seine Stabilität ist zugleich der Garant für die ›normale‹ Entwicklung der
chilenischen Gesellschaft. Das galt latent für die letzten 50
Jahre chilenischer Geschichte, manifest aber besonders in
den 18 Jahren zwischen 1952 und 1970: die Gefahr, daß der
Staat von der beherrschten Klasse auf dem Wege über freie
Wahlen übernommen, friedlich erobert werden könnte,
durchlief und bestimmte diesen Zeitraum und die Reaktionen der herrschenden Klasse. Sie wußte und weiß auch, daß
die Beherrschten, einmal im Besitz des Staates, ihn ebenso
ausnutzen würden, wie sie es immer getan hat. Und sie
weiß überdies, daß die Struktur deshalb nicht zerbricht noch
angeschlagen wird: in ihr ist dieser Staat auf besondere Weise
festgemacht, so daß er ihre Integrität und das Funktionieren
ihrer Mechanismen wiederum zusammenhält. Daß der Staat
in Chile eine solche besondere Rolle spielte, dämpfte zugleich

einen Widerspruch, der gerade aus seinem besonderen Charakter *und* aus seiner Bedeutung für den wirtschaftlichen
Unterbau der Struktur herrührte: im Normalfall verschärft
die Tatsache, daß der Staat über beträchtliche wirtschaftliche Macht und wichtige Funktionen innerhalb des Unterbaus verfügt, den Widerspruch zwischen der gesellschaftlichen Produktion des ökonomischen Mehrwerts und seiner
privaten Aneignung. Nun ist dieser möglicherweise zwar
objektiver, aber für gesellschaftliche Veränderungen nur
relevanter Widerspruch, insofern er sich im Bewußtsein der
Menschen niederschlägt. Und dies verhinderte gerade die
besondere Beschaffenheit des Staates, d. h. des politischen
Systems, das die Teilhabechancen viel weiter streute als jeder
andere politisch-institutionelle Überbau irgendeiner unterentwickelten und der meisten ›entwickelten‹ Gesellschaften
in der gesamten Welt. Dadurch war die integrative Wirkung
größer, die vom Staat ausging, war aber auch die Gefahr
seiner Umfunktionierung dauernder Bestandteil des gesellschaftlichen Bewußtseins sowohl der Herrschenden als auch
der Beherrschten. Solange deshalb jene das politische System
in seinen wichtigsten Bereichen kontrollierten, mußten sie
bei diesen ihre Aktion ständig legitimieren, um die Stabilität
und Kontinuität des politischen Systems zu erhalten; hätten
sie das nicht getan, wäre ein weiteres Element der Unsicherheit (außer den schon erwähnten großen ökonomischen Problemen, vor allem dem kurzphasigen Konjunktur-Krise-
Zyklus) in die Struktur eingebracht worden – und dieses
Element hätte sie zerbrechen können. Natürlich war der Staat
als wirtschaftliches Lenkungsinstrument ineffizient, dem
unterentwickelten (Monopol-)Kapitalismus adäquat; aber
das ändert nichts an jener Ambivalenz.

Bevor die Auswirkungen dieses Sachverhalts auf das gesellschaftliche Bewußtsein, dieses selbst und weitere Bereiche
des Überbaus diskutiert werden, erscheint es sinnvoll, einiges
zur Orthodoxie anzumerken. Wer ihr – in ihrer neuen oder in
ihrer alten Form – anhängt, sollte sich vor dem chilenischen
Prozeß, vor allem aber davor hüten, sich theoretisch auf ihn
einzulassen. Seine Schemata erweisen sich sehr schnell als
unbrauchbar oder als das, was sie wohl in Wirklichkeit sind:
Erklärungsmuster, die nichts erklären, Daten, die nur Äuße-
res referieren, Begriffe, die vom allgemeinen Begreifen ausgehen, Analysen, die nur beschreiben und berichten. Das gilt
auch und gerade für das anstehende Problem: wem der Staat
immer und überall und unabhängig von der konkreten historisch-strukturellen Situation seiner Gesellschaft nur Instrument zur Aufrechterhaltung des Status quo, nur repressiver

Arm der herrschenden Klassen ist, muß – zumindest manch-mal – entscheidende Widersprüche übersehen, die für eine revolutionäre Strategie von einiger Bedeutung sein können. Sie mögen – etwa – die Eroberung des Staates innerhalb seiner Mechanismen durch die Ausgebeuteten und bisher Beherrschten möglich machen oder den Instrumentalcharakter des Staates nach einer Machteroberung umzudrehen erlauben. Um Mißverständnisse zu vermeiden: das ist natürlich keine generelle Regel (als solche verdiente sie den Verdacht, den sie auf sich zieht), sondern eine Folge der Notwendigkeit, methodische Prinzipien konkret und ›schöpferisch‹ auf konkrete Situationen anzuwenden – und diese Notwendigkeit ist schon von den ›Klassikern‹ der materialistischen Analyse betont worden, also keine Erfindung hergelaufener Revisionisten. Es gibt nur wenige ›allgemeine Regeln und Prinzipien‹, weniger als die Orthodoxie wahrhaben möchte. Und wo sie ins Spiel kommen, sind ihre von der konkreten Situation aufgezwungenen Modifizierungen ebenso in Rechnung zu stellen wie ihre allgemeine Gültigkeit (die ohnedies eher als eine theoretisch-methodologische denn als eine analytisch-historische begriffen werden muß). Mit anderen Worten: innerhalb der Totalität einer Struktur gibt es sehr viele ›Überraschungs‹elemente, deren ›Überraschungs‹charakter nur entschleiert werden kann, wenn die Struktur konkret und als solche ernstgenommen wird.

Auf das gesellschaftliche Bewußtsein der Beherrschten hatte der besondere Charakter des Staates positive und negative Auswirkungen. Negativ war, daß es sich sozusagen zuviel vom Staat und damit von der Struktur erwartete: ein politisches System, das die politischen Organisationen der ausgebeuteten Klasse nicht nur aufgenommen, sondern ihnen sogar Teilhabe gewährt hatte, wurde für fähig gehalten, auch die Probleme der Beherrschten zu lösen. Hier macht sich eine Wirkung bemerkbar, die von der Abstraktheit der Legalitätsprinzipien des demokratischen Staates ausgeht. Der Apparat-Charakter der Legalität läßt unterderhand die Frage nicht mehr zu, zumindest nicht ins Bewußtsein kommen, wem sie denn nun wirklich dient. Daher werden die Almosen des Staates, solange er vorwiegend in den Händen der herrschenden Klasse ist, von den Ausgebeuteten als ernsthafte Versuche gewertet, ihre Lage zu verbessern. Das kann eine geraume Zeit funktionieren und hat – im chilenischen Fall – wohl gewährleistet, daß das, was im September 1970 begann, nicht schon eher in den 18 Jahren seit 1952 Wirklichkeit wurde. Positiv war, daß das Bewußtsein der Lohnabhängigen und Marginalen sich nie von dem eigentlichen Ziel, der Eroberung des Staates und der Macht, abdrängen ließ. Das mag eine Binsenwahrheit scheinen, ist aber in diesem Falle eine Tatsache von entscheidender Bedeutung, die dadurch vertieft wurde, daß die beherrschte Klasse aktiv am Leben des Staates teilnahm und sich trotzdem nicht einschläfern ließ. Sie ließ sich nicht auf Dauer in einen unpolitischen Reformismus abdrängen.

Natürlich versuchte die herrschende Klasse immer alles, um ihr Bewußtsein als dominantes durchzusetzen und das sich artikulierende kritisch-radikale der Beherrschten zu domestizieren. Obwohl sie sich dabei der Mechanismen und Institutionen bediente, die sie in der Hand hatte oder ihr von ihren Verbündeten, den imperialistischen Gesellschaften, zur Verfügung gestellt wurden, hatte sie damit nicht durchgängig Erfolg. Das liegt zuerst daran, daß die Ausgebeuteten trotz aller Berieselung und trotz der Versuche, sie zu zähmen, d. h. sie vergessen zu machen, ihre eigene Stellung innerhalb der Produktionsverhältnisse und -beziehungen ständig lebten und damit die objektiven Unterschiede in der gesellschaftlichen Lage zwischen sich und den Herrschenden dauernd erfuhren, dann aber auch teilweise daran, daß die politische Teilhabe der Beherrschten und das aus ihr erwachsende Bewußtsein mit seinen politischen und organisatorischen Artikulierungen die totale Durchsetzung des falschen Bewußtseins der Herrschenden verhinderte. Teilweise spielt aber auch eine Rolle, daß viele der Werte, Bedürfnisse und Normen, welche von den Herrschenden gepredigt wurden, einfach materiell nicht zu realisieren waren. Daß dies so ist, spiegelt etwa die Tatsache wider, daß man eine Gesellschaft ideologisch nicht zu einer solchen des Konsums machen kann, in der ein beträchtlicher Teil ihrer Mitglieder nicht einmal immer das Lebensnotwendige konsumieren kann, weil es an Arbeit und Geld fehlt. Aus der strukturellen Mangelsituation der chilenischen Unterentwicklung wuchs also auch kritisches Bewußtsein, wenn auch im Embryonalzustand.

Hinzu kommt, daß die beherrschte Klasse durch Organisationen und Parteien repräsentiert wurde, die zwar vor dem Reformismus nicht gefeit waren, aber immer auch Stätten radikal-kritischen, oft sogar revolutionären Bewußtseins waren. Das zog sich hin bis in die »ideologischen Apparate des Staates« (Althusser), also das Erziehungswesen, die Massenkommunikationsmittel usw. In ihnen drückten sich die gleichen Konflikte aus, welche die chilenische Gesellschaft insgesamt kennzeichneten, obwohl gerade in den Jahren seit 1961/62 und dann verstärkt seit 1964/65 mit gewaltigem Aufwand die Massenmedien und das Erziehungswesen ins System zu zwingen versucht wurde. Das leistete teilweise die herrschende Klasse allein, teilweise ließ sie sich dabei von den

USA und den ›internationalen‹ Organisationen ›helfen‹. In jenen Jahren setzte verstärkt ein, was ›ideologischer Imperialismus‹ genannt worden ist und zum Ziel hatte, die Auf- und Ausbrüche lateinamerikanischer Völker nach dem Beispiel der cubanischen Revolution schon auf der Bewußtseinsebene zu verhindern. Daß innerhalb eines solchen Programms die chilenische Gesellschaft eine besondere Rolle spielte, erhellt schon daraus, daß in ihr auch der Versuch zu einem kühnen und umfassenden Reformismus unternommen wurde: sie wurde für besonders gefährdet gehalten. Trotz dieses Bemühens gelang eine totale Gleichschaltung der veröffentlichten und öffentlichen Meinung nicht. Abweichende Meinungen und radikalisiertes Bewußtsein konnten sich frei artikulieren und hatten nicht nur den Toleranzfreiraum anderer Gesellschaften, der etwa kleine Auflagen von Druckerzeugnissen oder eine geringe Verbreitung zuläßt, um die Gegenspieler des Systems um so sicherer mit ihm zerschlagen zu können. Es gab vielmehr eine ›linke‹ Massenpresse, fortschrittliche Rundfunksender, zumindest einen gemäßigt linken Fernsehsender, den der Katholischen Universität (neben zwei mehr oder weniger systembraven: dem des Staates und dem der – offiziell von der Rechten kontrollierten – Universität von Chile). Die Studenten und Professoren in den Hoch- und Oberschulen ließen sich nicht einfach importierte Reformen verordnen. Sie suchten eigene Antworten auf wichtige Fragen und beanspruchten z. B., ihre eigene Reform des Erziehungswesens frei durchführen zu können. (Daß sich gerade daran ein schwerer Konflikt entzündete, signalisiert die Bedeutung, welche die herrschende Klasse und die Christdemokraten solchen Problemen zuschrieben.)

Auch in anderen Bereichen des Überbaus trat die Ambivalenz zutage, welche die Struktur kennzeichnete. Die Herrschaftsinstrumente der herrschenden Klasse waren nicht mehr frei verfügbar und einzusetzen. Die katholische Kirche etwa fand sich selbst in die Widersprüche der Gesellschaft verwickelt und brachte neben den reaktionären Gruppen, die den Status quo beibehalten wollten und die Aufgabe der Kirche im Hinblick auf diese Funktion interpretierten, auch sehr progressive hervor, die das Scheitern der bisherigen Entwicklungsmodelle analysierten und die Alternativen aufzeigten. Darauf hatte sich schon die Christdemokratie mit ihrem Reformismus gestützt. Nach ihrem Sieg schwiegen die linken Gruppen gleichwohl nicht, sondern nahmen am Kampf der Gesellschaft aktiv Anteil. Damit trugen sie zuerst zur Polarisierung der Regierungspartei, dann aber auch zur Verschärfung des Klassenkampfes in Chile nicht wenig bei. Ein Teil der (katholischen und nicht kirchlich gebundenen) Intellektualität mischte sich direkt in das politische Leben ein, ohne die bevormundende Haltung gegenüber der beherrschten Klasse, welche in früheren Jahren vorgeherrscht hatte, beizubehalten.

Es muß festgehalten werden: obwohl der Unterbau der Struktur deformiert, abhängig und unterentwickelt war, zeigten sich im Überbau (ausgehend von der Klassenstruktur und dem durch sie erzeugten Bewußtsein) Kräfte und Tendenzen, das herrschende System zu überwinden und eine neue Gesellschaft zu errichten. Das zeigt, daß die Determinierung des Überbaus durch den Unterbau keineswegs direkt war, sondern in letzter Instanz bestand. Damit ist (hoffentlich) zur Genüge gezeigt, daß die Struktur Möglichkeiten eröffnete, die ihr Unterbau nicht einmal ahnen ließ. Darauf ist noch einmal systematisch einzugehen.

Innerhalb dieses Rahmens war das Scheitern des christdemokratischen Reformismus mit einiger Sicherheit vorauszusagen. Seine Wirtschaftspolitik konnte die Grundprobleme nicht lösen. Seine Reformen waren zu ängstlich und zu sehr gebremst, als daß die Deformierungen des Unterbaus (auf dem Agrarsektor, im Bergbau) hätten beseitigt werden können. Seine objektive Abhängigkeit von ausländischen Interessen war zu groß, als daß eine autonome Entwicklung möglich geworden wäre; im Gegenteil: die Durchdringung der Industrie und bestimmter Dienstleistungssektoren nahm, wie gesagt, zu und trug nicht eben dazu bei, die Probleme zu lösen. Angesichts dieser Hindernisse auf ökonomischem Gebiet (die auch dadurch nicht abgebaut werden konnten, daß eine beträchtliche Fraktion der Regierungspartei tiefergehende strukturelle Wandlungen forderte) konzentrierte sich die Regierung darauf, die gesellschaftlichen Konflikte und Klassenauseinandersetzungen zu harmonisieren, um ihre Sprengkraft zu vermindern. Mit großem propagandistischem und materiellem Aufwand wurde ein Programm namens ›Promoción Popular‹ begonnen. Es war auf die Marginalen abgestellt und sollte ihnen den Weg in die Struktur, zumindest in ihr politisches System ermöglichen. Das beruhte auf der (im Grunde richtigen) Erkenntnis, daß die Marginalen, denen Frei seinen Sieg zum nicht geringen Teil verdankte, am ehesten eine Massenbasis für die Christdemokraten darstellen konnten, da sowohl große Teile der intermediären Sektoren als auch fast die gesamte Arbeiterklasse innerhalb traditioneller Parteien und Gruppierungen politisch heimisch waren. Die ›Promoción Popular‹ (später in Venezuela unter Rafael Caldera nachgeahmt) entsprang dem christdemokratischen Slogan von der ›Revolution in Freiheit‹ und propagierte einen

»weder kapitalistischen noch sozialistischen Weg«, eine »genossenschaftliche Gesellschaft« (»sociedad comunitaria«). Angesichts der Unmöglichkeit, offen eine kapitalistische Konsumgesellschaft zu predigen, mußte eben eine andere Formel herhalten, die scheinbar auf Überwindung des Systems zielte, es in Wirklichkeit jedoch nur verfestigte.

Gerade solche und andere Programme und Slogans der Christdemokraten genossen die aktive, finanzielle und personelle Unterstützung des nordamerikanischen Imperialismus und anderer Verbündeter, weil sie auf ideologischem Gebiet dazu beitrugen, das bestehende internationale Herrschaftssystem zu verfestigen und den Ausbruch des chilenischen Volkes aus ihm zu verhindern. Es wurde schon gesagt, daß im Bereich des Erziehungswesens Infiltrationsversuche unternommen wurden. Das fand auch im Bereich der Gewerkschaften statt. Eine sogenannte ›Interamerikanische Regionalorganisation der Arbeiter‹ unternahm mit massiver Unterstützung der USA den Versuch, das chilenische Gewerkschaftswesen zu korrumpieren und in ein Instrument zur Aufrechterhaltung der Herrschaft zu verwandeln. Hinzu kam die Beeinflussung durch die Massenmedien, die nur zum Teil durch die bestehenden fortschrittlichen Meinungsmedien konterkariert werden konnte. Man wollte den ›american way of life‹ als verbindlich durchsetzen, die Normen der kapitalistischen Gesellschaft verewigen und die Massen deshalb permanent indoktrinieren. Natürlich begnügte man sich damit nicht. Mit dem Instrument der ›Militärhilfe‹ versuchte der Imperialismus, die Streitkräfte in die in anderen lateinamerikanischen Ländern übliche Rolle der Bewahrer des Status quo zu zwingen; diese Art der Hilfe machte zwischen 1946 und 1965 110 Millionen Dollar aus und war damit, pro Kopf der Bevölkerung gerechnet, höher als in jeder anderen Gesellschaft des Kontinents. Und schließlich fällt in den Zeitraum der christdemokratischen Administration die Erfindung und Anwendung eines neuen wichtigen Instruments, der ›counter insurgency‹, also der Technik der präventiven Konterrevolution, die einer möglichen Revolution das Wasser abzugraben hat. Dabei ist die wissenschaftliche Forschung besonders wichtig. In Chile versuchte das Pentagon im Jahre 1965, ein erstes Großprojekt dieser Art in die Wirklichkeit umzusetzen. Es ist unter dem Namen ›Plan Camelot‹ bekannt geworden und hatte zum Ziel, »erstens, Verfahren zu entwickeln, um das Potential für einen Bürgerkrieg im Rahmen der gesamten Gesellschaft auszuloten; zweitens, mit zunehmender Sicherheit die Maßnahmen zu bestimmen, die eine Regierung ergreifen könnte, um Umstände und Bedingungen für einen Bürgerkrieg zu beseitigen; und schließlich drittens, die Möglichkeit und Anwendbarkeit eines Informationssystems zu erforschen, das die für die Bewertung der vorstehenden Ziele wichtigen Daten zu bekommen erlaubt.« Daß das Projekt dann nicht durchgeführt werden konnte, lag einmal an der Wachsamkeit einiger chilenischer und ausländischer Wissenschaftler, zum andern aber auch daran, daß der chilenische Staat nicht völlig und ausschließlich in den Händen der Herrschenden sich befand: der Kongreß erforschte durch einen Untersuchungsausschuß das Projekt und untersagte es schließlich. Frei, der versprochen hatte, Chile vom Imperialismus zu befreien, vertiefte also in Wirklichkeit noch die Bande, welche die chilenische Gesellschaft an ihn fesselten; dabei ist es relativ gleichgültig, ob das seine subjektive Absicht war.

Das Scheitern der Christdemokraten schlug sich in wachsender sozialer Unruhe und im Niedergang ihres Ansehens bei den Wählern nieder. Hatten sie noch 1964 bei den Präsidentschaftswahlen über 50 Prozent und bei den Parlamentswahlen 1965 42,3 Prozent der Stimmen bekommen, waren es bei den Gemeindewahlen von 1967 nur noch 35,6 und bei den Parlamentswahlen 1969 nur noch 31,1 Prozent. Zugleich nahmen die Stimmenthaltungen rapide zu: von 19,4 im Jahre 1965 über 25,1 Prozent 1967 auf 29,5 Prozent bei den Parlamentswahlen 1969. Die Parteien der beherrschten Klasse nahmen langsam, aber ständig zu (von 22,7 Prozent 1965 auf 31,7 Prozent 1969). Die extreme Rechte schloß sich 1966 aus der Konservativen und der Liberalen Partei zur Nationalen Partei zusammen und erhielt 1969 20,9 Prozent der abgegebenen Stimmen. Außer den Verlusten bei den Christdemokraten ist an diesen Zahlen eines besonders wichtig: die hohen Stimmenthaltungen. Auch sie weisen darauf hin, daß immer weitere Teile der Bevölkerung, vor allem auch der Marginalen, nicht nur von den Christdemokraten, sondern ebenso vom System enttäuscht waren. Und sie zeigen, daß es den linken Parteien nur partiell gelang, diese Enttäuschung politisch aufzufangen, so daß sie gleichsam im luftleeren Raum verblieb, aus dem sie die paternalistische und autoritäre Figur Alessandris bei den Präsidentschaftswahlen von 1970 partiell wieder abziehen und für sich, gegen die tatsächlichen Interessen der sie Empfindenden, mobilisieren konnte.

Die Klassenkämpfe nahmen ab 1965 sprunghaft zu. Wurden damals noch 723 Streiks in Privatbetrieben registriert, waren es 1966 schon 1073. Auch die (für illegal deklarierten) Landbesetzungen durch Kleinbauern und Landarbeiter wurden wesentlich häufiger. Hier erfährt das Wort von der ›Revolution der steigenden Erwartungen‹ eine (wenngleich im Begriff nicht vorgesehene) Bestätigung: an die ›Revolution in Freiheit‹ hatten sich die Erwartungen großer Teile der beherrschten Klasse, besonders auch auf dem Land, stärker geknüpft als an jedes Experiment vorher. Diesen Erwartungen konnte die Christdemokratie nicht nachkommen. Daraus resultieren die Polarisierung der Klassengegensätze und die Radikalisierung der politischen Positionen sowohl der beherrschten Klasse (wenn sie sich auch in der Stimmenthaltung ausdrückte) als auch ihrer Parteien. Es ist kein Zufall, daß die Sozialistische Partei auf ihrem Kongreß 1967 in Chillán den bewaffneten Weg als einzigen gangbaren für die chilenische Revolution deklarierte und daß der MIR von da an und dann zunehmend in einigen Sektoren der beherrschten Klasse Fuß faßte. Die repressiven Maßnahmen der Regierung, ein Ausdruck ihrer Unfähigkeit, die Erwartungen der Beherrschten zu befriedigen, stellte den für die ›Revolution in Freiheit‹ so notwendigen sozialen Frieden auch nicht gerade wieder her. Die gewaltsamen Auseinandersetzungen zwischen Bauern, Arbeitern und Studenten auf der einen und der Polizei auf der anderen Seite kostete der beherrschten Klasse viel Blut und der den Christdemokraten verbündeten Fraktion der herrschenden Klasse viel Prestige.

Es ist müßig, darüber zu spekulieren, ob Frei, wenn er den Mut gehabt hätte, sein Programm in einem bestimmten Augenblick zu radikalisieren, die ›Revolution in Freiheit‹ hätte weiterführen können. Die Klassenzusammensetzung seiner Regierung und ihre intensive Bindung an das internationale Herrschaftssystem erlaubten das nicht, obwohl Fraktionen der Partei immer wieder auf jene Radikalisierung drängten. In dem Dilemma, das aus den Erwartungen der Massen, der Unfähigkeit, sie zu befriedigen, der Bindung an die Metropolen und den besonderen Merkmalen des Überbaus der chilenischen Struktur zusammengesetzt war, war wohl eine reformistische Lösung im Ansatz zum Scheitern verurteilt. Damit ist natürlich nicht gesagt, daß die herrschende Klasse alle ihre Karten ausgespielt hatte. Es gab immer noch die theoretische Möglichkeit, auf ein regressives Militärregime nach brasilianischem Muster zurückzugreifen (zumal sich die US-Außenpolitik nach 1965 auf solche Lösungen gern verstand). In der Praxis war es fast ausgeschlossen, daß diese Möglichkeit verwirklicht wurde, weil die Besonderheit der strukturellen Entwicklung Chiles dies nicht zuließ oder nur unter enormen Opfern und der Gefahr eines Bürgerkrieges zugelassen hätte; der hätte aber gerade Wirkungen haben können, die den Wünschen der Herrschenden und des Imperialismus entgegengesetzt gewesen wären. Das soll nicht heißen, daß einige Fraktionen der Herrschenden nicht mit dieser Idee gespielt hätten: der nur vordergründig auf die soziale Verbesserung der Militärs ausgerichtete Aufstand einiger Regimenter unter Führung des Generals Roberto Viaux im Herbst 1969 beweist das Gegenteil.

Es ist auch darüber diskutiert worden, was passiert wäre, wenn 1964 Salvador Allende Präsident geworden wäre und die FRAP gewonnen hätte. Einige Autoren sind der Meinung, daß dies ebenso zur Frustration der Massen geführt hätte, wie es das reformistische Experiment Freis tat. Nach dieser Argumentation war das Programm der FRAP auch nur ein reformistisches und deshalb nicht geeignet, eine strukturelle Veränderung durchzuführen, war Allende viel zu sehr auf die bürgerlich-demokratische Legalität festgelegt und waren die Sektoren der beherrschten Klasse noch nicht reif genug. Es soll hier nicht in die Spekulation über etwas eingetreten werden, was sich dann viel besser an der Wirklichkeit analysieren läßt. Man sollte jedoch bedenken, daß ein Sieg der FRAP 1964 andere Klassen an die Regierung gebracht, damit die Klassenbasis des Staates verändert und die ›Revolution der steigenden Erwartungen‹ vielleicht im Hinblick auf eine Radikalisierung des (zugegebenermaßen reformistischen) Programms der Koalition umfunktioniert hätte. Sicher ist, daß die Möglichkeit der Regierungsübernahme durch die beherrschte Klasse im Jahre 1964 ebenso bestanden hat wie 1958 und nach 1952. Selbstverständlich ist, daß jeder dieser möglichen Siege andere Konsequenzen gehabt und zur Realisierung anderer Möglichkeiten geführt hätte als was heute geschieht.

Im Jahre 1969 begann der politische Kampf um die Präsidentschaft mit den Diskussionen über die möglichen Kandidaten. Dabei sind zwei Ereignisse von besonderer Bedeutung, nämlich einmal die Unfähigkeit der herrschenden Klasse, zu einem einzigen Kandidaten zu kommen, zum andern die Bildung der Volkseinheit.

Schon während der Frühzeit der Regierung Frei hatte, wie gesagt, die extreme Rechte den Christdemokraten ihre Unterstützung entzogen. In der Folge igelte sie sich ein und wartete auf ihr großes Comeback. Es war einigermaßen klar, daß sie es noch einmal mir Jorge Alessandri versuchen würde. Klar war auch, daß sie nicht wieder ›in die Falle des Reformismus‹ gehen, daß sie einen Kandidaten der Christdemokraten nicht unterstützen würde. Diese waren ihrerseits an einem Wahlbündnis nicht interessiert, zumal die Partei in der Hitze der Auseinandersetzungen vor den Präsidentschaftswahlen der Kontrolle ihrer großen Vaterfigur Eduardo Frei partiell entglitten war. Die Progressiven setzten sich durch und machten ihren Mann, den Botschafter Chiles in Washington Radomiro Tomic, zum Kandidaten. Dieser ging noch weiter: er wollte, wie berichtet, anfangs nichts von einer Alleinkandidatur nur für die Christdemokraten, alles von einem Wahlbündnis mit der Linken wissen. Erst auf heftiges Drängen ließ er sich bewegen, von dieser Forderung abzugehen. Das Programm, das er und die ihn tragenden Gruppen formulierten, war wesentlich radikaler als das von Frei im Jahre 1964. Manche behaupten, es sei dem der Volkseinheit sehr ähnlich. Das ist gleichwohl nicht der Fall, wie eine genauere Analyse zeigt. Vor allem im Hinblick auf den Klassenkampf, die Bedeutung und Reichweite der Reformen und die Rolle des Staates gibt es ganz entscheidende Unterschiede zwischen beiden Programmen.

Die in der FRAP zusammengeschlossenen Parteien der beherrschten Klasse, also die Kommunistische und die Sozialistische, waren unter sich nicht einig über den Weg und die Taktik. Die Sozialisten hatten, wie erinnerlich, noch 1967 den bewaffneten Kampf proklamiert, während die Kommunisten einem weiteren Versuch der Machteroberung auf institutionellem Weg zuneigten. Die Kommunisten wollten die demokratisch-bürgerliche Revolution und die Befreiung vom Imperialismus, während die Sozialisten eine sozialistische Gesellschaft *sofort* errichten wollten. Entsprechend bestanden die Kommunisten auf der Ausweitung des Parteien- und Klassenbündnisses, d. h. auf der Eingliederung von politischen Organisationen der intermediären Sektoren. Zwischen solch unterschiedlichen strategischen und taktischen Konzeptionen schien es auf den ersten Blick keine Gemeinsamkeiten zu geben. Andrerseits sprach die lange Erfahrung des gemeinsamen Kampfes dafür, einen weiteren Versuch zu machen, durch Wahlen an die Regierung zu gelangen. Daß die Übernahme der Regierung durch die Parteien der beherrschten Klasse nicht die Machtübernahme bedeutete und daß die Herrschenden nicht gerade freiwillig auf ihr System verzichten würden, war allerdings sowohl den Kommunisten als auch den Sozialisten klar. In langwierigen geheimen Verhandlungen wurde zuerst ein Konsens zwischen den beiden Parteien ausgehandelt, demzufolge man noch einmal gemeinsam zu den Wahlurnen rufen würde. Die Radikale Partei hatte sich endgültig von der Rechten gelöst, deren Präsidenten Jorge Alessandri sie vorher gestützt hatte (wie andere reaktionäre Präsidenten vor ihm), und betonte die Notwendigkeit struktureller Veränderungen. Der von der Christdemokratie abgespaltene MAPU bewegte sich links von der erstarrenden Regierungspartei und suchte nach Möglichkeiten, einerseits weitgehende sozioökonomische Veränderungen in einer Koalition zu verwirklichen und andererseits sich fester in den Massen zu verankern. Zwei kleinere Gruppen, die Sozialdemokratische Partei und die API, suchten ebenfalls nach neuen Wegen. Es herrschte also unter den linken und radikaldemokratischen politischen Organisationen weitgehende programmatische Übereinstimmung. Sie mußte aber so lange wirkungslos bleiben, als es zu keiner festen Absprache über ein gemeinsames Programm und über die Person des Präsidentschaftskandidaten gekommen war, zumal die paternalistisch-autoritäre Ausstrahlung von Jorge Alessandri auf die Massen nicht unterschätzt wurde. Einstweilen hatten noch alle Parteien einen eigenen Kandidaten in petto oder bereits proklamiert. Auf Insistenz der Kommunisten, Allendes und einiger Gruppen und Personen der Radikalen Partei diskutierten die Organisationen Strategie und Taktik eines gemeinsamen Vorgehens im Wahlkampf und für den Fall des Sieges ein Regierungsprogramm. Im Dezember 1969 wurden die Verhandlungen abgeschlossen und das Programm der Volkseinheit sowie die 40 Grundpunkte der Regierung verkündet. Gleichzeitig bildete sich das politische Kommando der Koalition. Erst danach, nämlich im Januar 1970, wurde Allende zum gemeinsamen Präsidentschaftskandidaten gewählt.

Diesen (nur angedeuteten) Auseinandersetzungen in den politischen Organisationen der beherrschten und der herrschenden Klasse entsprachen Konflikte und Auseinandersetzungen sehr realen Inhalts. Jene sind nur vordergründig zu verstehen, wenn diese nicht kurz analysiert werden. Die gescheiterten Versuche der Herrschenden, die Übel der Struktur zu heilen und ihre sozialen Konsequenzen zu lindern, hatten zu einer Radikalisierung der Beherrschten geführt. Ihre wirtschaftliche Lage verschlechterte sich zusehends (die jährlichen Zuwachsraten betrugen 1965 fünf, 1966 gar sieben, 1967 aber nur noch 2,3, 1968 2,9 und 1969 3,1 Prozent – die Inflation galoppierte, und die Lebenshaltungskosten stiegen zwischen 1965 und 1969 um 122 Prozent, um 29,3 Prozent allein im Jahre 1969). Die sozialen Probleme waren nicht gelöst worden. Die Einkommen konnten nicht gerechter verteilt werden, weil das innerhalb des vom System gesetzten Rahmens ausgeschlossen war, vielmehr seine völlige Umgestaltung zur Voraussetzung hatte. Die verschiedenen Fraktionen der beherrschten Klasse waren von dieser Lage verschieden betroffen: am wenigsten die Bergarbeiter (seit jeher in einer relativ privilegierten Situation, sofern sie in den Minen mit ausländischer Beteiligung arbeiteten), die Industriearbeiter schon mehr (da die Inflation und die geringe Zunahme der Industrieproduktion ihre Arbeitsplätze gefährdete), die Kleinbauern und Landarbeiter entschieden (ihre Hoffnungen waren geweckt, aber nicht befriedigt worden) und die Marginalen am meisten (zumal sich ihre Zahl vergrößerte und der Urbanisierungsprozeß weiterging). Ähnlich war gleichwohl die Reaktion der verschiedenen Fraktionen. Streiks, Landbesetzungen, Landnahmen und Grundstücksbesetzungen durch die Bewohner der Elendsviertel deuteten auf eine soziale Unruhe, die die Stabilität des politischen Systems gefährdete. Allerdings tendierte sie noch dazu, sich innerhalb seiner Regeln zu artikulieren.

Die intermediären Sektoren waren neben der beherrschten Klasse von der Verschlechterung der wirtschaftlichen Situation am meisten betroffen. Ihre Gehälter paßten sich dem raschen Inflationsrhythmus nicht an. Eine objektive Verarmung war die Folge. Dadurch wurde der Herrschenden Bemühen, sie in den Konsummustern sich anzugleichen (ein andernorts beliebtes Rezept zur Unterbindung der politischen Radikalisierung der intermediären Sektoren), zum Fehlschlag verurteilt. Überdies gliederten sich immer mehr Intellektuelle und Studenten der Massenbewegung ein – die Bildung des MIR und ihr Erfolg an den Universitäten zeigte deren zunehmende Bewußtwerdung, die in der politischen Taktik oft weiterging als die der beherrschten Klasse. Die Zuwendung der politischen Organisationen der intermediären Sektoren, also etwa der Radikalen Partei und des MAPU, zu den traditionellen linken Parteien entsprach also einer Bewegung an der Basis, die nur um den Preis ihres Untergangs als selbständiger politischer Einheiten hätte übersehen werden können. Es ist nicht zufällig, daß das größere politische Bewußtsein dieser Gruppen sich zuerst antiimperialistisch artikulierte und die eigene soziokulturelle Identität der Chilenen betonte.

Bei der herrschenden Klasse sahen die Dinge anders aus. Es wurde schon gesagt, daß das latifundistische Patronat, Teile des Handels- und des Industriepatronats mit der Reformpolitik der Christdemokraten nicht übereinstimmten. Sie sahen deren Folgen auf gesellschaftlich-politischem Gebiet, machten also – im Grunde nicht einmal zu Unrecht – die vom Reformismus in den Massen geweckten Erwartungen für die Radikalisierung der chilenischen Gesellschaft verantwortlich. Ihre Hoffnung setzten sie auf einen Traditionalismus besonderer Art: eine orthodoxe Wirtschaftspolitik, der sich die Wiederherstellung von ›Recht und Ordnung‹ zuzugesellen hatte. Ihnen wurde zudem klar, daß ihr Heil und damit das Überleben des kapitalistischen Systems nur von einem noch engeren Bündnis mit dem Imperialismus gewährleistet werden könnten. Diese Allianz suchten sie. Es wird berichtet, daß ein Teil der Wahlkampagne Alessandris mit Unterstützung der US-Botschaft programmiert wurde; einige Tage vor den Präsidentschaftswahlen prognostizierte der Botschafter vor einer Gruppe nordamerikanischer Politikwissenschaftler, Alessandri werde mindestens 40 Prozent der Stimmen bekommen, das habe sein Nachrichtendienst herausgefunden. Hinter solch kategorischer Behauptung steckte kein bloßer Zweckoptimismus, sondern das Wissen um die eigene Leistung innerhalb der Wahlkampagne. Es ist ohnedies logisch anzunehmen, daß die Fraktion des ausländischen Managements in der herrschenden Klasse mit den übrigen konservativen Gruppen gemeinsame Sache machte und – nach den gefährlichen Erfahrungen mit dem Reformismus – eine Allianz mit den ihn repräsentierenden Fraktionen der herrschenden Klasse ausschlagen mußte.

Eine andere Fraktion der herrschenden Klasse, nämlich Teile des Industriepatronats und große Gruppen des politisch-administrativen und des kirchlichen Patriziats, vertrat die Meinung, der Reformismus der Christdemokraten sei zu kurzatmig gewesen und müsse vertieft werden. Hier gab es ein offen antiimperialistisches Bewußtsein und den Wunsch nach einer autonomen Entwicklung, welche die Struktur langsam modifizieren, nicht aber von Grund auf und bloß nicht radikal schnell transformieren sollte. Diese Fraktion konnte sich auf eine Kandidatur Alessandris nicht einlassen, ebensowenig wie die anderen Teile der herrschenden Klasse solchen Argumenten zustimmen konnten. Sie mußte vielmehr entweder ein Bündnis mit den linken und radikaldemokratischen Parteien suchen und dann die Reformen als solche zu erhalten versuchen, d. h. innerhalb des Systems und außerhalb der gefährlichen Grenzschwelle, jenseits derer – bei der Besonderheit der chilenischen Struktur – jede Reform revolutionären Charakter tragen muß. Oder sie mußte einen eigenen Kandidaten präsentieren.

Die Widersprüche innerhalb der herrschenden Klasse zwangen ihr zwei Kandidaten auf. Es handelte sich also nicht um einen Trick mit dem Zweck, auf jeden Fall an der Macht zu bleiben. Alessandri und Tomic vertraten grundverschiedene Interessen und Standpunkte, die aus der Entwicklung der herrschenden Klasse Chiles hervorgegangen waren. Insofern waren sie unversöhnlich, war der Sieg Allendes auch in der Uneinigkeit der Herrschenden angelegt. Daß trotz der beschriebenen Klassenverhältnisse, Radikalisierungen und Auseinandersetzungen Alessandri am Ende so viele Stimmen auf sich vereinigen konnte, lag einmal daran, daß Teile der intermediären Sektoren jetzt, wo es hart auf hart ging, unter dem Einfluß des Wahlkampfes Angst vor dem ›Kommunismus‹ bekamen und Sehnsucht nach ›Law and Order‹ verspürten, zum andern daran, daß er in seiner Person bestimmte (autoritäre und paternalistische) Werte verkörperte, die in

Chile seit der Erringung der politischen Unabhängigkeit groß geworden waren, und daß ihm deshalb viele Marginale, innerhalb dieses Wertsystems politisch sozialisiert, von ihm auf niedrigem Bewußtseinsstand gehalten und von den traditionellen Parteien der politischen Linken sowie den (z. B. gewerkschaftlichen) Organisationen der beherrschten Klasse noch wenig erfaßt, ihre Stimmen gaben. Es liegen hier wohl auch zum Teil die Gründe dafür, daß die Volkseinheit prozentual weniger Stimmen bekam als 1964 die FRAP, obwohl ihre Basis breiter war; andererseits spielte gewiß die Tatsache eine Rolle, daß der christdemokratische Kandidat ein *äußerlich* ähnlich radikales Programm vorlegte wie die Volkseinheit und sich einer pseudo-revolutionären Rhetorik befleißigte, mit der verglichen die des Wahlkampfes von Allende mit ihrem Akzent auf den Schwierigkeiten und Problemen der Chilenen geradezu hausbacken wirkte. So hätte sich beinahe ein Nebeneffekt der Unfähigkeit der herrschenden Klasse sich zu einigen, eingestellt und dem reaktionären Kandidaten die Mehrheit gegeben. Andersherum ist die Argumentation nicht falsch, derzufolge viel mehr Chilenen hinter der Volksregierung stehen als die, welche sie gewählt haben.

Die Struktur einer Gesellschaft bestimmt alles, was in ihr geschieht. Die verschiedenen Elemente sind unterschiedlich vermittelt, die Determinations- und Konditionierungsbeziehungen unterschiedlich stark. Die Struktur kann nur aus sich hervorbringen, was in ihr angelegt ist. Ihre Transformation hat dem Rechnung zu tragen. Dazu gehört die Verfaßtheit des ökonomischen Unterbaus ebenso wie das Aussehen des Überbaus in all seinen Verästelungen. Nur wenn alle Elemente auf ein Ziel weisen, hat dieses eine reale Chance, sich zu verwirklichen. Dazu bedarf es des Handelns von Menschen und Klassen, deren Bewußtsein, Motive und handlungstragende Ideologien jeweils konkret in der Struktur festgemacht sind. Revolutionen sind keine Naturereignisse und treten nicht überraschend auf. Sie entstehen aus Strukturen, die für sie »überdeterminiert« (Althusser) sind, also so verfaßt (und zwar in all ihren Elementen), daß die Revolution zum Ziel der Struktur, d. h. zum Ziel der Klassen in ihr wird, wenn auch die Klassen sie vielleicht gar nicht wollen. Die chilenische Gesellschaft ist auf etwas zugesteuert, das ihre historische Entwicklung – damit auch ihre Struktur – auf einen Begriff bringt. Ob dieser am Ende historisch trägt, ist eine Frage, welche der Spekulation überlassen bleiben muß; auf sie wird zurückzukommen sein.

Klassenkämpfe

Es ist eine allgemeine Regel, daß sich die Klassenkämpfe, so intensiv sie vorher auch schon waren, dann noch erheblich verschärfen, wenn in einer Gesellschaft die Revolutionäre die Macht oder die Regierung übernommen haben. Sie trifft für fast alle bekannten Revolutionen zu, selbst wenn der erste Augenschein ein anderer ist. Häufig führt die Verschärfung der Auseinandersetzungen zwischen den Klassen zu neuen Konstellationen und Entwicklungen innerhalb des revolutionären Prozesses. Fast immer verschieben sich seine Grenzen. Die – um es so zu sagen – innere Klassenbewegung und die weltweite einer revolutionären Gesellschaft sind bisher selten untersucht worden. Sie zu analysieren ist gleichwohl wichtig, weil dadurch der revolutionäre Prozeß in seiner ganzen Komplexität erst erfaßt werden kann.

Daß die Volkseinheit durch Wahlen an die Regierung gekommen ist, daß sich (bis jetzt) die institutionelle Stabilität des Systems und seine Regeln erhalten haben, daß der ›chilenische Weg zum Sozialismus‹ aus der Besonderheit der Struktur resultiert, macht die Analyse der Klassenkämpfe in der Zeit, die die Volksregierung jetzt amtiert, noch wichtiger. Einiges ist dazu bereits gesagt worden, vor allem für die Zeit zwischen dem 4. September 1970 und dem 4. April 1971. Manches muß nachgetragen werden.

An zwei Dinge ist zu erinnern. Die Volkseinheit ist von Anfang an nicht nur eine Parteien-, sondern auch eine Klassenkoalition. Verschiedene Klassen und Klassensektoren haben sich zu einer politischen Kampffront zusammengefunden, weil das sowohl der objektiven strukturellen Entwicklung als auch den Interessen der einzelnen Gruppierungen entsprach. Zum andern will das Programm der Volkseinheit ja nicht die sozialistische Gesellschaft auf einen Schlag errichten, sondern die Grundlagen für sie legen. Es wird also mit der Möglichkeit gerechnet, daß die Reformen in weiten Bereichen der Struktur Transformationen hervorrufen, welche später die sozialistische Gesellschaft zu errichten erlauben. Damit ist implizit auf das komplexe Wechselspiel zwischen Reform und Revolution verwiesen, das sozialistische Theoretiker immer wieder beschäftigt hat. In einer interpretativen Analyse des chilenischen Prozesses ist es von besonderer Bedeutung und muß berücksichtigt werden.

Endlich ist noch ein anderer Sachverhalt wichtig. In der politischen, d. h. Parteienkoalition der Volkseinheit sind nicht alle Kräfte der Linken vertreten. Der MIR gehört ihr nicht an. Er hat zwar den Wahlsieg Allendes begrüßt, sich aber zugleich für eine Position der »revolutionären Wachsamkeit« ausgesprochen, damit der Prozeß nicht abgetrieben und in einen bloßen systemkonformen Reformismus verkehrt werde. Folgerichtig ist der MIR der Regierung nicht beigetreten, wenn er sie auch in wichtigen Einzelfragen unterstützt. Das wäre alles der Rede nicht wert, wäre der MIR tatsächlich, was einige von ihm behaupten, eine kleine Studentenorganisation ohne Rückhalt in den Massen. In Wirklichkeit ist diese Organisation intern bestens verfaßt, verfügt über eine intelligente Führung und hat zunehmenden Anklang bei den Massen gefunden, anfangs hauptsächlich im Süden Chiles, wo es zeitweise zu einem Aktionsbündnis zwischen Land- und Industriearbeitern und Studenten gekommen ist, neuerdings – vor allem seit Beginn der Volksregierung – aber auch in anderen Landesteilen. Der MIR ist eine ernsthafte sozialistisch-revolutionäre Partei, deren Abweichung von der taktischen Grundeinstellung der Volkseinheit ein wesentliches Element im chilenischen Prozeß sein kann. Ihm gesellen sich noch zwei andere, aber entschieden kleinere linksrevolutionäre Gruppen zu, die vornehmlich auf dem Lande und unter den Marginalen in den Städten um Unterstützung werben. Trotz gewisser Unterschiede zum MIR darf dieser als der Wortführer der links von der Volkseinheit stehenden politischen Gruppierungen verstanden werden.

Der Klassenkampf ist heute international. Das will keiner ›Dritte-Welt-Romantik‹ das Wort reden, sondern nur darauf verweisen, daß für die Revolution in Chile die Beziehungen mit den USA, mit anderen Gesellschaften Lateinamerikas und mit den übrigen Ländern von einiger Bedeutung sind. Die Haltung der Volkseinheit gegenüber dem Imperialismus war von vornherein klar. Sie wollte die Bande der Abhängigkeit zerstören und dafür sorgen, daß die chilenische Gesellschaft sich autonom entwickeln würde. Die Reaktion auf den Sieg der Linken in den USA reichte von scheinbarer Gelassenheit bis zum Vorschlag einiger Massenmedien, dem Ganzen gleich zu Anfang den Garaus zu machen, indem man entweder die Streitkräfte in Chile zum Putsch verleitete oder selbst eingriff. Nichts von beidem geschah. Natürlich gab es ausländische Beteiligung an den Komplotten und Verschwörungen der Rechten, aber sie blieb im Rahmen dessen, was als ›CIA-Politik‹ oder ›Pentagonismus‹ (Juan Bosch) gekennzeichnet werden mag. Das hat seinen Grund nicht etwa im übergroßen Entzücken der Regierung der USA über die Geschehnisse in ihrem ›Hinterland‹, sondern darin, daß die nordamerikanische Gesellschaft unter dem Druck sich verschärfender Widersprüche zu neuen kriegerischen ›Großtaten‹ à la Vietnam oder Guatemala (1954) oder Santo Domingo (1965) nicht in der Lage war. Mit anderen Worten: der Imperialismus war nicht nur intern geschwächt, sondern sogar nicht einmal in der Lage, aus einem sich intensivierenden Isolationismus im Innern heraus seine Polizistenrolle für Lateinamerika zu retten. So mußten denn vorsichtige Warnungen und Andeutungen, Drohungen und ›Ratschläge‹ ersetzen, was an Kraft nicht eingesetzt werden konnte. Die Administration Nixons äußerte sich immer wieder zu Chile, verurteilte die Enteignungen nordamerikanischer Unternehmen oder die Anerkennung Cubas sowie anderer sozialistischer Staaten, sorgte sich um die Entscheidung des Rechnungshofes der Republik, den Kupfergesellschaften keine Entschädigungen zu zahlen, warnte vor Übergriffen und versuchte, verbal einzugreifen, wann immer es möglich war. An die Stelle direkter Intervention trat eine interventionistische Rhetorik, welche die Volksregierung souverän überging, indem sie immer wieder betonte, ihr sei an guten Beziehungen mit den USA gelegen. Zwar stellten diese bestimmte Entwicklungs›hilfe‹-Programme ein und übten auch Druck dadurch aus, daß sie die Rückzahlung von Krediten an frühere Regierungen in vollem Umfang und ohne Verhandlungen über ein Moratorium verlangten (was die chilenische Zahlungsbilanz außerordentlich belastet und insofern zu noch größeren wirtschaftlichen Schwierigkeiten führen kann). Über solche indirekten Maßnahmen ging man jedoch (bisher) nicht hinaus, behielt sogar einige Militär›hilfe‹-Programme bei. Diese vorsichtige Strategie hängt offensichtlich damit zusammen, daß die derzeitige Regierung der USA deren Rolle neu bestimmen will und auf der Suche nach einer Politik ist, welche den veränderten Weltverhältnissen sich anpaßt. Sie hat ihre Ursache, wie gesagt, in den internen Problemen der nordamerikanischen Gesellschaft, die einen aggressiven Expansionismus unmöglich machen.

Hielt sich der offizielle Imperialismus zurück, war der offiziöse um so tatkräftiger. Das spiegelt sich auf drei Ebenen. Die nordamerikanischen Nachrichtenagenturen verbreiten über die ganze kapitalistische Welt teils falsche, teils halbwahre, teils verdrehte Nachrichten über den chilenischen Prozeß, die darauf abgestellt sind, ihm zu schaden und seine Attraktivität zu mindern. Das gilt auch für die anderen Massenmedien. Zweitens verbreiten sogenannte internationale Organisationen unter dem Protektorat der USA Schreckensnachrichten über den ›Kommunismus‹ in Chile. Ein Musterbeispiel ist der interamerikanische Presserat, der ständig die »Gefährdung der Presse- und Meinungsfreiheit«, den »Dirigismus der Informationspolitik«, die »Behinderung freier Berufsausübung für oppositionelle Journalisten« usw. anprangert. Daß solche Behauptungen aus der Luft gegriffen sind, braucht kaum nachgewiesen zu werden: Zeitungen aus kapitalistischen Ländern wiederholen geradezu infame Behauptungen und Beleidigungen aus der Presse der chilenischen Rechten; damit erkennen sie die Informationsfreiheit in Chile zumindest implizit an. Überdies ist der Zynismus des Presserats kaum zu überbieten: die brasilianischen Zustände waren ihm in den fast acht Jahren, die sie jetzt dauern, nicht halb so viele Kommentare und ›Warnungen‹ wert wie die Revolution in Chile. Drittens versucht der brasilianische Sub-Imperialismus, auch in Chile sein Wörtchen mitzureden. Er hat zwar keine gemeinsamen Grenzen mit dem Land, bemüht sich aber dennoch darum, die Volksregierung zu diskreditieren: es wird glaubhaft berichtet, daß brasilianische Agenten nach Chile eingeschleust wurden, um als Agents provocateurs zu wirken.

Die Konfrontation mit dem US-Imperialismus ist bisher unterschwellig geblieben und war sozusagen indirekt vermittelt. Daß sie auf die Dauer unvermeidlich ist, bezweifelt kaum jemand. Dazu ist die Haltung der Bourgeoisie in den USA gegenüber ihrer ›Hemisphäre‹ zu sehr verfestigt, sind die ökonomischen und Sicherheitsinteressen des ›großen Bruders‹ zu groß. Das gilt nicht nur für Chile allein, sondern besonders auch für die Wirkungen, die von seiner Revolution auf andere lateinamerikanische Satelliten der USA ausgehen. Wie die Konfrontation jedoch aussehen wird, hängt zu sehr von den zukünftigen Entwicklungen ab, als daß man eine Prognose darüber wagen könnte.

Die besonnene und nüchterne Außenpolitik Chiles gegenüber anderen lateinamerikanischen Ländern, ein Produkt des Bewußtseins von der Einmaligkeit der Strategie und von der Notwendigkeit zur Sicherung der Revolution gegenüber den Nachbarn, hat nicht wenig dazu beigetragen, daß der Klassenkampf sich bisher mehr im Inneren als auf internationaler Ebene entwickelt hat. Allende hat latente Konflikte mit Argentinien beigelegt, Perú, Ekuador und Columbien besucht und wirbt für eine gemeinsame Linie der lateinamerikanischen Staaten gegenüber der ΘAS, dem ›Kolonialministerium‹ der USA für Lateinamerika. Das geht manchmal auf Kosten der Solidarität mit Befreiungsbewegungen in anderen Ländern. Im Zwiespalt zwischen der Notwendigkeit, die chilenische Revolution nach außen abzusichern, und der Solidarität der Klassen, welche jene tragen, mit anderen Befreiungs- und Arbeiterbewegungen des Kontinents, hat sich die Volkseinheit einstweilen dafür entschieden, eine gemeinsame lateinamerikanische Front gegen den US-Imperialismus über alle Unterschiede in Gesellschaftsordnungen und Regierungsformen hinweg zustandezubringen. Das hat auch andere, wirtschaftliche Gründe. Es scheint, daß die Volksregierung sich darüber klar ist, daß die Unterentwicklung ein weltweites Phänomen ist, das ohne eine grundlegende Veränderung der ›terms of trade‹ auf dem Weltmarkt nicht endgültig beseitigt werden kann. Dazu aber bedarf es eines Blocks der unterentwickelten Länder, der den industriell entwickelten Staaten geschlossen gegenübersteht. Ein Anfang dessen könnte die lateinamerikanische Einigung sein. Man mag bedauern, daß die Solidarität der Unterentwicklung der Volksregierung über die revolutionäre Solidarität geht (wenn sie's denn tatsächlich tut: eine umgekehrte Argumentation ist auch nicht ausgeschlossen, derzufolge der Weg eines Landes zum Sozialismus zu sehr von seinen Verknüpfungen mit mächtigen Solidaritätsbewegungen in anderen Ländern – auch anderer Gesellschaftsordnung – abhängt). Es ist aber offensichtlich, daß die Volkseinheit durch eine solche Politik sich den Rükken bisher freihalten konnte, um die Revolution im Innern abzusichern. Und *insofern* ist sie realistisch: wenn man die Formel von den ›zwei, drei, vielen Vietnams‹ für fragwürdig hält, muß man ein anderes strategisches Konzept zur Außenpolitik einer revolutionären Gesellschaft, d. h. zu ihrer Einbettung in den internationalen Klassenkampf vorlegen und verwirklichen. Daß am Ende dann doch Intensivierung und Ausweitung des lateinamerikanischen Klassenkampfes stehen und daß dann Solidaritätsbeziehungen vorbereitet sind, könnte ein Hintergedanke der Außenpolitik der Volkseinheit sein.

Zu einigen sozialistischen Staaten hatte die Regierung Frei schon die diplomatischen Beziehungen angeknüpft. Das weitete die Volksregierung aus. Sie bemühte sich dabei aber – anders als die Christdemokraten, welche die diplomatische Anerkennung auf osteuropäische Länder beschränkt hatten – darum, auch darin ihre unabhängige außenpolitische Linie durchzuhalten. Es geht ihr nicht darum, die Abhängigkeit vom US-Imperialismus gegen eine andere (wenngleich wesentlich verschiedene) auszutauschen. Sie setzt eher auf die internationale Solidarität der unterentwickelten Völker gegen die industriell entwickelten Nationen und gibt damit dem internationalen Klassenkampf implizit eine andere Deutung: er entfaltet sich heute zwischen den ausgebeuteten und den ausbeutenden Völkern und verlagert sich nach der Übernahme der Regierung durch Revolutionäre noch mehr ins Innere einer Gesellschaft, weil dort die Mechanismen der Ausbeutung und der Abhängigkeit festgemacht sind und in den herrschenden Klassen ihre Träger haben. In diesem Sinne näherte sich Chile den sozialistischen Volksrepubliken von Korea und Vietnam an und unterstützt aktiv die Befreiungsbewegung im Süden Vietnams. Aus wirtschaftlichen Notwendigkeiten wird gleichwohl die Zusammenarbeit mit den entwickelten sozialistischen Ländern gefördert, um die Außenhandelsbeziehungen aufzufächern und neue Märkte zum Kauf und Verkauf zu gewinnen, auch um die technologische Dependenz abzubauen.

Besondere Bedeutung mißt die Volksregierung ihren Beziehungen zu Cuba bei. Eine ihrer ersten außenpolitischen Handlungen bestand in der Wiederherstellung der diplomatischen Beziehungen, die unter Frei abgebrochen worden waren, als die OAS Cuba in Acht und Bann tat. Inzwischen haben sich die Kontakte verstärkt und zu verschiedenen Abkommen über wirtschaftliche, technologische, kulturelle und militärische Zusammenarbeit geführt. Die spektakulär sichtbar gemachte Solidarität mit dem revolutionären Cuba hat für die außenpolitische Strategie der Volkseinheit nicht nur die Funktion, die endlich errungene politische Unabhängigkeit des Landes gegenüber jedwedem Imperialismus zu demonstrieren, sondern unterstreicht zudem die angedeuteten Elemente der Strategie des internationalen Klassenkampfes, wie ihn die Revolution in Chile versteht. Das wurde ganz deutlich an dem Besuch Fidel Castros im November letzten Jahres. Er kam nicht zu der Formalität eines Staatsbesuchs, sondern um sich als Führer einer Revolution von den Problemen, Schwierigkeiten und Fortschritten einer anderen zu überzeugen und darüber mit deren Führern zu diskutieren. Das hatte natürlich auch Auswirkungen auf die inneren Vorgänge der beiden Revolutionen. Sie waren einkalkuliert.

Es wurde schon gesagt, daß die Volkseinheit mit Verve daran ging, ihr Programm zu verwirklichen. Nach dem Sieg bei den Gemeindewahlen vom 4. April 1971 steigerte sie ihr Tempo eher noch. Dabei geht es in erster Linie darum, wichtige Bereiche der Volkswirtschaft zu verstaatlichen und die Abhängigkeit vom ausländischen Kapital zu brechen. Die zu verstaatlichenden Sektoren sind vor allem die monopolistischen. Angesichts der Bedeutung, welche die Monopole in den letzten 18 Jahren erworben hatten, mußte sich die Aktion der Volksregierung auf sie richten, um die Grundprozesse der wirtschaftlichen Dynamik kontrollieren zu können. Die Enteignungen betrafen bisher nur Großbetriebe und sind auch nur für sie vorgesehen. Das gilt auch für die Agrarreform. Es geht der Volkseinheit nicht um eine wahllose Enteignungspolitik (angesichts ihrer heterogenen Klassenbasis auch eine offenkundige Unmöglichkeit). Sie will vielmehr die Herrschaft weniger über die Wirtschaft zu deren und des ausländischen Kapitals Nutz und Frommen zugunsten einer Volkswirtschaft brechen, deren Überschüsse allen Chilenen in gleicher Weise zugutekommen. Es geht also im Kern darum, ökonomische als Voraussetzung sozialer und politischer Gleichheit herzustellen. Zu diesem Zweck intervenierte die Regierung zahlreiche Großbetriebe und übernahm sie später. Die Entschädigungen werden jeweils vom Rechnungshof der Republik festgelegt. Das findet im Rahmen der bestehenden Legalität statt, wie auch die Verstaatlichung der Banken durch Erwerb ihrer Aktienmajorität seitens der CORFO zeigt. Man benutzt die bestehenden Gesetze und interpretiert sie so extensiv wie möglich. Diese Phase ist noch nicht abgeschlossen und wird auch erst dann ihr Ende finden, wenn die im Programm der Volkseinheit vorgesehenen drei Wirtschaftsbereiche: der vergesellschaftete, der gemischte und der private etabliert und institutionalisiert sind.

Die Funktionsmechanismen der Volkswirtschaft sind bisher nicht durchbrochen worden. Der Markt ist nicht abgeschafft, die vollkommene Planwirtschaft nicht eingerichtet worden. Eher wurde er noch verstärkt. Denn die Umverteilungspolitik der Volksregierung hat dazu geführt, daß die Kaufkraft der Massen und großer Gruppen der intermediären Sektoren sich entschieden vergrößert hat. Das hat eine Steigerung der Nachfrage zur Folge gehabt, welche die (vorher nur zu durchschnittlich 60 Prozent ausgelastete) Produktionskapazität der chilenischen Industrie jetzt voll ausnutzt; die Raten der Produktionssteigerung in einzelnen Industriezweigen im Jahre 1971 machen bis zu 15 Prozent aus. Der Marktmechanismus wurde schließlich auch dadurch verfestigt, daß die Regierung die Preise für fast alle Produkte reguliert und kontrolliert. Dies trägt ebenso zur Erweiterung des Konsums und zur Veränderung seiner Zusammensetzung bei. Nicht mehr die Luxusartikel der herrschenden Klasse sind gefragt, sondern die Artikel des täglichen Bedarfs. Zwei wichtige Folgen sind eingetreten: erstens ist es zu einer Art ›Konsumrausch‹ gekommen, und zweitens hat eben dieser Schwierigkeiten in der Versorgung produziert; sie treten vor allem bei Lebensmitteln auf, weil die Nachfrage danach besonders groß ist, einige noch verbliebene Agrarkapitalisten Sabotage betrieben haben, die Agrarreform die Produktion in der zweiten Hälfte des Jahres 1971 geringfügig gesenkt hat und der Import von Landwirtschaftsprodukten nicht nachkommt.

Die bisherigen Maßnahmen der Volksregierung tendieren also einmal auf die Stärkung der Rolle des Staates innerhalb der Volkswirtschaft, zum anderen auf die (vorläufige) Beibehaltung des die Wirtschaft beherrschenden Marktmechanismus. Sie haben die intermediären Sektoren zuerst, aber auch die beherrschte Klasse begünstigt. Die Nivellierung des Konsums in diesen beiden Klassen, welche die Volkseinheit tragen, verwischt künstliche Klassenschranken, kann aber auch fatale Konsequenzen haben: sie kann zu einem ›Klassenkampf des Konsums‹ führen, welcher die innere Konsistenz der Volkseinheit aushöhlen kann. Einige Kritiker des chilenischen Prozesses sehen eben dies voraus und befürchten, daß die intermediären Sektoren sich gegenüber den proletarischen absetzen und der herrschenden Klasse verbünden. Inwieweit die Richtungskämpfe in einigen Parteien der Volkseinheit eine Folge dieses Sachverhaltes sind, kann man nur schwer abschätzen. Es steht jedenfalls fest, daß innerhalb der Radikalen Partei ein Sektor mit der zunehmenden Radikalisierung und mit der Tendenz, sie zu einer marxistisch-leninistischen Partei umzuformen, nicht einverstanden war, ausgezogen ist und eine neue Partei gegründet hat. Diese, die PARTIDO RADICAL DE IZQUIERDA (Radikale Linkspartei), trotz ihres Namens gemäßigter als die Ursprungspartei, unterstützt die Volkseinheit zwar weiterhin und ist auch seit der Umbildung des Kabinetts im Januar 1972 in der Regierung vertreten. Sie kann aber als Störelement angesehen werden, das die Proletarisierung der Revolution, d. h. ihre Leitung durch die bewußtesten Teile der bisher beherrschten Klasse, zu verhindern geneigt ist.

Auch in der MAPU kam es zu einer Spaltung. Sie hängt allerdings eng mit dem Erosionsprozeß der christdemokratischen Partei zusammen. Diese hatte, nachdem sie im Kongreß für Allende votiert hatte, eine Linie ›gemäßigter Opposition‹ verfolgt, manche Regierungsvorlagen unterstützt, andere dagegen abgelehnt. Gleichzeitig versuchte sie, sich zu regenerieren und ihren geschrumpften Wählerstamm neu zu organisieren. Unter der Oberfläche fanden die ganze Zeit heftige Richtungskämpfe statt. Ein Teil der mittleren und unteren Kader und einige hohe Funktionäre (vor allem die Gruppe um Radomiro Tomic) verlangten, die Partei solle konsequenter die Volkseinheit unterstützen und sich den Umarmungsversuchen der Rechten entziehen. Die Parteiführung dagegen tendierte immer mehr zu einem Bündnis mit der Nationalen Partei, wagte aber lange nicht, es offen zu verwirklichen. Symptomatisch ist, daß Eduardo Frei sich mit dem Parteipräsidium solidarisierte und keine Gelegenheit ausließ, sich als präsumtiven ›Vater der Nation‹, Einheitskandidaten für alle nicht in der Regierungskoalition befindlichen Parteien und einzigen Mann zu präsentieren, der Chiles ›Sturz in den Kommunismus‹ aufhalten könne. Daran zeigt sich wieder einmal (wenn es noch eines Beweises bedurft hätte), daß reformistische politische Gruppierungen nach rechts abwandern, sobald sie von radikaleren Parteien aus der Regierung verdrängt werden, daß also ihr Reformismus dann zu einem rein verbalen degeneriert. Erst nach der Ermordung des ehemaligen Innenministers Edmundo Pérez Zujovic (darüber später) getrauten sich die Christdemokraten, das Bündnis mit der Rechten zu formalisieren. Sie stürzten das Präsidium des Abgeordnetenhauses, das bisher die Volkseinheit innegehabt hatte, und stellten für Parlamentsnachwahlen in Valparaiso im Juli 1971 einen gemeinsamen Kandidaten auf (der die Wahl dann auch knapp gewann). Diese eindeutige Allianz mit der Reaktion führte viele Mitglieder von der Parteibasis und einige Abgeordnete des Kongresses zum Bruch mit der Christdemokratie. Sie gründeten die MOVIMIENTO DE IZQUIERDA CRISTIANA (die Bewegung der Christlichen Linken), erklärten sich zur sozialistischen, nicht aber marxistischen Partei und kündigten die Unterstützung der Volksregierung an. Im gleichen Zeitraum hatte sich der MAPU, vielleicht eine der sensibelsten Gruppierungen auf der politischen Szene Chiles, zunehmend radikalisiert. Er erklärte sich zur marxistisch-leninistischen Partei und begann damit, die Organisationsstruktur und die Parteidoktrin entsprechend zu verändern. Einige hohe Funktionäre, darunter Jacques Chonchol, waren nicht bereit, diesen Kurs mitzumachen. Die Richtungskämpfe dauerten mehrere Monate. Als sich der MIC von den Christdemokraten abspaltete, traten Chonchol und andere aus dem MAPU aus und schlossen sich jenem an. (Chonchol bot seinen Rücktritt an, den Allende nicht annahm, so daß der MIC vom ersten Augenblick an in der Regierung vertreten war.)

Parteiinterne Auseinandersetzungen und Spaltungen entspringen niemals bloß dem politischen Willen der Führer der verschiedenen Fraktionen. Sie spiegeln vielmehr Konflikte und Auseinandersetzungen in der Mitgliedschaft und insofern auch in der Gesellschaft. Daß sich die Christdemokraten spalteten, lag, zum Beispiel, nicht zuletzt daran, daß viele ihrer Mitglieder und Anhänger dem reformistischen Programm mit seinen Versprechungen zur strukturellen Veränderung noch immer Glauben schenkten, während die Parteiführung ihr Heil in der unheiligen Allianz mit der Rechten sah. Für die Parteien der Volkseinheit gilt Analoges: ihr Sieg mußte über kurz oder lang einschneidende Konsequenzen für das Bewußtsein ihrer Wähler haben – es konnte sich radikalisieren, es konnte aber auch geneigt sein, am einmal Erreichten anzuhalten und jede Radikalisierung abzulehnen. Die Politik der Volksregierung verstärkte überdies die disruptiven Tendenzen sowohl in der Christdemokratie (mit ihrer ambivalenten Klassenbasis) als auch in den radikaldemokratischen Parteien (deren Mitglieder in ihrer sozialen Zusammensetzung nicht weniger ambivalent waren).

Obwohl, wie gesagt, die Maßnahmen der Regierung den Grundmechanismus der Volkswirtschaft nicht zerbrachen, fühlt sich die Rechte in ihrer Existenz und in ihrer Macht aufs äußerste bedroht. Dieses Gefühl stimmt mit der Wirklichkeit überein. Die Verstaatlichung der Monopole, die Enteignung der Großgrundbesitze, die planwirtschaftlichen Elemente in der Wirtschaftspolitik der Volkseinheit, die Kontrolle über immer größere Teile der Volkswirtschaft – dies alles berührt die reale Machtbasis der herrschenden Klasse. In ihrem Sinne ist es also logisch, wenn sie alles tut, um diese Regierung zu stürzen. Dazu greift sie auch weiterhin (wie schon zwischen dem 4. September und dem 4. November 1970 und danach) vornehmlich zur Konspiration und zum Terror. Großgrundbesitzer und einige Monopolkapitalisten bewaffnen Banden und schüren Attentate auf Polizeiposten und Sitze der Parteien der Volkseinheit oder von Regierungsinstitutionen in der Provinz und in Santiago. Eine rechtsradikale Jugendorganisation mit dem bezeichnenden Namen ›Patria y Libertad‹ (Vaterland und Freiheit) zettelt Demonstrationen an und sucht die Konfrontation mit der Polizei. Mitglieder der Nationalen Partei versuchten nachweislich auch, Offiziere zu Putschen anzuleiten.

Angesichts der Besonderheit der chilenischen Struktur durfte sich die Taktik der Rechten aber nicht auf den traditionellen Umsturzversuch beschränken. Sie muß vielmehr um Unterstützung bei den Massen sich bemühen. Dazu dienen im wesentlichen zwei Wege. Einmal bieten sich die intakten Partei- und Standesorganisationen der Rechten sowie ihre Massenmedien zur Mobilisierung der Massen an. Sie führen einen regelrechten Krieg gegen die Volksregierung. Andererseits ist für die Reaktion das Bündnis mit den Christdemokraten geradezu überlebenswichtig. Es verschafft ihr einen teilweisen Rückhalt in der beherrschten Klasse, den sie aus sich heraus kaum gewinnen könnte. Besonders deutlich wurde das bei den Nachwahlen für zwei Kongreßsitze im Januar 1972. Zwar hatten die Wähler der Provinzen Colchagua, O'Higgins und Linares von jeher eher konservativ und christdemokratisch gewählt. Aber die Konfrontation von Kandidaten der Nationalen Partei ohne Unterstützung durch die Christdemokraten mit Kandidaten der Volkseinheit hätte die

Rechte nicht gewinnen können, noch weniger, wenn drei Kandidaten pro Kongreßsitz präsentiert worden wären (von den Christdemokraten einer, von den Nationalen einer, von der Volkseinheit einer). So gibt die Allianz der Nationalen mit der Christdemokratischen Partei der Rechten unterderhand eine Massenlegitimation, in welche – unter dem Stichwort ›Rettung Chiles vor dem Kommunismus‹ – völlig unterschiedliche Klasseninteressen eingehen. Bestehende objektive Unterschiede müssen da ›im Interesse des ganzen chilenischen Volkes‹ unter den Tisch fallen.

Die Polarisierung der chilenischen Gesellschaft in zwei große Lager kann nicht darüber hinwegtäuschen, daß auch in ihren politisch bewußten Gruppierungen, wie gezeigt, Klassenauseinandersetzungen stattfinden. Das wird noch deutlicher, wenn man die links von der Volkseinheit beheimateten politischen Gruppen, besonders den MIR, in die Analyse einbezieht. Sie drängen auf eine größere Radikalisierung des Prozesses. Das kann nach ihrer Meinung nur dadurch geschehen, daß die Massen mobilisiert, bewußter gemacht, organisiert und in die Revolution eingeschaltet werden. Auch müssen sie auf die unausweichliche bewaffnete Auseinandersetzung mit der herrschenden Klasse vorbereitet werden. Es leuchtet ein, daß diese Taktik den Bedürfnissen vieler aus der beherrschten Klasse entspricht. Sie haben zwar die Regierung Allende als ihre begriffen, lehnen aber deren Festhalten an der bürgerlich-demokratischen Legalität ab und beklagen den langsamen Rhythmus des Prozesses. Dieses Gefühl ist so stark, daß selbst Fraktionen der Sozialistischen Partei und des MAPU sich ihm nicht haben verschließen können und deshalb zu ähnlichen taktischen Schlußfolgerungen kommen wie der MIR. Die Kommunistische Partei verfügt dagegen über eine Organisationsstruktur, die weniger elastisch ist, und über eine Disziplin, die ihre Mitglieder und Anhänger eher auf die ›Klugheit‹ zu verpflichten erlaubt, kleine Schritte zu tun und die ›Waffe der Legalität‹ sich nicht aus der Hand schlagen zu lassen. Zwischen den Parteien ist eine heftige Diskussion im Gange, die sachlich und mit gegenseitigem Respekt geführt wird. Gleichzeitig kommt es zur Zusammenarbeit in konkreten Fragen, etwa bei der Bildung der Arbeiterkomitees in den Unternehmen, der Landarbeitervereinigungen und der Umformung der Gewerkschaft zu einem politischen Instrument. Dies sollte gleichwohl nicht darüber hinwegtäuschen, daß in der bisher beherrschten Klasse unterschiedliche Wünsche und Erwartungen bestehen, die sich in der Zukunft in intensiveren Klassenauseinandersetzungen innerhalb der Volkseinheit artikulieren können, zum Teil schon artikuliert haben. In sie werden die intermediären Sektoren zunehmend einbezogen. Ihre Interessen koinzidieren zwar mit denen der beherrschten Klasse. Aber es bleibt dennoch die Frage, ob dieses objektive Zusammenfallen der Interessen noch trägt, wenn sich die proletarische Führung der Revolution eindeutiger durchgesetzt hat. Im Augenblick, in den ersten Wochen und Monaten des Jahres 1972, werden die koalitionsinternen Klassenkämpfe freilich von der Wucht der Attacke der Reaktion teils verdeckt, teils überspielt, so daß die Volkseinheit zusammengeschweißt wird. Auch das kann für die Zukunft wichtig sein.

In dem Attentat, dem der frühere Innenminister Pérez Zujovic im Juni 1971 zum Opfer fiel, und in den darauf folgenden Ereignissen kristallisierten sich die Klassenkämpfe der Revolution in Chile mit besonderer Deutlichkeit. Eine Gruppe, die sich ›Vanguardia Obrera Popular‹ (etwa: Volksarbeiter-Avantgarde) nannte, erschoß den Politiker am 9. Juni; er war für das Massaker von Puerto Montt im März 1969 verantwortlich gewesen, bei dem während einer friedlichen Demonstration von der Polizei zahlreiche Menschen erschossen und verwundet worden waren, und gehörte zum extrem rechten Flügel der Christdemokratischen Partei. Die VOP übernahm die Verantwortung für das Attentat und kündigte an, sie werde mit weiteren »Volksverrätern« in Kürze abrechnen. Die Regierung verkündete den Ausnahmezustand. Nach wenigen Tagen hatte man die Täter ausgemacht. Drei der Anführer fielen beim Feuergefecht mit der Polizei, zwei davon nachweislich durch eigene Hand, als sie sich umzingelt und ohne Fluchtweg sahen. Einige andere wurden verhaftet. Der Kopf der Gruppe, ein ehemaliger Polizist, drang am 17. Juni in das Gebäude der Polizei ein, erschoß zwei Beamte und sprengte sich dann selbst in die Luft. Die VOP, so wurde festgestellt, war eine kleine Gruppe von etwa 20 Personen. Einige waren aus dem MIR ausgeschlossen worden, weil sie eine »abenteuerliche politische Linie« und eine Ideologie vertraten, die auf die »revolutionäre Rolle der Kriminellen« baute. In den Tagen nach den Ereignissen wurden nach und nach alle Mitglieder der VOP verhaftet. Es stellte sich heraus, daß einige von ihnen Kontakt zu rechtsextremistischen Personen und Gruppen unterhalten hatten. Es ließ sich nicht ausschließen, daß sie auch mit verdächtigen Ausländern, die sich in der Zwischenzeit abgesetzt hatten, zusammengewesen waren.

Die Rechte und die Christdemokraten verwiesen auf das angeblich durch die Volksregierung geschaffene Klima von Haß und Gewalttätigkeit, klagten die Volkseinheit an, sie unterhalte bewaffnete Gruppen, verwiesen dabei auf die persönliche Leibgarde des Präsidenten und forderten direkt und indirekt die Streitkräfte auf, die Regierung zu stürzen und »die Ordnung im Lande wiederherzustellen«. Dabei vergaß zumindest die Rechte, daß sie die Gewalt etabliert hatte, nachdem die Volkseinheit die Wahlen gewonnen hatte und daß sie umfangreiche paramilitärische faschistische Gruppen wie PATRIA Y LIBERTAD unterhielt, während die Christdemokraten schlicht verdrängten, daß ihr Präsident Frei noch nach Übergabe des Amtes eine persönliche Leibwache unterhielt und unterhält. Die Streitkräfte erklärten ihre Loyalität gegenüber der Volksregierung; die Marine hatte wenige Tage zuvor ein Schiff aus Panamá aufgebracht, das Waffen ins Meer versenkte, als sich das Prisenkommando an Bord begab, und durch Luftaufnahmen und Zeugenaussagen nachgewiesen, daß diese Waffen für Großgrundbesitzer in den Südprovinzen bestimmt waren. Die Volkseinheit benutzte die Ereignisse zu einer Massenkundgebung am 17. Juni, auf der Allende das Geschehene ungeschminkt darstellte, zur wirtschaftlichen Situation des Landes Stellung nahm und den Gesetzentwurf über die Beteiligung der Arbeiter an der Leitung der verstaatlichten Betriebe unterzeichnete.

Die fortschrittliche Fraktion der Christdemokraten gab sich mit den Untersuchungsergebnissen der Polizei zufrieden und versuchte, die Partei, die in eine wohlberechnete Hysterie hineingepeitscht wurde, vor dem Bruch mit der Volkseinheit zu bewahren. Das blieb ohne Erfolg. Wie erinnerlich, wurde kurz darauf das Wahlbündnis zwischen Nationalen und Christdemokraten für die Wahlen von Valparaiso geschlossen. Die Linie der Parteiführung hatte sich damit endgültig durchgesetzt. Die Nationale Partei plante den Aufstand. In ihrer Presse und in Anzeigenkampagnen heizte sie die Stimmung an und rief nach der knappen Niederlage der Volkseinheit in Valparaiso dazu auf, »jetzt nicht mehr die Arme zu kreuzen« und sofort etwas gegen den Kommunismus in Chile zu unternehmen, da nachgewiesen sei, daß das Volk ihn nicht wolle.

Alle politischen Gruppierungen der Linken innerhalb und außerhalb der Volkseinheit verurteilten das Attentat und zogen ihre Schlußfolgerungen für die Taktik des Vorgehens in den nächsten Monaten. Der MIR nahm es als Beweis, daß die Parteien der bisher beherrschten Klasse die Mobilisierung und Organisierung der Massen vorantreiben müßten, um die Dynamik des revolutionären Prozesses zu vergrößern. Überdies antwortete er mit einem politischen Dokument auf eine heftige Attacke von Eduardo Frei, der gesagt hatte, der MIR sei der eigentlich Schuldige an dem Attentat: Frei fahre mit seiner reformistischen Demagogie fort, verschiebe die

Akzente in seiner Partei zugunsten der Reaktion, verdrehe die Wahrheit über die Ursache der Gewalttätigkeit im Lande und suche sich so bei den Massen anzubiedern. Gleichzeitig warnte der MIR vor einem Putsch der Rechten – auf seinen außergewöhnlich gut funktionierenden Geheimdienst wurde schon hingewiesen – und unterstützte, zum ersten Mal in seiner Geschichte, die Parteien der Volkseinheit bei den Wahlen vom 18. Juli 1971. Die Sozialistische Partei reorganisierte ihren Apparat, betrieb eine intensive Mitgliederwerbung und arbeitete politisch an der Basis in den Fabriken, den Elendsvierteln und auf dem Land. Die Kommunistische Partei wurde sich bewußt, daß die Möglichkeit, die Legalität des Systems zu erhalten, nicht von der Volkseinheit abhing; die Antworten von Volodia Teitelboim beweisen es. Folgerichtig ging sie daran, ihre Mitglieder und Anhänger so zu organisieren, daß sie auch für den Fall eines Kampfes gewappnet waren. In dieser Zeit wurden die Arbeiterkommissionen in den Fabriken verstärkt und ihre Aufgaben erweitert: sie sollten nicht mehr bloß Sabotageversuche der Industriellen und ihrer Manager verhindern, sondern zudem Basiskomitees zur Verteidigung der Revolution sein. Die MAPU und die Radikale Partei gerieten in ihren parteiinternen Diskussionen in den Sog der Radikalisierung, der von den Ereignissen ausging, und spalteten sich später, ebenso wie – auf der anderen Seite – die Christdemokraten.

Das Attentat löste im ganzen chilenischen Volk, in allen seinen Klassen und Gruppierungen, einen starken Schock aus. Es hatte gefährdet, was in seinem Bewußtsein eine Konstante seiner Entwicklung war: den »demokratischen Mythos« (darüber gleich). Für die bisher beherrschten Klassen bewirkte dies in den bewußteren Schichten die Radikalisierung und förderte den Wunsch nach Intensivierung des Prozesses. Sie sahen jetzt klarer, daß die Grundfrage die nach der Macht war, und waren bereit, alles zu tun, damit sie bald gestellt würde. Andere Schichten, eher traditionellen Verhaltensmustern und dem herkömmlichen Wertsystem der chilenischen Gesellschaft verhaftet, schreckten zurück und scheuten sich davor, die Konsequenzen aus dem Verlauf des Prozesses zu ziehen. Diese Reaktion war zumal bei den Marginalen und bei einigen Landarbeitern verbreitet. Diese hatten personale, verhaltensorientierende Bindungen an das Agrarpatronat noch nicht überwunden, ließen sich also in ihrer konkreten Verhaltensweise von ihnen leiten (daß solches durch Mechanismen vermittelt wird und keine direkte Beeinflussung braucht, sollte inzwischen klar sein). Jene erfuhren zwar objektiv die Ausbeutung durch das System, konnten sie aber nicht so leicht in ihm festmachen wie die im Produktionsprozeß stehenden Industriearbeiter; zudem erfuhren sie die neue Regierung zwar als bessere, hatten aber wenig erlebt, was über die Maßnahmen früherer Regierungen hinausging (eine Folge der Tatsache, daß die Maßnahmen der Volksregierung zuerst die intermediären Sektoren und dann die Lohnabhängigen-Fraktion der beherrschten Klasse, erst sekundär die Marginalen begünstigten). Schließlich waren sie (noch) nicht politisch organisiert und auch nicht in den Massenorganisationen vertreten. Die intermediären Sektoren erlebten am eigenen Leibe den Zwiespalt, der ihre politischen Gruppierungen spaltete. Einige zogen sich voller Skepsis zurück und scheuten eine weitere Radikalisierung des Prozesses und von sich selbst, andere waren bereit, ihr Engagement zu verstärken und die Führungsrolle der bewußtesten Schichten anzuerkennen. Über die Reaktion bei den Herrschenden braucht kaum etwas angemerkt zu werden.

Die so geartete Klassenkonstellation hat sich bis Januar 1972 nicht wesentlich geändert. Die Ereignisse sind durch sie bedingt und können von ihr her interpretiert werden. Das gilt etwa für die Umbildung des Kabinetts. Allende wollte die politische Basis seiner Regierung erweitern. Sie war trotz der Spaltungen und Dissidenzen bisher nicht umgebildet worden. Um den gemäßigteren Fraktionen der intermediären Sektoren und ihrer politischen Gruppierung, dem PRI, Repräsentation in der Regierung zu geben, nahm Allende zwei ihrer Mitglieder ins Kabinett und verschob das Gewicht in ihr, indem er etwa die ohnedies kleine und zudem noch einmal gespaltene Sozialdemokratische Partei nicht wieder aufnahm. Auch andere Ereignisse können von der Klassenkonstellation her gesehen werden, so die Wahlen im Januar 1972 oder die Demonstrationen im November 1971 oder der Kampf um die Leitung der Universität von Chile in den letzten Monaten, sogar die strikt politischen Kämpfe im Parlament etwa um den früheren Innen- und jetzigen Verteidigungsminister José Toha. Wie angedeutet, spiegelt die Intensivierung der Klassen- und politischen Kämpfe zu Ende 1971 und Anfang 1972 den Versuch der Reaktion zur Restauration, der aus dem Bewußtsein resultiert, daß nunmehr die entscheidende Machtfrage auf dem Tisch ist – ein Bewußtsein, das wahrscheinlich mit der Wirklichkeit übereinstimmt: wenn der Prozeß jetzt nicht rückgängig gemacht wird, kann es für immer zu spät sein.
Wenn von Klassenauseinandersetzungen seit dem Amtsantritt der Volksregierung die Rede ist, darf über drei Institutionen nicht geschwiegen werden, die von einiger Bedeutung für die Struktur sind.

Da ist der Gewerkschaftsbund (Central Unica de Trabajadores – CUT). In ihm waren zwar erst etwa 18 (jetzt 34) Prozent der chilenischen Arbeiter organisiert. Trotzdem hat er
für den Wahlkampf, für die vorhergehende Mobilisierung und
für die jetzige Phase große Bedeutung. Die Volkseinheit will
ihn offensichtlich zur entscheidenden Massenorganisation
umformen und aus einem rein gremialen Instrument zur materiellen Interessenvertretung der Arbeiter in einen politischen
Apparat verwandeln. Darauf deutet beispielsweise der Vertrag zwischen Regierung und CUT hin, welcher der CUT als
Einheitsorganisation legalen Status verlieh (vorher hatten nur
die Einzelgewerkschaften – die in Chile nicht nur nach Pro-
duktionszweigen, sondern überdies nach Betrieben organisiert waren – jenen Status, während die CUT eher ein Konsul-
tationsorgan war). Aber auch die Tatsache, daß die CUT in der
nationalen Planungsbehörde mitbestimmt, die andere, daß
sie die Arbeiterkommissionen betreut und leitet, die weitere,
daß sie in die Leitung der verstaatlichten Betriebe ihre Dele-
gierten entsendet – all das weist ihr einen wichtigen Platz in
der Revolution zu. Es ist auch wichtig, daß die CUT seit Mitte
1971 ihre Mitglieder intensiv politisch schult und breite Auf-
klärungsarbeit über das Wesen und die Reichweite des chilenischen Prozesses betreibt und bei der Reorganisation der
›Komitees der Volkseinheit‹ (die während der Wahlkampagne entstanden waren, nach dem 4. April 1971 aber an
Schwung verloren hatten) eine gewichtige Rolle spielt. –
Da ist die Katholische Kirche. Sie hat bisher den Prozeß weitgehend unterstützt. Natürlich haben einige konservative
Kreise versucht, Zwietracht zwischen der Volkseinheit und
der Kirche zu säen, dabei aber wenig Erfolg gehabt. Es scheint
vielmehr so, als ob die Leitung der Kirche, mit dem Kardinal-
erzbischof von Santiago an der Spitze, sich der Notwendigkeit
der Mitarbeit bewußt ist und auch weiß, daß in einem traditionell laizistischen Staat das Überleben der Kirche als Institution von der Integration in den Prozeß der chilenischen
Massen abhängt. Dies reicht natürlich nicht hin, in der Kirche
ein ›Instrument der Revolution‹ zu sehen, obwohl es einige
Priestergruppen gibt, welche die Entwicklung zum Sozialismus lieber noch verstärken würden und die Volksregierung
wegen der Langsamkeit tadeln, mit der sie zu Werke geht. Sie
ist aber von wohlwollender Neutralität und insofern kein
Hindernis, sondern eher eine Unterstützungsinstitution. Das
zeigt sich etwa auch daran, daß es um die Verstaatlichung
einiger ihr gehörender Banken resp. den Ankauf der Aktienmajorität durch den Staat keinen Streit gegeben hat. –
Da sind die Streitkräfte. Auf die Problematik der Interpretation, welche in ihnen nur einen bewaffneten Arm der herr-

schenden Klasse sehen will, wurde für den Fall Chiles schon hingewiesen. Die Streitkräfte, so scheint es, stehen zur konstitutionellen Regierung und verteidigen deren Legalität und Legitimität. Es ist offensichtlich, daß bisher alle Versuche, sie in ein Komplott zur Restauration der alten Herrschaft einzubeziehen, im Ansatz gescheitert sind. Das mag auch daran liegen, daß das Militär sich in den letzten Jahren politisiert hat. Das bedeutet, daß keine eindeutigen Mehrheitsverhältnisse in seinen Führungskadern zugunsten der Reaktion mehr vorliegen, daß es – mit anderen Worten – eine Fraktion von Anhängern der Volkseinheit in ihnen gibt. Die chilenischen Streitkräfte sind besondere im lateinamerikanischen Kontext. Sie haben nicht nur die Konstitutionalität bisher fast immer verteidigt, sondern zudem nur direkt eingegriffen, um eher unorthodoxe Versuche zur Lösung von konjunkturellen Krisen entweder selber zu verwirklichen oder zu unterstützen. Das ist eine wesentliche Tatsache, welche die Schlußfolgerung zuläßt, daß die Streitkräfte die Legalität des Systems nicht bloß formal begreifen. Deutlich wird daran, daß, wie gesagt, das Militär sich des Zusammenhangs zwischen nationaler Sicherheit und Überwindung der Unterentwicklung bewußt zu sein scheint und daß das ihm keine neue Entdeckung ist. Wichtig ist ferner – und das ist an der chilenischen Geschichte sehr klar abzulesen –, daß die Streitkräfte recht selten zur Repression der Massen benutzt und eingesetzt wurden. Manchen mag es endlich erstaunen, daß die ideologische Infiltration des chilenischen Militärs durch den Imperialismus nicht weiter gegangen ist, obwohl es doch, wie erinnerlich, ganz besonders heftig unter dem Beschuß der ›Militärhilfe‹ lag. Dafür gibt es nur die Erklärung, daß die Besonderheit der chilenischen Strukturentwicklung und damit der Militärgeschichte bei den Streitkräften offensichtlich sehr hohe Barrieren gegen eine von außen kommende Indoktrinierung errichtet hat, eine hohe Reizschwelle, die aus dem Bewußtsein ihrer demokratischen Tradition und aus einem tief verwurzelten Nationalismus gebildet wird. Übrigens sind nicht alle drei Waffengattungen gleich. Es scheint, daß die Marine (sie war der einzige Teil der Streitkräfte, der die Konterrevolution gegen Balmaceda unterstützt hatte) eher konservativ geneigt ist. Das reicht allerdings nicht hin, aus ihr den militärischen Buhmann für die Revolution zu machen. An konkreten Ereignissen läßt sich die Stellung des Militärs zur Revolution in Chile eher ablesen: die Ernennung von Toha zum Verteidigungsminister, nachdem ihn das Parlament als Innenminister suspendiert hatte, etwa ist ein Hinweis auf die Unterstützung des Militärs; denn sie hätte nicht erfolgen können, wenn die Stabschefs damit nicht einverstanden gewesen wären.

Gegenüber der katholischen Kirche und besonders gegenüber den Streitkräften verfolgt die Volkseinheit eine Politik besonderer Vorsicht und Aufmerksamkeit. Sie weiß um die Bedeutung der Haltung dieser Institutionen für die zukünftige Entwicklung des Prozesses und will sich deshalb mit ihnen nicht anlegen. Nach der Devise ›viel Feind viel Ehr‹ zu handeln, scheint ihr ein lächerlicher Purismus, der innerhalb der Struktur Chiles vollkommen fehl am Platze ist. Das wird nur beklagen, wem die revolutionäre Reinheit wichtiger ist als die Veränderung der Strukturen.

Bis jetzt haben die Klassenkonflikte, -auseinandersetzungen und -kämpfe seit der Regierungsübernahme durch die Volkseinheit innerhalb des von ihr vorgefundenen institutionellen Rahmens kanalisiert werden können. Daß sie heftig waren, leidet keinen Zweifel; daß sie verschiedene Male beinahe den Rahmen gesprengt hätten, sollte deutlich geworden sein. Die zukünftige Entwicklung des chilenischen Prozesses hängt von ihnen ab. Denn ob das System elastisch genug ist, die allfällige Verschärfung der Konflikte auch noch zu absorbieren, bleibt abzuwarten.

Interpretationen

Manche interpretativen Elemente sind schon in der analysierenden Darstellung der Geschichte und der Struktur enthalten. Das ist unvermeidlich, wenn man nicht einem Faktenfetischismus aufsitzen will, der meint, die Daten und Zahlen erklärten schon hinreichend alles Geschehene und Geschehende. Um einen solchen Fetischismus kann es aber nicht gehen. Die Komplexität des chilenischen Prozesses impliziert den Anspruch, daß man sich mit ihm ernsthaft auseinandersetzt. Deshalb sollen die schon angedeuteten Elemente der Interpretation hier noch einmal kurz aufgegriffen und systematisiert werden, während andere neu hinzukommen werden. Das heißt: die Interpretationen wollen nicht isoliert gesehen, sondern im Zusammenhang des gesamten Essays verstanden werden. Andernfalls fielen sie einem anderen Simplizismus zum Opfer, der nicht weniger schrecklich ist als die Reduzierung einer Struktur auf ihre Daten und der da meint, es genüge die Verbalisierung der Dinge, um ihnen ihre Namen zu geben.

Vergleicht man die chilenische mit anderen unterentwickelten Gesellschaften Lateinamerikas, so fällt die relativ ruhige und stabile politische Geschichte zuerst ins Auge. Sie bedeutet nicht, daß die Klassenkämpfe weniger heftig, die Abhängigkeit vom Imperialismus weniger groß, die strukturelle Gewalt des Systems weniger intensiv und die Mechanismen der Unterentwicklung weniger unmenschlich gewesen wären als andernorts. All dies war vorhanden und spielte seine Rolle. Tausende von Chilenen sind im Kampf um die Revolutionierung der Struktur gefallen, Kinder sind an Hunger und Mangelkrankheiten krepiert, die Herrschenden innerhalb und außerhalb des Landes haben sich am Elend der Massen bereichert. Allerdings – und das ist das Entscheidende – haben Deformierung, Abhängigkeit und Unterentwicklung des ökonomischen Unterbaus nicht die Folgen gezeitigt, welche in anderen Ländern zu beobachten sind: sie haben die Kontinuität und Stabilität des politischen Systems nicht durchbrochen, den politisch-institutionellen Überbau nicht zerschlagen, die politische Reifung der Massen, d. h. ihre zunehmende Bewußtwerdung und Organisierung nicht verhindert. Ein Überbau hat sich entfalten können, der für gesellschaftliche Entwicklungen reif war, welche der Unterbau auszuschließen schien. Aus dieser Kluft zwischen Unterbau und Überbau ist hervorgegangen, was mit dem 4. September 1970 begann: der Versuch einer Revolution im Rahmen eines gegebenen sozioökonomischen Systems und innerhalb der eingeübten Spielregeln des Überbaus einer vorhandenen Struktur.

Das Bezeichnende an der Revolution in Chile ist nun etwa nicht, daß sie durch Wahlen an die Regierung kam. Das ist von den sogenannten Klassikern des Marxismus, von Marx und besonders von Engels, als durchaus möglich angenommen worden, daß sich eine Revolution mit den politischen Mechanismen durchsetze, welche sie verhindern sollen. Dabei haben sie – ebenso wie spätere Theoretiker dieses Weges – natürlich nicht an Chile gedacht. Wenn von dieser Möglichkeit die Rede war, klammerte man sich immer an entwickelte Gesellschaften mit einem seiner selbst bewußten Proletariat, das aus einer kapitalistisch reifen ökonomischen Basis hervorgegangen war und auf ihr beruhte. Daß sie sich jetzt in Chile verwirklicht, könnte in diesem Sinne als reiner Zufall abgetan werden, paßt gleichwohl auch in die üblichen Erklärungsschemata.

Das Bezeichnende an der Revolution in Chile ist, daß innerhalb einer unterentwickelt-kapitalistischen Struktur Reformen durchgeführt werden, welche diese zum Sozialismus hin entwickeln (sollen), ohne daß von ihrer vorherigen vollkommenen Zerschlagung ausgegangen würde. Hier haben die Deutungen anzusetzen, muß eine theoretische Aufarbeitung des chilenischen Prozesses einsteigen. Mit anderen Worten: es genügt nicht, die Diskrepanz zwischen Unterbau und Überbau zu konstatieren und auf die Reife des Überbaus zu verweisen – damit ist nur dargelegt, wie es zu dieser Reife kommen konnte, wie also der Überbau trotz aller Determination in letzter Instanz durch den Unterbau sich so entfalten konnte, wie er sich entwickelt hat; es muß überdies gezeigt werden, wie aus der Strukturentwicklung ein Prozeß hervorgeht, der die Möglichkeit bietet, durch Reformen revolutionäre Veränderungen zu bewirken.

Zwei Gedankengänge sollen dies zu erklären versuchen. Sie haben dasselbe Ziel, nähern sich ihm nur auf unterschiedliche Weise und beleuchten deshalb implizit zwei Aspekte der Entwicklung der chilenischen Struktur. Der erste Gedankengang geht von der These der ungleichmäßigen Entwicklung aus. Ihr zufolge ergeben sich gerade in unterentwickelten oder rückständigen oder historisch eingegliederten Gesellschaften Entwicklungen, die sozioökonomische Elemente aus verschiedenen Evolutionsphasen koexistieren lassen; Trotzki verweist für das vorrevolutionäre Rußland auf die Industrie, an deren

Charakter sich die ungleichmäßige Entwicklung am ehesten ablesen lasse. Das kann auch erweitert werden. Will sagen: die allgemeinen historischen Gesetzmäßigkeiten erlauben bestimmten Gesellschaften, daß sich in ihrer Struktur Elemente vermischen, die sich normalerweise ausschalten, daß also in ihrem Überbau ein Reifegrad herrscht, welchen der Unterbau auszuschließen scheint. Auch wenn die Entwicklung der Produktivkräfte – wegen des abhängigen Charakters der unterentwickelten Gesellschaften – noch nicht so weit gediehen ist wie in entwickelten Gesellschaften, kann sie die gesellschaftlichen Widersprüche dermaßen verschärft haben, daß der Überbau die Revolution sozusagen ›tragen‹ kann. Das setzt voraus, daß das weltweite kapitalistische Produktionsverhältnis als Totalität begriffen wird, von welcher die kapitalistische Unterentwicklung nur ein Teil, allerdings auch wieder eine Totalität, ist. Denn nur dann kann deren Überbau in einem konkreten Fall die notwendige Reife aufweisen, um Entwicklungen wie die chilenische möglich zu machen. Und gerade deshalb können sich strukturverändernde Reformen zur revolutionären Transformation der Struktur verdichten oder kombinieren.

Der zweite Gedankengang geht von der besonders von A. G. Frank und von der an ihn und andere anschließenden kritischen Theorie der Unterentwicklung aus. Denkt man sie zu Ende, dann sind *nicht* die ärmsten und rückständigsten Gesellschaften mit dem niedrigsten Pro-Kopf-Einkommen die unterentwickeltsten, sondern gerade die, welche in ihrer Struktur die meisten und intensivsten kapitalistischen Produktionsverhältnisse aufweisen, also am meisten in den weltweiten Kapitalismus eingegliedert sind. Denn nach jener Theorie ist die Unterentwicklung kapitalistisch, wird von der Entwicklung des Kapitalismus erzeugt, welche die Strukturen der unterentwickelten Gesellschaften prägt. Je mehr die Strukturen also abhängig kapitalistische sind, desto unterentwickelter ist eine Gesellschaft. Zum Gradmesser der Unterentwicklung wird daher die kapitalistische Entwicklung (oder, was dasselbe ist, die Abhängigkeit) ihrer Strukturen. Damit sind in den unterentwickeltsten unterentwickelten Gesellschaften revolutionäre Strategien möglich, die nur in den überentwickelten kapitalistischen Gesellschaften für möglich gehalten wurden. Das gilt sowohl für die vorrevolutionäre Zeit, d. h. die Vorbereitung auf die Übernahme der Regierung, als auch für die Revolution selbst, d. h. die Veränderung der Struktur. Unter diesem Aspekt ist die chilenische zu den unterentwickeltsten Gesellschaften zu zählen: das ausländische Kapital hatte sich zwischen 1952 und 1970 eine immer größere Beteiligung auch an den Wirtschaftsbereichen gesichert, in denen es vorher nicht stark vertreten war, also an der Industrie und am tertiären Sektor; der chilenische Kapitalismus wies starke Monopolisierungstendenzen auf; der Staat spielte die Rolle, welche ihm in der Phase des Monopolkapitals zukommt. Die Widersprüche der Struktur hatten sich damit so zugespitzt, daß Eingriffe in sie revolutionären Charakter tragen konnten, daß also Reformen zu ihrer Verbesserung sie unterderhand völlig verändern konnten, sofern gewisse Voraussetzungen erfüllt waren. Diese Widersprüche kristallisierten sich im Bereich des Überbaus, so daß er in einer revolutionären Situation die Rolle spielen konnte, welche ihm in den zitierten Überlegungen der sogenannten Klassiker zukam. Denn innerhalb der Struktur hatte der Überbau den größten kapitalistischen Reifegrad erreicht, weil der Unterbau in den Fesseln der Abhängigkeit vom Imperialismus und in den Händen einer diesem weitgehend verbundenen herrschenden Klasse war (was eben gerade die vollkommene kapitalistische Entwicklung ausschloß).

In beiden Gedankengängen steckt eine Binsenwahrheit: daß die Unterentwicklung nur durch eine sozialistische Entwicklung überwunden werden kann. Das ist klar. Da liegt auch nicht das Problem. Es besteht vielmehr darin, daß die revolutionären Strategien zur Übernahme der Regierung und schließlich (durch die Veränderung der Strukturen) der Macht von den konkreten Strukturen bedingt werden, also nicht souverän über sie hinweggehen können. Wenn das richtig ist, dann müssen die Transformationen der Struktur, welche die Machtfrage zu stellen erlauben, in dem Falle sich auf die Struktur einlassen und von ihr ausgehen, wenn sie zu einer besonderen Form der Regierungsübernahme gedrängt hat. Es muß also damit begonnen werden, eine sozialistische Gesellschaft von der Struktur aus zu errichten, denn das macht sie objektiv möglich, wenn ihr Überbau es möglich macht. Natürlich kann es, wie Ernest Mandel richtig gesagt hat, »ein bißchen Sozialismus ebenso wenig geben wie ein bißchen Schwangerschaft«. Das schließt jedoch nicht aus, daß unter bestimmten politischen Bedingungen die Grundlagen für eine Entwicklung zum Sozialismus von der Struktur her, d. h. von ihrer konkreten Verfaßtheit her in Angriff genommen werden kann. Mehr beansprucht das Programm der Volkseinheit nicht. Aber auch das ist schon eine Revolution. Sie führt zwar nicht unmittelbar sozialistische Produktionsverhältnisse ein, schafft aber deren Grundlagen. Oder: sie überwindet zwar nicht unmittelbar die Unterentwicklung in eine sozialistische Struktur hinein, formt diese aber so sehr um, daß sie sich in absehbarer Zukunft als sozialistische und damit als autonom sich entwickelnde entfalten kann.

Mit beiden Gedankengängen ist natürlich implizit die Frage nach den Reformen verbunden, also die Frage, inwieweit Reformen revolutionäre Veränderungen verwirklichen oder auch nur anstoßen können. Diese Frage kann nur konkret beantwortet werden. Denn der Inhalt und die Reichweite von Reformen hängen von der konkreten Klassenzusammensetzung derer ab, welche sie tragen. Damit ist eine Prämisse gesetzt, die nicht verschwiegen werden soll: Reformen können revolutionäre Veränderungen einleiten (verwirklichen), sofern ihre Träger revolutionäre Klassen sind. Dazu bedarf es andrerseits der Voraussetzung, daß diese Klassen den institutionellen Apparat zur Verwirklichung der Reformen wirklich in der Hand, daß sie also den Staat erobert haben. Ihn können sie erobern, indem sie die Regeln des politischen Systems akzeptieren. (Sie können ihn natürlich auch erobern, indem sie einen Volkskrieg beginnen und gewinnen; aber das ist lediglich eine hypothetische Möglichkeit für den Fall, der hier diskutiert wird.) Das ist aber wieder nur möglich, wenn die Struktur bestimmte Voraussetzungen erfüllt. Hier wird, wohlgemerkt, keinem Geschichtsfatalismus das Wort geredet, sondern davon ausgegangen, daß die Menschen, d. h. die Klassen und Gruppen die Möglichkeiten verwirklichen, welche die Struktur eröffnet.

Hier verschränkt sich die Überlegung über die Reform mit den Argumenten über die strukturelle Entwicklung. Denn hier wird zur Voraussetzung, was im anderen Fall als gegeben gesetzt wurde, während dort Prämisse ist, was hier akzeptiert wird. Dies scheint darauf hinzudeuten, daß die theoretische Erklärung zumindest stringent und dem Prozeß für seine gegenwärtige Phase angemessen ist. Ob sie weiter trägt, hängt nicht von ihr ab, sondern von der Entwicklung der Revolution. Mit anderen Worten: die theoretische Analyse kann konkrete geschichtliche Situationen erfassen und erklären, kann auch (in diesem Falle implizite) Linien der Prognose andeuten, kann aber nicht eine Entwicklung prophezeien, weil ihre Verwirklichung nicht von ihr abhängt. Sie steckt den Rahmen des Geschehenen *und* des Möglichen ab, wird aber nur in ganz besonders günstigen Fällen zum Element des Prozesses selbst.

Es mag die Frage gestellt werden, warum das, was in Chile nicht nur möglich, sondern auch einigermaßen theoretisch erfaßbar ist, nicht in anderen ebenso unterentwickelten Gesellschaften des Kontinents geschehen kann. Warum muß andernorts (vielleicht in Venezuela) die Struktur mit ihrem Überbau zerschlagen werden, um eine sozialistische Gesellschaft zu errichten? Die Antwort darauf kann nur in der konkreten Analyse der besonderen Struktur liegen, welche zu der Frage herausfordert. Als Arbeitshypothese mag jedoch stehen, daß die strukturelle Entwicklung eine andere war, daß also die verschiedenen Elemente der Struktur auf andere Weise zusammenpassen und andere Strategien vorschreiben.

Der Überbau der chilenischen Struktur und damit sie selbst haben möglich gemacht, was heute geschieht. Seine konkrete Verfaßtheit und seine besondere Entwicklung lassen die bisher beherrschte Klasse zu diesem Zeitpunkt nicht nur die Frage nach den Klassen, welche die Regierung bilden, sondern auch die Frage nach der Macht stellen. Ob das im weiteren Verlauf des Prozesses geschieht, ist zu hoffen, steht gleichwohl aber noch nicht fest; welche Möglichkeiten bestehen, wird gleich angedeutet.

Zuvor soll kurz noch auf zwei Konstanten eingegangen werden, die besondere Erwähnung verdienen. Die eine ist die Herausbildung und Persistenz des ›demokratischen Mythos‹. Die andere ist die Flexibilität des politischen Systems, also seine Fähigkeit, politischen und (in Maßen) sozialen Wandel zu absorbieren. Diese Flexibilität ist ein roter Faden in der chilenischen Geschichte und schon zu Anfang der politischen Unabhängigkeit vorhanden. Während des gesamten 19. Jahrhunderts wurden, wie erinnerlich, die Meinungsverschiedenheiten der Fraktionen der herrschenden Klasse innerhalb des politischen Systems ausgetragen und zerbrachen es nicht. Das liegt auch daran, daß – trotzt vorhandener Interessengegensätze – die herrschende Klasse sich über drei grundlegend wichtige Aspekte ihrer Politik immer einig war oder werden konnte: über die Wirtschaftspolitik, über die Gesellschaftspolitik und über die Notwendigkeit, das politische System zu erhalten. Allfällige politische Reformen konnten deshalb auf einen Konsens rechnen, selbst wenn sie die Teilhabechancen am System erweiterten. Nur einmal kam es zum Bruch der Kontinuität, nämlich während der Präsidentschaft Balmacedas. Dieser Bruch bestätigt aber die Kontinuität eher noch: Balmaceda war aus dem ›schweigenden Kompromiß‹ der Herrschenden ausgeschert und wurde gestürzt, um die Kontinuität nicht zu gefährden. Auch im 20. Jahrhundert blieb sie im wesentlichen erhalten, obwohl sich die objektiven Widersprüche der chilenischen Unterentwicklung immer mehr verschärften. Jetzt erst bewies sich die Flexibilität in ihrer ganzen Stärke. Trotz der Ausweitung der Wählermassen, trotz des Aufstiegs der politischen Organisationen der beherrschten Klasse, trotz des Einbruchs der Marginalen blieb das politische System erhalten. Und es duldete gar den Sieg der Volkseinheit und die Übernahme der Regierung durch die linken und radikaldemokratischen Parteien. Diese Flexibilität, von der gern behauptet wird, sie setze einen breiten Konsensus in der Bevölkerung voraus, beruhte in Chile auf heftigen Klassenauseinandersetzungen und -kämpfen. Das bedeutet, daß es gelang, sie innerhalb des Systems zu institutionalisieren. Und diese traditionsreiche Institutionalisierung des Klassenkampfes war der Garant für die Stabilität der politischen Entwicklung. Das wurde vorher am Beispiel des Staates verdeutlicht.

Die andere Konstante, der demokratische Mythos, ist eine Konsequenz der politischen Stabilität. Weil sie bestand, konnte er von den Herrschenden durchgesetzt werden, konnte er sich am Ende aber auch gegen die Herrschenden wenden. Er beruht auf der Annahme, daß die Legalität des politischen Systems den demokratischen Ausgleich der von der Struktur erzeugten Konflikte zuläßt. Damit wird, wie gesagt, die Klassenbasis des Staates verschleiert und die Frage unterdrückt, welcher Klasse die Legalität denn eigentlich dient, bis sich eine strukturelle Situation ergibt, deren Widersprüche die Abstraktheit der bürgerlich-demokratischen Legalität vom Tisch wischt. Der demokratische Mythos ist ein wichtiger Bestandteil des gesellschaftlichen Bewußtseins des chilenischen Volkes: was vom politischen System erzeugt wurde, sicherte am Ende dessen Stabilität. Der Mythos ist so stark, daß er selbst von den imperialistischen Agenturen und Agenten übernommen wurde, die Chile als Musterbeispiel eines demokratischen Landes feierten; daß er die beherrschte Klasse, die es eigentlich besser wissen mußte, von der Friedlichkeit und Gewaltlosigkeit der chilenischen Entwicklung zu überzeugen vermochte; daß er heute noch, in einer Phase sich verschärfender Angriffe der Rechten auf die Revolution der Volkseinheit, bei sehr vielen Angehörigen der beherrschten Klasse eine intensivere Mobilisierung verhindert. Er wird wohl nur abgebaut oder mit einem neuen Inhalt versehen werden können, wenn die bestehenden politischen Institutionen radikal verändert oder zugunsten neuer zerstört sind, welche die Entwicklung der chilenischen Struktur und die neue Klassenbasis vorerst der Regierung, später (hoffentlich) auch des Staates spiegeln.

Der chilenische Prozeß – das sollten diese systematisierenden Interpretationsversuche ebenso zeigen wie die vorhergehenden Überlegungen – ist außerordentlich komplex, entzieht sich aber dennoch nicht dem theoretischen Zugriff. Dieser darf nur nicht auf liebgewordene Vorurteile und Schemata vertrauen, welche über die Unterentwicklung hier und da verbreitet wurden und werden. Sie muß also eine sehr komplexe Ganzheit *innerhalb* einer weiteren Totalität, von der sie abhängt und die sie prägt, verstanden und analysiert werden. Nur dadurch entgeht man den schrecklichen Vereinfachungen, die am Ende alles für selbstverständlich nehmen.

Perspektiven

Die Tatsache, daß die chilenische Struktur eine so besondere Entwicklung durchgemacht und deshalb den Sieg der Volkseinheit hervorgebracht hat, darf nicht als Garantie dafür genommen werden, daß die Revolution jetzt sozusagen gesichert sei. Ließe sie sich auf diese Illusion ein, könnte das selbstmörderisch für sie sein. Es gibt noch sehr verschiedene Alternativen, und die Perspektiven sind nicht in allen Bereichen günstig. Der Weg zum Sozialismus ist nicht einfach und muß eine Reihe von Hindernissen überwinden, die, sofern übersehen, ihn verbauen könnten.

Die chilenische ist eine abhängige Gesellschaft. Sie ist früh in den weltweiten Kapitalismus integriert worden und ist von ihm geprägt. Das gilt sowohl für ihre Volkswirtschaft als auch für ihre Funktionsmechanismen in anderen Bereichen. Nun sind Abhängigkeitsverhältnisse ja niemals auf reinen Zwang gegründet. Sie sind vielmehr historisch entstanden, haben ihre besondere Geschichte und schaffen in den ihnen unterworfenen Gesellschaften die Gruppen und Mechanismen, die sie aufrechterhalten. Im Falle der wirtschaftlichen Abhängigkeit ist das besonders deutlich. Wiederholt ist, besonders in letzter Zeit und von einigen lateinamerikanischen Theoretikern, gezeigt worden, wie das funktioniert und zusammenpaßt, wie etwa die starke Rolle des Staates in der chilenischen Struktur von den sich verändernden Abhängigkeitsbeziehungen ausgeformt worden ist. Für den Überbau gilt eine ähnliche Konditionierung. Nur ist sie im Falle Chiles weniger stark gewesen als andernorts, weil sich bestimmte institutionelle Entwicklungen ergeben, bestimmte Mechanismen der Abwehr gegen die durch die Abhängigkeit produzierte Entfremdung herausgebildet haben, besonders in der Zeit zwischen 1952 und 1970. Bisher waren sie aber nicht stark genug geworden, um die Abhängigkeit vollkommen zu durchbrechen, und konnten deshalb von den Imperialismen (vor allem vom nordamerikanischen) sowie den ihnen verbundenen Fraktionen der herrschenden Klasse toleriert werden.

Mit dem Sieg der Volkseinheit ist jetzt die Frage gestellt, ob die chilenische Gesellschaft aus den internationalen Herrschaftsverhältnissen ausbrechen, ob sie sich von der strukturellen Abhängigkeit befreien kann, die ihre autonome Entwicklung bisher verhindert hat. Nicht wenig vom Schicksal der Revolution in Chile entscheidet sich hier. Auf der wirtschaftlichen Ebene müssen die Abhängigkeitsverhältnisse vom kapitalistischen Weltmarkt vermindert, d. h. neue Märkte erschlossen werden, muß die Industrie entwickelt werden, um die Abhängigkeit vom Import abzubauen, muß die Agrarstruktur verändert werden, um eine ausreichendere landwirtschaftliche Produktion zu sichern, muß die Entwicklung einer eigenen Technologie in Angriff genommen werden, um angemessene Produktionsmittel einsetzen zu können. Auf der Ebene des Überbaus muß ein neues Bewußtsein sich weiter entfalten, das im Ansatz sich schon ausgebildet hatte und von den aufoktroyierten Normen und Wertvorstellungen, kurz: von der soziokulturellen Entfremdung sich abwendet, müssen Institutionen geschaffen werden, welche den spezifischen Bedürfnissen der Revolution entsprechen.

Der Ausbruch aus den Abhängigkeitsbeziehungen ist eine gewaltige Aufgabe. Es ist wahrscheinlich, daß sie eine Gesellschaft allein nicht schaffen kann. Die tätige Solidarität anderer Völker ist dazu nötig. Überdies ist es nicht ausgeschlossen, daß Revolutionen in unterentwickelten Gesellschaften gezwungen sind, sich auf neue Abhängigkeiten einzulassen, welche zumindest die wirtschaftliche Ebene betreffen können, die Ebene des Bewußtseins und die politische aber nicht unbedingt deformieren müssen – die Geschichte beweist es. Es besteht auch die Möglichkeit, daß die das internationale Herrschaftssystem tragende Macht, die USA, den Bruch mit der Abhängigkeit mit politischen oder mit militärischen Mitteln oder mit beiden zu verhindern sucht, nicht einmal so sehr, weil sie ihn als ökonomisch nachteilig ansieht, sondern mehr, weil sie den Vorbildcharakter eines solchen Bruchs fürchtet. Endlich ist nicht auszuschließen, daß die Mechanismen des Abhängigkeitssystems so stark sind, daß ein Bruch mit ihm unmöglich wird – man denke an das Problem des Kapitalmangels und der Verflechtung Chiles mit internationalen Finanzierungsorganisationen (ein weiterer Nachteil der Regierungsübernahme in Legalität: der Staat konnte nicht einfach bestehende Verpflichtungen, die ihn immens belasten, aufkündigen, sondern er muß über Moratorien und neue Zahlungsfristen verhandeln).

Natürlich ist sich die Volksregierung der Schwierigkeiten bewußt und orientiert ihre Außenpolitik, wie gesagt, entsprechend. Das ist aber keine endgültige Garantie für den Erfolg des Bruchs mit dem Imperialismus, d. h. den Ausbruch aus der Abhängigkeit. Es mag sogar gefragt werden, ob er nicht eine völlige Veränderung des Welthandelssystems voraussetzt, also im Grunde die Revolution in weltweitem Maßstab. Nur: ihn bis dahin zu verschieben, also zu warten, bis die zukünftige Gesellschaft sich herausgebildet hat, geht für eine Revolution nicht an. Das Ziel ihres Handelns liegt näher.

Der chilenische Prozeß hat auf andere lateinamerikanische Gesellschaften bestimmte Auswirkungen. Er gibt den unterdrückten Massen des Kontinents eine neue Perspektive, wie es die cubanische Revolution ein Jahrzehnt zuvor getan hat. Er zeigt ihnen (einmal mehr), daß ein Volk, sofern es sich bewußt wird, gegen die Unterentwicklung kämpfen kann, daß die Befreiung aus der Abhängigkeit von denen betrieben werden muß, die ihr unterworfen wurden. Dieser Wirkung ist sich der Imperialismus durchaus bewußt. Er bemüht sich, mit seinem gewaltigen Propagandaapparat das Geschehen zu entstellen und so die von Chile ausgehende Ausstrahlung zu paralysieren. Daß das auf Dauer keinen Erfolg haben wird, ist sicher, denn die Gesetzmäßigkeiten der Geschichte sind zu stark, die Widersprüche zu offen und zu intensiv, als daß sie mit purer Propaganda verdeckt werden könnten. Auf mittlere Sicht ist aber das Bemühen des Imperialismus wichtig. Es erlaubt ihm, den Massen in anderen lateinamerikanischen Gesellschaften noch mehr ihre Abhängigkeit einzubleuen, sie noch mehr zu Trägern ihrer eigenen Abhängigkeit zu machen. Jeder Tag, der vergeht, verfestigt das internationale Herrschaftssystem noch mehr, macht seine Mechanismen noch stärker. Doch dies will nur sagen, daß die vom chilenischen Prozeß ausgehende Wirkung nicht direkt und unmittelbar sein wird. Sie mag erst in einigen Jahren Folgen zeitigen. Daß sie es tun wird, leidet, wie gesagt, keinen Zweifel. Das sieht man auch daran, wie sehr das chilenische Beispiel von den Menschen in Lateinamerika verfolgt und diskutiert wird, aber auch daran, welch große Anstrengungen die Herrschenden machen, um seine Verdienste klein zu halten, zu verringern oder zu verschweigen.

Einigen stehen schon jetzt die Vorgänge in Chile als Bestätigung dafür, daß gesellschaftliche Revolutionen zur Überwindung der Unterentwicklung auch auf friedlichem Wege möglich seien, daß die These von der Klassenkoalition nicht falsch sei. Das ist eine völlig unhistorische Betrachtungsweise, weil sie von einem besonderen Fall Schlüsse für die strukturelle Situation anderer Gesellschaften zieht. Chile hat *nicht* gezeigt, daß die lateinamerikanische Revolution friedlich verlaufen kann; Chile hat nur gezeigt, daß in jeder Gesellschaft der der Struktur angemessene Weg zur Revolution eingeschlagen werden muß. In vielen, ja: den meisten anderen Gesellschaften des Kontinents wird ein solcher Zugang der Beherrschten zur Regierung, der auf Strukturveränderung aus ist, von den Strukturen und ihrer je besonderen Entwicklung ausgeschlossen. Das wäre aufzuzeigen, ist aber auch so deutlich: das Scheitern der ›Frente Amplio‹ (Breite Front) in Uruguay – einem Land mit einem relativ offenen politischen System und schwerwiegenden strukturellen Widersprüchen – im November 1971 zeigt das klar. Und was die Klassenkoalition angeht, so müßte einmal für andere Gesellschaften nachgewiesen werden, daß sie sich verwirklichen läßt wie in Chile. Das ist aber gerade ausgeschlossen, weil die strukturellen Entwicklungen, sowohl die des Unterbaus als auch die des Überbaus, ganz anders waren, also auch zu ganz anderen Klassenverhältnissen (Zusammensetzung, Interessenlage, Beziehungen der Klassen untereinander, Bewußtsein, politische Organisation) geführt haben. Mit anderen Worten: so direkt ist der chilenische Prozeß nicht mit der lateinamerikanischen Revolution vermittelt. Überdies steht bis jetzt noch aus, ob er in den weiteren Phasen, d. h. bei zunehmender Radikalisierung, auch noch friedlich verlaufen kann, wenn er denn überhaupt bisher friedlich verlaufen ist.

Wie problematisch andrerseits die Auswirkung des chilenischen Prozesses sein kann, zeigt sich daran, daß in einigen Gesellschaften des Kontinents die Herrschenden mit der Idee einer ›Volksfront‹ spielen. Das gilt etwa für Columbien. Dort propagiert der Ex-Präsident Carlos Lleras eine Koalition nach chilenischem Muster. Er spricht auch von »Sozialismus« und von der Notwendigkeit einer »autonomen Entwicklung«. Es ist zu vermuten, daß unter einem neuen Titel mit solchen und ähnlichen Versuchen der Populismus wieder aufgeputzt werden soll. Für Columbien nähert sich ja das Ende des 1958 geschlossenen Paktes zwischen der Konservativen und der Liberalen Partei, so daß die Herrschenden neue Wege einschlagen müssen, um ihre Herrschaft zu erhalten, zumal sich die gesellschaftlichen Konflikte zugespitzt haben und das politische System eine immer stärker werdende disruptive Tendenz aufweist. Auch in Venezuela gibt es einen unter dem Namen ›Dritte Kraft‹ auftretenden Versuch zur Nachahmung des chilenischen Weges. Dabei handelt es sich – noch offenkundiger als in Columbien – um einen neuen, weitgehend von Patronage- oder Klientelparteien getragenen reformistischen Populismus, nachdem sowohl der sozialdemokratische als auch der christdemokratische Populismus schon ausprobiert worden sind und ihre Unfähigkeit de facto bewiesen haben. Abgesehen davon, daß die ›Dritte Kraft‹ die für 1973 anstehenden Wahlen nicht gewinnen kann, scheint die Imitation innerhalb der venezolanischen Struktur und ihrer Entwicklung geradezu absurd. Das chilenische Beispiel kann also unterderhand von den Herrschenden und/oder vom System auch dazu benutzt werden, ihre Herrschaft zu stabilisieren oder das System mit ›Reformen‹ zu retten. Das ist ohne Zweifel ein negativer Aspekt der kontinentalen Perspektiven der Revolution in Chile, daß sie dazu herhalten muß, die Massen zu beruhigen und die Widersprüche ideologisch zu harmonisieren.

Man könnte die These formulieren, daß die Wirkung des chilenischen Prozesses in einigen westeuropäischen Gesellschaften größer und direkter ist als in Lateinamerika. Ist sie hier über Bewußtwerdungsprozesse und strukturelle Verschiedenheiten vermittelt, kann sie dort auf institutionelle und organisatorische Voraussetzungen treffen, die sie eher aufzunehmen und umzusetzen erlauben. Das gilt etwa für Italien und Frankreich, wo die proletarischen Parteien und Bewegungen stark sind und das politische System relativ offen ist. Zudem ermöglicht die sozioökonomische Struktur – wie in Chile – wahrscheinlich den Aufbau der Grundlagen für den Sozialismus durch Reformen, die revolutionären Charakter annehmen, weil sie im Proletariat ihre Klassenbasis haben. Ob allerdings wirklich ein ›italienischer (oder französischer) Weg zum Sozialismus‹ gefunden und gegangen wird, der an die chilenische Erfahrung anknüpft und sie schöpferisch auf eine andere Realität anwendet, ist noch nicht abzusehen, hängt auch von vielen anderen Faktoren ab.

Es hängt wohl auch davon ab, wie die chilenische Revolution sich in Zukunft entwickelt. Daß die beherrschte Klasse und ihre Parteien die Regierung übernommen haben, bedeutet ja, wie gesagt, nicht, daß sie auch die Macht übernommen hätten, daß alle ungünstigen Bedingungen ausgeschaltet wären und daß eine frustrierende Alternative ausgeschlossen wäre Es bleibt, die Möglichkeiten und Schwierigkeiten kurz zu prüfen oder doch aufzuzeigen.

Ein Problem, das die chilenische Revolution und ihre Führer (Personen und Parteien) bald lösen müssen, ist das der Mobilisierung und Organisierung der Massen. Bisher sind sie nur sporadisch und sozusagen bei Bedarf angesprochen worden. Das hat nicht wesentlich dazu beigetragen, ihr Bewußtsein zu erweitern, und läßt sich – etwa – ablesen daran, daß in den Wahlen nach dem 4. April 1971 die Votation für die Volkseinheit stagniert hat und die Stimmenthaltungen zugenommen haben. Natürlich können objektive Faktoren dafür verantwortlich gemacht werden: den Wahlen in Valparaiso am 18. Juli 1971 ging ein Erdbeben voraus, das die Stimmenthaltungen hochgetrieben hat, und alle Provinzen, in denen Nachwahlen stattgefunden haben, waren von jeher in Händen der Rechten, d. h. der Nationalen und der Christdemokratischen Partei. Solche objektiven Erklärungen reichen aber nicht hin; sie zeigen nicht, warum die Stimmenthaltungen in

Colchagua, O'Higgins und Linares im Januar 1972 mehr waren als bei der Präsidentschafts- oder den Gemeindewahlen. Es ist eine alte Weisheit, daß Enthaltungen in unterentwickelten Gesellschaften immer die linken und radikaldemokratischen Parteien treffen und benachteiligen. Das ist in Chile sogar empirisch nachgewiesen. Eine revolutionäre Regierung, die ihre Existenz dem Wahlmechanismus verdankt (in welchem sich dieses Mal die Bewußtwerdung der Massen über die gesellschaftlichen Widersprüche ausgedrückt hat), und die sie tragenden Parteien und politischen Gruppierungen müssen denselben Mechanismus für ihre Politik einsetzen können. Das geht aber nur, wenn eine intensive Arbeit an der Basis stattfindet, wenn die Massen *systematisch* und dauerhaft mobilisiert und, vor allem, organisiert werden.

Mobilisierung und Organisierung sind aber nicht nur wichtig, um Wahlen zu gewinnen. Es mag zugestanden sein, daß sie in einer so besonderen Situation wie der chilenischen zum Werkzeug revolutionärer Politik geraten können. In ihnen und den aus ihnen sich ergebenden Mehrheitsverhältnissen kann sich aber nicht allein die Klassenbasis des Prozesses ausdrücken. Eine Revolution zum Sozialismus, die darauf baute, wäre zum Scheitern verurteilt, weil sie erlaubte, daß der im Wahlvorgang verfestigte Verschleierungsmechanismus der demokratischen Legalität sich im gesellschaftlichen Bewußtsein noch mehr internalisierte und tendenziell verewigte. Wahlen können nur Instrument revolutionärer Politik sein, wenn sie von deren Trägern sichtbar in den gesamten Kontext der Strategie gestellt werden. Das geht nur, indem die Massen politisch ›erzogen‹ werden, indem ihr Bewußtsein mit der revolutionären Strategie ›durchtränkt‹ wird. Das aber ist nur zu leisten, wenn sie am gesamten Prozeß der Revolution aktiv teilnehmen. Denn die wirkungsvollste revolutionäre ›Erziehung‹ ist immer noch die bewußte Teilnahme an der Revolution.

Schließlich entscheidet sich an der Organisierung der Massen der revolutionäre Charakter der Reformen. Sie sind ja ohnedies nur strukturverändernd, insofern sie von der bisher beherrschten Klasse getragen werden. Ist das nicht der Fall, können sie durchaus systemstabilisierend wirken, d. h. das kapitalistische System gegen die objektiven Interessen der bisher Beherrschten retten. Nur die Ausbildung eines sozialistischen Bewußtseins verhindert, daß die Revolution in einem radikalen Reformismus stecken bleibt und sich frustriert. Dieses Bewußtsein setzt die massenhafte Organisierung voraus. Mit anderen Worten: die chilenische Struktur hat, wie gesagt, die Möglichkeit hervorgebracht, daß Reformen revolutionären Charakter tragen. Ob sie verwirklicht wird oder ob sie bloße strukturelle Möglichkeit bleibt, hängt von den Klassen ab, die geschichtlich handeln. Sie müssen sich organisieren, um den politischen Prozeß bewußt zu tragen.

Wahrscheinlich darf die Organisierung der Massen nicht nur traditionelle Wege gehen. Sie darf sich nicht darauf beschränken, daß die Parteien und Gruppen der Volkseinheit mehr Mitglieder werben und mehr Basisorganisationen schaffen, daß sie Agitation und Propaganda vertiefen und erweitern. Vielmehr muß das gesamte institutionelle System so umgebaut werden, daß die Klassen an jeder Stelle auf seine Mechanismen Einfluß haben, besser: das Funktionieren seiner Mechanismen tragen und steuern. In einer revolutionären Situation genügt bloße Mitbestimmung nicht. Es muß sich um einen von der bisher beherrschten Klasse selbstbestimmten Prozeß handeln. Wie das konkret in der Praxis zu geschehen hat, darüber ist viel nachgedacht und geschrieben worden. Es scheint so zu sein, daß alle Revolutionen ihren eigenen Weg finden müssen. Daß manche daran gescheitert sind, daß sie also einen Revisionismus statt des angestrebten Sozialismus verwirklicht haben, sollte der chilenischen Revolution eine große Herausforderung sein. Wohlgemerkt: die Selbstbestimmung der Revolution muß auf allen Ebenen verwirklicht sein, also auch im Bereich der Planwirtschaft. Es ist zugegeben, daß dies für die chilenische Revolution eine Aufgabe auf lange Sicht ist. Trotzdem darf man sie nicht aus den Augen verlieren, gerade deshalb muß man in den anstehenden Reformen des Unterbaus und des Überbaus Sicherungen einbauen, welche die spätere Realisierung der sozialistischen Gesellschaft gewährleisten.

Dies alles impliziert, daß die bisher beherrschte Klasse ihre tatsächliche Führungsrolle innerhalb der Klassenkoalition behauptet und ausweitet. Es genügt nicht, daß die intermediären Sektoren einfach politisch radikalisiert werden. Die Radikalisierung muß vielmehr zur effektiven ›Proletarisierung‹ des Prozesses führen. Nur so wird zu verhindern sein, daß ein so problematisches Instrument wie eine Klassen- und Parteienkoalition die Revolution bremst, anstatt sie zu fördern. Dazu gehört, daß auch in der Volkseinheit über eine neue organisatorische Form nachgedacht und sie am Ende verwirklicht wird. Die politischen Parteien müssen sowohl ihre eigene Organisation verbessern als auch die Initiative zur Organisation eines effektiven Bündnisses ergreifen, das aus der Volkseinheit mehr macht als eine reine parlamentarisch-demokratische Parteienkoalition.

Es scheint, daß Führer und Parteien der chilenischen Revolution sich dessen bewußt sind und jeden Tag mehr Klarheit darüber gewinnen; in den Gesprächen und den Antworten drückt sich das aus. Dabei ist die Rolle der Kommunistischen Partei für diese Phase von großer Bedeutung. Sie ist intern besser verfaßt, auch besser organisiert und disziplinierter als die übrigen Parteien. Sie ist weder ideologisch noch strategisch versteinert (wie manche ihrer Schwestern in anderen lateinamerikanischen Gesellschaften), sondern entwickelt eigene Ideen und Initiativen*. Die Sozialistische Partei und der MIR können in einer späteren Phase die wesentliche Rolle spielen, wenn jene sich ideologisch und organisatorisch vereinheitlicht und dieser noch größeren Rückhalt bei den Massen gewonnen hat.

Das politische System, das den Sieg der Volkseinheit möglich gemacht hat, kann sich über kurz oder lang und noch mehr als bisher schon zu einem ernsthaften Hindernis für den Prozeß entwickeln. Das liegt nicht nur daran, daß auf seine Prinzipien und Mechanismen Rücksicht genommen werden muß und seine Legalität *auch* Waffe der bisher Herrschenden ist. Es hat auch Verhaltensweisen und Hierarchie-Verhältnisse eingeübt, die sich negativ auf die politische Entwicklung der chilenischen Massen auswirken können. Das politische System muß also auch intensiver in den Reformprozeß einbezogen werden. Die Volksregierung hat das zwar versprochen, aber bisher nicht verwirklichen können. Es hat unter den Perspektiven zu geschehen, welche die Umwandlung der chilenischen Gesellschaft in eine sozialistische zu leiten haben.

Klassenzusammensetzung, Programm und bisherige Politik der Volkseinheit lassen derzeit noch die Alternative zwischen (radikalem) Reformismus und Vorbereitung des Sozialismus nicht ausgeschlossen erscheinen. Ob sich am Ende die eine oder die andere Lösung durchsetzt, hängt in großem Maße wohl vom Prozeß selbst ab, d. h. davon, ob die Massen aktiv in ihn integriert werden und ein wirkliches Bewußtsein erwerben oder ob sie im Zustand einer politischen Unmündigkeit verbleiben, der zwar ihre Teilhabe am politischen System, nicht aber seine Beherrschung durch sie zuläßt. Es hängt auch davon ab, ob die Parteien der Volkseinheit es schaffen, das bisher vorherrschende Bewußtsein: »Die Volksregierung hat unsere Existenzbedingungen verbessert, deshalb stehen wir zu ihr«, (das ja nur embryonal politisch ist) in ein politisches zu verwandeln oder nicht. Nur wenn das geleistet werden kann, braucht nicht jede wirtschaftliche Schwierigkeit, die unvermeidlich ist in einem solchen Prozeß, die Angst vor seiner Abtreibung auszulösen.

---

* Dies schließt nicht aus, daß die KP, traditional im Volksfront-Denken befangen ein Abkommen mit Teilen der herrschenden Klasse (›nationale Bourgeoisie‹) suchen und damit den Prozeß gefährden könnte.

Es besteht auch die Möglichkeit, daß die Reaktion allein oder im Bündnis mit dem Imperialismus die Entwicklung zurückwirft, indem sie einen Putsch organisiert oder den Bürgerkrieg anzettelt. Die intensiven Klassenkämpfe zwischen der bisher herrschenden Klasse und der Volkseinheit in den letzten Wochen und Monaten um die Jahreswende 1971/72 scheinen darauf hinzudeuten, daß die Rechte, wie gesagt, ›den Spuk beenden‹ will. Sollte sich diese Möglichkeit realisieren und der Bürgerkrieg ausbrechen, werden alle Voraussagen über zukünftige Entwicklung hinfällig. Sie zerbrächen nämlich, was deren praktische Voraussetzung ist: die Kontinuität der Struktur, welche die Revolution in Chile in dieser spezifischen Form möglich gemacht hat. Ob ein Kampf gegen die Konterrevolution gewonnen werden kann, entscheidet sich wieder an dem Bewußtseins- und Organisationsgrad der Massen. Daß die Streitkräfte für einen reaktionären Putsch eingespannt werden können, ist fraglich; daß Teile von ihr mitmachen, ist nicht auszuschließen; daß es dagegen zu einer Situation wie in Brasilien 1964 oder vor einigen Jahren in Indonesien kommt, erscheint ziemlich unwahrscheinlich, weil von der strukturellen Entwicklung der chilenischen Gesellschaft behindert. Es ist auch unwahrscheinlich, daß es zu einem sozusagen ›friedlichen Sieg‹ der Konterrevolution kommt. Den würden jetzt schon die Massen verhindern. Trotzdem erscheint es *für diese Phase* sinnvoll, sich aller institutionellen Möglichkeiten und der Chancen der Legalität zu bedienen, die beim Wahlsieg 1970 gewonnen wurden.
Es wurde schon gesagt: die chilenische Gesellschaft ist auf etwas zugesteuert, das ihre historische Entwicklung – damit auch ihre Struktur – auf einen Begriff bringt. Sie ist eine Übergangsgesellschaft zum Sozialismus, der seinerseits als Phase des Übergangs zum Kommunismus seinen geschichtlichen Sinn hat. Ob jener Begriff historisch trägt, ob (später) der Sozialismus errichtet werden kann, steht noch nicht fest. Die Voraussetzungen sind jedoch günstig. Und die Weichen, damit dieser Sozialismus dann auch wirklich die klassenlose Gesellschaft und den »allseits freien, allseitig schöpferischen, allseitig menschlichen Menschen« (Karl Marx) hervorbringt, sind gut gestellt. Insofern stellt die Revolution in Chile eine Hoffnung, ein weit über Chile und Lateinamerika hinausweisendes ›Experiment auf die Zukunft‹ dar, das eingebettet ist in den weltweiten Kampf gegen die bestehenden Verhältnisse für eine menschliche Ordnung.
Aber der chilenische ist ein schwieriger Weg zum Sozialismus.

Es spricht Salvador Allende

Es ist bekannt: die Persönlichkeiten der Führer einer Revolution bestimmen niemals endgültig deren Verlauf und Inhalt. Das besorgen die beteiligten Klassen, Gruppen und Sektoren mit ihren Widersprüchen und Koalitionen, mit ihren Absprachen und Auseinandersetzungen, soweit sie sich in Programmen und Strategien, in Taktik und Theorie niederschlagen. Es ist aber nicht weniger richtig, daß Persönlichkeiten in geschichtlichen Prozessen – wie Revolutionen – ihre Rolle spielen und daß diese bis zu einem bestimmten Grad von jenen gesteuert und bedingt werden. Das gilt, wie jede ernsthafte Soziologie der Revolution zuzugeben gezwungen sein wird, besonders für die Zeiträume unmittelbar vor und nach der revolutionären Machtübernahme. Dann sind nämlich Revolutionen noch am ehesten für Faktoren empfänglich, die zwar nicht letztlich determinant sind, aber doch ihr Wörtchen mitzureden haben.

Salvador Allende Gossens ist für einen Persönlichkeitskult denkbar wenig geeignet. Seine Bedeutung für den chilenischen Prozeß insgesamt darf nicht unterschätzt, allerdings auch nicht überschätzt werden. Er ist kein charismatischer Revolutionsführer, wie etwa Trotzki und – in geringerem Umfang – Lenin es waren und wie ihn, in Lateinamerika, Fidel Castro und Ernesto Che Guevara darstellten. Er ist ein praktischer Politiker, und wenn das Wort praktisch jemals einen Sinn gehabt hat, dann in diesem Falle. Als Allende an die Macht kam, hatte er eine politische Karriere von über 30 Jahren Dauer hinter sich, war er Abgeordneter, Senator, Minister und Senatspräsident gewesen, hatte er nicht nur innerhalb des politischen Systems gelebt, sondern auch dessen Mechanismen und Schaltvorgänge sowohl erfahren als auch manipuliert. Er ist kein Amateur, sondern ein Berufspolitiker, zudem der mit der längsten, umfangreichsten und reifsten politischen Erfahrung in ganz Lateinamerika vielleicht, bestimmt aber in Chile. Man könnte ihn einen Bürger, einen Citoyen nennen, wenn es erlaubt ist, den Begriff noch ohne Gehässigkeit auszusprechen. Daß der Mythos der chilenischen Demokratie so lange gehalten hat und – wie es scheint – trotz Brüchigkeit noch immer hält, daran hat Allende an entscheidender und verantwortungsvoller Stelle mitgewirkt. Er ist also kein ›Lederjacken‹- und auch kein ›Blaumann‹-Proletarier, wie man ihn so gern als Repräsentanten einer sozialistischen Revolution sehen würde. Überhaupt paßt er so leicht in kein Klischee, selbst wenn ihn seine rechten und linken Gegner und Widersacher zu gern in ein solches Korsett hineinpressen würden.

Ohne Zweifel ist Salvador Allende in dieser Zeit die entscheidende Figur der chilenischen Revolution. Seine Insistenz hat dazu geführt, daß sich bei den Wahlen von 1970 eine Koalition von linken und liberal- oder radikaldemokratischen Parteien trotz der Niederlagen von 1952, 1958 und 1964 noch einmal dazu entschlossen hat, ein Programm für Chile zu präsentieren, das von der Notwendigkeit sprach, eine sozialistische Gesellschaft zu errichten. Salvador Allende war es, der – seiner Persönlichkeit und seiner Anziehungskraft auf die Massen wegen – die anderen Parteien zum Verzicht auf eigene Kandidaturen bewegen konnte; schon das war kein geringes Stück Arbeit, denn es handelte sich bei den anderen Kandidaten um geachtete, intelligente und populäre Männer des öffentlichen Lebens: um den späteren Literatur-Nobelpreisträger Pablo Neruda für die Kommunistische Partei und den bekannten Wirtschafts- und Sozialwissenschaftler Alberto Baltra für die Radikale Partei. So ist es Salvador Allende letztlich zu verdanken, daß den Parteien der Volkseinheit klar wurde, daß sie nur mit ihm als Kandidaten die Wahlen gewinnen könnten; denn jede andere Kandidatur hätte die Zersplitterung der fortschrittlichen Kräfte, d.h. ihre Isolierung zur Voraussetzung und den Wahlsieg Jorge Alessandris zur Folge gehabt. Nach dem Erfolg vom 4. September 1970 hielt Allende das ungemein delikate politische Schaukelspiel (mit möglicherweise blutigem Ausgang) bis zu seiner Bestätigung durch das Parlament durch. Er manipulierte es so virtuos, wie das nur ein ›mit allen Wassern gewaschener‹ Berufspolitiker konnte; und negativ wird dies nur nennen, wer den Gegenmythos nährt und braucht, die ›Salbung‹ eines revolutionären Politikers dürfe nur aus Taten außerhalb des je bestehenden Systems stammen. In den Monaten nach der Übernahme der Regierung steuerte Allende den Prozeß unorthodox, doch nicht ohne Erfolg: die Wahlen vom 4. April (von denen sich die Reaktion und die oppositionellen Christdemokraten das zitierte ›Votum gegen den Kommunismus‹ erhofften) und der überraschend eindeutige Sieg der Volkseinheit beweisen es.

Salvador Allende hat durch seine Persönlichkeit, sein politisches Konzept und seine Fähigkeit den Weg dazu, daß es heute einen chilenischen Prozeß gibt, der nicht ausgetretenen Pfaden folgt, und diesen selbst entschieden mitgeprägt. Daran zu zweifeln wäre ebenso unsinnig wie leichtfertig. Dabei ist er geblieben, was er war: ein bürgerlicher Politiker, wenn es denn erlaubt ist, den Begriff schon wieder zu benutzen. Er ist für manche ein Schimpfwort, für manche ein Trost. Tatsächlich ist er keins von beiden. Er umschreibt einen Tatbestand, wird so der Persönlichkeit, der Entwicklung und dem politischen Stil Allendes mehr als jeder andere Begriff gerecht. Zu den genannten Merkmalen tritt – aus kontinentaler Perspektive – ein weiteres hinzu: Allende gehört zu einer Generation lateinamerikanischer Politiker, die einmal dadurch gekennzeichnet ist, daß ihre Vertreter Unruhe in den Kontinent brachten, zum andern dadurch, daß die meisten von ihnen (etwa Rómulo Betancourt, Victor Raúl Haya de la Torre, José Figueres u. a.) sich später in willige Handlanger des Imperialismus und der einheimischen Oberklassen verwandelten. Das erste trifft für Allende auch zu, das zweite nicht. Er ist Sozialist geblieben und hat als solcher auf der politischen Bühne seines Landes und des Kontinents agiert. In seinem Land war das nur innerhalb eines demokratischen Systems möglich, das zur Manipulation der Massen von den herrschenden Klassen entworfen worden war und gehandhabt wurde. Das hat auf Allende abgefärbt. Er ist ein der Verfassung treuer Präsident und insofern, *nur* insofern ein Repräsentant des Systems, eines Systems, dessen Überwindung nicht nur auf der Tagesordnung steht, sondern von Allende selbst aktiv gefördert und betrieben wird.

Man kann es auch anders sagen, um Konfusion zu vermeiden. Wir kennen viele sozialistische Führer. Es gibt keine zwei Allendes. Mit andern Worten: er ist kein neuer Léon Blum, kein Lelio Basso, kein Ernst Thälmann, kein Breschnjev und kein Castro. Allende stellt einen einmaligen Fall dar. Ein je besonderer Faktor unterscheidet ihn von jedem einzelnen der sozialistischen Führer. Vom einen etwa die Tatsache, daß er immer marxistischer Sozialist, nie romantischer oder sentimentaler Sozialist war. Vom andern die klare Einsicht in die komplexe Totalität der spezifischen Verhältnisse; sie kommt etwa darin zum Ausdruck, daß Allende, als alle behaupteten, in Lateinamerika sei der Sozialismus nur durch den bewaffneten Kampf zu erreichen, als einziger darauf bestand, daß dem in Chile nicht so sei. Vom wieder andern der Mut zur Konsequenz und zum Kompromiß in praktischen Fragen. Von einigen schließlich das Wissen darum, daß die Übernahme der Regierung nicht die Übernahme der Macht bedeutet. Von manchen das Fehlen jeder revolutionären Ungeduld oder – positiv – die Bereitschaft, die Stunde abzuwarten. Und von vielen die Tatsache, daß er nicht prätentiös ist, daß er nicht meint, er gehöre schon ob des von ihm Geleisteten zur Geschichte, daß er vielmehr weiß und es auf seine Kappe nimmt, daß darüber die Zukunft des chilenischen Prozesses

entscheiden wird. Gleichwohl ist er nicht von jener unerträglichen falschen Bescheidenheit der Führer mancher revolutionärer Bewegungen oder sozialistischen Revolutionen, welche die Taten der Massen unterderhand zum neuen Weltgeist hochstilisieren: er weiß, daß seine Regierung für Chile den Weg zum Sozialismus bedeutet.
Es ist nicht so, daß das Überleben der Revolution von Salvador Allende abhinge. Es ist eher so, und er weiß auch dies: ihr Fortschritt und ihr Sieg hängen in großem Maße davon ab, daß er als ihr Führer überflüssig wird. Denn, wie gesagt, es sind nie die Führer, die den Verlauf und Inhalt einer Revolution letztlich bestimmen, sondern die Klassen – in ihrer Schwäche und in ihrer Stärke. Auch das weiß Allende. Und: die Revolutionen können sich selten die Führer aussuchen, welche uns passen. –

Die vorliegenden Texte Allendes sollen nicht nur etwas von ihm, sondern auch etwas über ihn aussagen. Das Interview wurde am 26. Juli 1971 morgens in seinem Haus in der Avenida Tomás Moro 200 im Stadtteil Providencia von Santiago geführt. Ihm ging am Abend zuvor ein mehrstündiges Gespräch mit anderen voraus, das aus verschiedenen Gründen weder aufgezeichnet wurde noch hier berichtet wird. Bei den Auszügen aus Reden und ›intervenciones‹ (wie Allende seine Reden gern selbst nennt) ist angegeben, aus welchem Zusammenhang sie stammen. Ich habe sie der Zusammenstellung entnommen, die Joan Garcés für den Verlag Papiro in Buenos Aires besorgt hat.
Der Allende dieser Texte ist nicht der Mann großer Worte. Wer den rhetorischen Stil lateinamerikanischer Politiker kennt oder gar an ihn gewöhnt ist, wundert sich leicht, wie trocken Sprache und Gestus des öffentlichen Redners Allende sind. Das geht in der Übersetzung ein wenig verloren, weil die Unterschiede in Sprachstruktur und Mentalität doch nicht ganz ausgemerzt werden können und die Sprache der Politik in Lateinamerika im allgemeinen wesentlich reicher und facettierter ist als etwa in der Bundesrepublik. In großen öffentlichen ›intervenciones‹ – und ich habe deren drei miterlebt – ist Allende fähig, seinen Zuhörern zuzumuten, daß sie über Stunden hinweg Zahlen und Statistiken zur Kenntnis nehmen. Das wird dann nicht etwa, wie bei den langen Reden Fidel Castros, durch Appelle und Anekdoten mit großem Vergnügen unterbrochen und zu einem Revolutionsfest umfunktioniert, sondern bewahrt sich seine Trockenheit, welcher der Bezug zur Revolution und das Bekenntnis zu ihr mitunter fast peinlich sind, ebenso wie die ganz großen und nicht alltäglichen Worte.

Im persönlichen Umgang ist Allende ein charmanter Gastgeber und Gesprächspartner. Er hört aufmerksam zu und erlaubt es, ein Argument zu Ende zu führen. Wird das Niveau der Diskussion zu abstrakt, lockert er die Atmosphäre durch einen Witz auf und holt die Gesprächsteilnehmer auf die Erde zurück. Die mit ihm ständig arbeiten, bewegen sich ungezwungen, erstarren niemals in Ehrfurcht vor dem Amt oder der Person, die es bekleidet. Dummheit und Penetranz sind Allende unerträglich. Er wird dann leicht ungeduldig und mitunter fast grob. Mit Vertretern der Presse, vor allem der ausländischen, etwa der nordamerikanischen und westeuropäischen, springt Salvador Allende manchmal sehr rauhbeinig um, besonders wenn er merkt, daß seine oder der Volkseinheit Absichten oder Ziele in der Fragestellung verdreht werden oder daß die Frage schon auf die Absicht einer bösartigen Interpretation hin formuliert ist.

Sowohl bei den Massenauftritten als auch in Diskussionen bricht ein Merkmal Allendes immer wieder durch. Das ist seine pädagogische Haltung gegenüber seinen Zuhörern. Sie wird, trotz der Kürzungen, auch in diesen Texten deutlich. Er spricht die Sprache des Lehrers, des Erziehers und schreckt auch dann nicht davor zurück, wenn es paternalistisch klingt. Seine Zuhörer belehrt er, sagt ihnen gern, was sie zu denken haben, ist aber auch bereit – vor allem im Gespräch –, seine Haltung rasch ironisch zurückzunehmen. Für Massenveranstaltungen gilt das nicht: auf einer Kundgebung am 17. Juni 1971 nach einer für das chilenische Volk dramatischen Woche – der nach der Ermordung des rechts-christdemokratischen Politikers und ehemaligen Innenministers Pérez Zujovic – rief Allende die Zuhörer, die sich nach eineinhalb Stunden Anhörens seiner ›intervención‹ bei schneidender Kälte entfernen wollten, zurück: »Ihr müßt hier bleiben. Ich bin euer Präsident und muß mit euch sprechen.« Eher ersetzt er auf Massenveranstaltungen die Selbstironie, zu welcher er im halbprivaten oder vertraulichen Gespräch immer bereit ist, durch heftige Attacken auf seine und die Gegner des chilenischen Prozesses; damit lockert er seine Zuhörer auf.

Allende ist kein Theoretiker des Sozialismus, und daraus macht er auch keinen Hehl. Sein Satz: »Wenn wir tatsächlich die Jungfräulichkeit der Orthodoxen durchstießen, aber dafür die Dinge machten, dann würde ich ohne Zweifel und Zögern bei dem zweiten bleiben«, ist dafür typisch. Er ist weit davon entfernt, im sozialistischen Sinne ungebildet zu sein. Für ihn ist die Theorie gleichwohl nur ein Instrument und muß sich Korrekturen gefallen lassen, wenn die Tatsachen es fordern. Das gilt auch für seine eigene Theorie, auch für die des chilenischen Prozesses. Mit dieser hat es ohnedies seine Bewandtnis. Aus Allendes Äußerungen etwa zur Frage der Teilhabe der Bauern und Arbeiter an der Regierung geht hervor, daß die chilenische Revolution in vielen Aspekten noch über kein theoretisches Rüstzeug verfügt, weil sie so besonders und auf ihre Besonderheit stolz ist. Allende weiß das. Er weiß vielleicht nicht, daß wir Europäer bisher auch keine Theorie der Revolution, die unsere Generation herausfordert, der Revolution hier und heute, haben. Und es ist anzunehmen, daß, wenn Chile fortschreitet, wenn es einen wirklichen Sozialismus innerhalb einer wirklichen Demokratie errichtet, wir viel von Allende und dem chilenischen Prozeß zu lernen haben werden. Allende drängt nicht auf die Erarbeitung einer Theorie. Für den Augenblick, meint er, seien der Appell an die Massen und die Erfüllung der Aufgaben bei der Errichtung des Sozialismus ungleich wichtiger.

Häufig wird in den Texten eine Eigenschaft deutlich, die Allende besonders kennzeichnet. Neben den umfassenden Begriff werden in seiner Rhetorik und in seinen Antworten plötzlich Beispiele von unglaublicher Konkretheit gestellt. Als er etwa von der Notwendigkeit des Sozialismus für die unterentwickelten Länder und für die Welt spricht (im Interview), erläutert er das damit, daß kein Land bisher eine Lösung für seine Dauerinflation gefunden habe. Oder: er spricht (in den aus seinen Reden ausgewählten Texten) über die gesellschaftlichen Funktionen, die das chilenische Militär zu erfüllen hat, und zieht das Beispiel seiner Hilfe beim Kanalbau in den Südprovinzen heran. Diese Eigenschaft deutet darauf hin, daß es Allende an dem Mut zur Konkretion nicht gebricht, sondern daß er ihr in seinem Denken und Handeln den entscheidenden Stellenwert einräumt.

Hier soll, auch im Ansatz, nicht an einem Persönlichkeitsmythos herumgeflickt werden. Dennoch ist es wichtig, die Persönlichkeit dieses Mannes Salvador Allende Gossens in bestimmten Zügen zu erfassen. Dazu dienen diese Bemerkungen. Sie ersetzen nicht die Lektüre dessen, was er selbst sagt.

Salvador Allende hat das Wort.

Interview

Heinz Rudolf Sonntag (HRS): Genosse Präsident, Chile hat seit Ihrer Amtsübernahme den Weg zu einer sozialistischen Gesellschaft eingeschlagen. Meinen Sie, daß die autonome Entwicklung eines unterentwickelten Volkes notwendig eine sozialistische sein muß?

Salvador Allende (SA): Ich denke, die Jahre, welche die lateinamerikanischen und die Völker der anderen Kontinente, besonders die unterentwickelten, durchmachen, zeigen überdeutlich, wie unmöglich es ist, sich vorzustellen, daß sie innerhalb der kapitalistischen Wirtschafts- und Gesellschaftsordnung den unerläßlichen Wohlstand verwirklichen können, den ihre großen Mehrheiten mit Recht beanspruchen. Das habe ich schon häufig gesagt, bestehe aber immer wieder darauf. Nehmen Sie ein Beispiel: es gibt nicht ein einziges lateinamerikanisches Land, wie auch immer seine Regierungsform war – Demokratie, Pseudodemokratie, Diktatur – und wer auch immer es beherrscht hat – Zivilpolitiker oder Militärs –, das die wesentlichen Bedürfnisse des Menschen: Arbeit, Wohnung, Ernährung, Gesundheit, Bildung, Erholung hätte befriedigen können. Auch hat kein Land eine Lösung für seine Dauerinflation finden können. Wir leben in einem Teufelskreis, welcher die Kluft zwischen den industrialisierten und den unterentwickelten Ländern jeden Tag weiter aufreißt. Angesichts dieser Sachlage denke ich, daß das kapitalistische System abgewirtschaftet, daß es keine andere Alternative mehr hat, als sich verändern zu lassen.

HRS: Die Volksregierung hat sich die Aufgabe gesetzt, die Grundlagen für eine sozialistische Gesellschaft zur errichten, nicht aber die, sie schon zu verwirklichen. Die chilenische Gesellschaft lebt also in einer Übergangsepoche. Einige Maßnahmen Ihrer Regierung deuten auf das Endziel des Programms der Volkseinheit, die sozialistische Gesellschaft, hin; andere sind offensichtlich ergriffen worden, um dringende und unmittelbare Bedürfnisse der chilenischen Massen zu befriedigen. Wie verbinden sich die Maßnahmen kurzer mit denen großer Reichweite? Wie kann man gleichzeitig die dringendsten Bedürfnisse des Volkes befriedigen *und* eine sozialistische Gesellschaft errichten wollen?

SA: Die unmittelbaren Maßnahmen sind in einen Plan gefaßt, welcher auf den von uns für endgültig gehaltenen Schritten beruht, die ihrerseits die gesellschaftliche Umwälzung erlauben werden. Das ist doch klar. Wenn wir, zum Beispiel, die Grundreichtümer, die in Händen des ausländischen Kapitals waren und/oder sind, nationalisieren, werden wir wirtschaftliche Überschüsse zur Verfügung haben, welche Entwicklungspläne durchzuführen erlauben; zugleich verfügen wir über die Mittel, die wir brauchen, um jene unmittelbaren Maßnahmen in Wirklichkeit umsetzen zu können. Das geht so: dies ist ein Land, dessen Menschen eine gute oder eine bessere Ernährung benötigen. Das gilt besonders für die Kinder. Was ist nun eine unmittelbare Maßnahme? Etwa die, daß wir Milch importieren, um den Kindern den versprochenen halben Liter Milch pro Tag geben zu können. Das bedeutet, daß der Staat eine ansehnliche Summe Geldes investieren muß. Woher kommt das Geld? Aus den Überschüssen, die unsere Volkswirtschaft produziert. Aus den 120 oder 180 Millionen Dollar, die unser Kupferbergbau abwerfen muß.

Sobald wir an eine endgültige, an eine Maßnahme großer Reichweite denken, fällt uns ein, daß es unumgänglich, wesentlich, grundlegend ist, die Agrarreform zu vertiefen. Denn wenn wir mit dem Latifundium Schluß machen, zerschlagen wir die Macht einer gesellschaftlichen Klasse. Zur gleichen Zeit aber erreichen wir, daß diese Erde mehr produziert. Deshalb werden wir auf dieser Grundlage teilweise das Problem der Lebensmittelproduktion lösen und uns dem Zeitpunkt nähern, in dem es möglich ist, uns selbst zu versorgen. Heute muß Chile für rund 180 bis 200 Millionen Dollar Fleisch, Milch, Fett, Butter und Öl einführen. Wenn die Lebensmittelproduktion auf dem gegenwärtigen Stand gehalten würde, müßten wir im Jahre 2000 eine Milliarde Dollar im Ausland ausgeben, um unsere Leute zu ernähren, müßten wir für mehr als eine Milliarde Dollar Nahrungsmittel importieren. Rechnen Sie sich selbst aus, welche entsetzliche Hungersnot dann hierzulande herrschen würde, wenn wir unfähig wären, es fertig zu bringen, daß unser Boden mehr produziert! Also, ich glaube nicht, daß es möglich ist, zwischen den Maßnahmen kurzer und denen großer Reichweite auch nur von Ferne zu unterscheiden oder sie voneinander zu trennen. Ein anderes Beispiel: wenn wir uns mit großer Dringlichkeit dem Bau von Wohnraum widmen oder wenn wir sogar Fabriken für Fertighäuser einführen oder wenn wir schließlich nur die Fertighäuser importieren, handelt es sich um die Lösung von Grundproblemen, in diesem Fall dem des fehlenden Wohnraums, *und* um Maßnahmen kurzer Reichweite. Warum das letztere? Weil wir, selbst wenn wir Fertighäuser aus dem Ausland importieren, Arbeitskräfte brauchen und Tausenden Arbeit verschaffen, die bisher arbeitslos sind.

HRS: Ich bezog mich in meiner Frage eher auf das Einfrieren der Preise und die Erhöhung der Löhne. Solche Maßnahmen können als Widerspruch zu einer Wirtschaftspolitik erscheinen, die dazu tendiert, die Kapitalakkumulation zu fördern, die Chile braucht.

SA: Das habe ich nicht verstanden. Ah, nein, nein. Was wir gemacht haben, ist eine Umverteilungspolitik. Mir scheint, daß sie entschieden ernsthaft war. Wir haben es erreicht, die Steigerung der Lebenshaltungskosten, die im Jahre 1970 noch 35 Prozent ausmachte, anzuhalten. Überdies haben wir die Realeinkommen um 55 Prozent angehoben. Schließlich haben wir die Preissteigerungen abgefangen. Man hätte denken können, daß die Fabriken unfähig gewesen wären, die aus den Umverteilungsmaßnahmen resultierende Konsumsteigerung zu befriedigen. Trotzdem haben wir es gemacht. Und es klappt. Und wir glauben, daß es nicht einfach unseretwegen klappt. Obwohl der Gewinn pro Produktionseinheit sicherlich geringer ist, klappt es, weil die Tatsache, daß wir die brachliegende Produktionskapazität in Gang gebracht und die Produktion aufgefächert haben, die geringeren Gewinne pro Produktionseinheit dadurch zu kompensieren erlaubt, daß viel mehr verkauft worden ist und vom Volk gekauft werden kann.

HRS: Und daher käme dann auch das zur Akkumulation notwendige Geld…

SA: Natürlich. Nehmen Sie mal den Fall der Textilindustrien! Sie haben außergewöhnliche Gewinne an ihre privaten Eigentümer ausgeschüttet, sogar noch in der Zeit der Volksregierung und ohne daß sie ihre Produktion, der Nachfrage entsprechend, erhöht hätten. Denken Sie daran, daß Leute dieses Unternehmersektors in Chile innerhalb *einer* Generation wahrhafte Wirtschaftsimperien aufgebaut, Gewinne in astronomischer Höhe kassiert und enorme Kapitalsummen aus dem Lande geschafft haben! Das zeigt nun wirklich mit aller Deutlichkeit, wie die kapitalistische Wirtschaftspolitik dadurch, daß sie solchen Unternehmern freie Hand ließ, den Prozeß der Entkapitalisierung des Landes gefördert hat. Dasselbe ist doch mit den Banken passiert.

HRS: Die Volkseinheit ist nicht nur eine Koalition verschiedener Parteien, sondern auch unterschiedlicher Klassen. Es ist logisch, daß die verschiedenen Gruppen, Sektoren und Klassen, die sich in der Volkseinheit zusammengetan haben, auch verschiedene Interessen verfolgen. Glauben Sie, Genosse Präsident, an die Möglichkeit, diese unterschiedlichen und – vielleicht mitunter – divergierenden Interessen *auf die Dauer* zu versöhnen?

SA: Ich glaube überhaupt nicht an die Möglichkeit der Versöhnung der Klasseninteressen. Ich meine, daß die Sektoren der Volkseinheit, welche nicht zur Arbeiterklasse zählen, das Programm nicht nur akzeptiert, sondern es in dem Bewußtsein unterstützt haben, daß es voll und ganz erfüllt wird. In dem Maße, in dem wir diesen Prozeß vorantreiben, wird es immer wahrscheinlicher, daß sich in einigen Gruppen dieser Sektoren Zweifel oder Schwanken einstellt. Ich denke, daß es eine genügend große Massenbasis gibt, um das Programm zu erfüllen: die Arbeiterklasse ist die Grundlage, ihre revolutionären Parteien gehen mit den bewußtesten Sektoren der kleinen und mittleren Bourgeoisie zusammen, sie alle werden keinen Schritt zurückweichen, weil sie zweifelsohne begriffen haben, daß der Sozialismus die einzige Möglichkeit für unsere Völker ist. Überdies ist es logisch anzunehmen, daß wir den Sozialismus in Etappen verwirklichen und die Erfahrungen der Länder nutzen werden, in welchen er entwickelter ist oder die schon eine sozialistische Gesellschaftsform errichtet haben. Das konkrete Beispiel in Lateinamerika ist Cuba. Wir alle haben immer wieder mit absoluter Klarheit darauf hingewiesen, daß wir uns voll und ganz bewußt sind: jedes Land hat seine eigene Wirklichkeit, seine besondere Geschichte, seine spezifische Wesensart und seine Tradition. Dem müssen wir uns anpassen, wenn wir lateinamerikanische Sozialisten sein wollen. Überdies denken Sie daran, daß wir den *Weg zum Sozialismus,* nicht den Sozialismus selbst, innerhalb der Spielregeln der bürgerlichen Demokratie verwirklichen werden! Wir müssen also die Gesetze dieser Demokratie benützen, damit wir wirklich mit der Veränderung des Regimes und des Systems vorwärtskommen. Das ist wirklich nicht leicht. Aber deshalb interessieren sich auch viele Leute für den chilenischen Weg. Vorher dachte man nämlich, daß ein solches Experiment unmöglich zu verwirklichen sei. Wir aber wissen, wir aber sind uns bewußt, daß es möglich ist und daß die von der Bourgeoisie diktierten Gesetze, die uns behinderten, das zu realisieren erlauben, was wir wollen, wenn wir sie mit der Unterstützung der Massen, mit Hilfe des mobilisierten und bewußt gemachten Volkes benützen. Dafür ein Beispiel: wenn wir morgen im Kongreß ernste Schwierigkeiten bekommen, werden wir ein Projekt über die Selbstauflösung des Kongresses einbringen. Das wird natürlich zurückgewiesen. Na gut. Dann machen wir ein Plebiszit. Wir meinen, daß wir es gewinnen werden. Wir müssen es gewinnen. Das wird aber davon abhängen, wie wir gehandelt haben und wie wir die Bedürfnisse des Volkes befriedigt oder das politische Bewußtsein der Massen gestärkt haben. Ich meine deshalb, daß Sie den Augenschein haben, daß wir keinen Schritt zurückweichen, daß wir nicht eine weitere reformistische Regierung sind. Wir sind eine revolutionäre Regierung, wir wissen, welchen Boden wir betreten, wir wissen, daß wir einen angesichts des in Chile Möglichen realistischen Weg eingeschlagen haben und daß wir vorwärtsgehen. Die Reichtümer den Händen des ausländischen Kapitals entreißen, die Bodenschätze wie das Eisen, den Salpeter, die Kohle, den Kupfer verstaatlichen, die Banken nationalisieren, eine tiefgreifende Agrarreform durchführen, das Finanzproblem unter Kontrolle bringen, den Außenhandel in die Hände des Staates bringen – na, ich meine, das alles sind wesentliche Schritte auf dem Weg zum Sozialismus.

Aus Reden

Der Genosse Präsident*

Ich bin nicht der Präsident der Sozialistischen Partei, sondern der der Volkseinheit. Ich habe gesagt – und das hat zu einer böswilligen und wilden Kritik Anlaß gegeben –, daß ich vom politischen und programmatischen Standpunkt aus nicht der Präsident aller Chilenen bin. Aber ich habe gesagt und wiederhole es, daß es meine Pflicht ist, von der mich niemand abhalten wird, über die Ruhe, den Fortschritt und die Rechte für alle Chilenen zu wachen, welche auch immer ihre Parteizugehörigkeit oder politische Präferenz sein mag. Es ist meine Pflicht, die individuelle Freiheit, das Recht auf gewerkschaftliche Organisation und Propaganda, die Freiheit der Meinung und zur Kritik zu garantieren. Die innerhalb der bestehenden Spielregeln vorgebrachte Kritik beunruhigt mich nicht nur nicht, sondern ich brauche sie; denn es gibt keine Regierung, die keine Irrtümer begingе. Das Problem besteht darin, die Fehler zu berichtigen und die Kritik zu akzeptieren, wenn diese wirklich gut begründet ist. Natürlich bin ich nicht der Präsident der Schacherer, der Spekulanten, der Söldner, der Mörder, derer, die aus Chile abhauten, sich Geld mitnahmen und jetzt von Mendoza, Córdoba oder Buenos Aires aus konspirieren wollen. Deren Präsident bin ich vom politischen Standpunkt aus nicht. Wie kann ich der Präsident der Mörder des Generals Schneider sein! Ich bin es nicht, und die, welche mich deshalb angreifen, deformieren meine Worte und versuchen, die chilenischen Massen, die mittleren Sektoren und die weniger politisierten Leute zu beeinflussen. Aber das Volk weiß, was ich bin. Das Volk weiß vor allem, was ein Präsident des Volkes sein wird, der das Programm der Volkseinheit verwirklichen wird.

Wie war der friedliche Sieg möglich?**

Unser Sieg beruht auf der endlich erreichten Überzeugung, daß nur eine wirklich revolutionäre Regierung die Macht der

---

* Aus einer Rede vor den Kupferarbeitern von Chuquicamata am 21. Februar 1971
** Aus der Inauguralrede im Nationalstadion von Santiago am 5. November 1970

herrschenden Klasse brechen und gleichzeitig alle Chilenen dazu mobilisieren kann, die Republik des arbeitenden Volkes zu errichten. Das ist die große Aufgabe, die die Geschichte uns stellt. Sie zu erfüllen, rufe ich euch heute auf, Arbeiter von Chile. Nur wenn wir einig sind, wir, die wir unser Vaterland lieben und an es glauben, können wir die Unterentwicklung überwinden und eine neue Gesellschaft errichten.

Wir erleben in diesem Moment die große Veränderung aller politischen Institutionen Chiles. Es ist der Augenblick, in dem die Parteien und Bewegungen an die Macht kommen, welche die am meisten benachteiligten Sektoren repräsentieren.

Wenn wir einen Augenblick stillestehen und auf unsere Geschichte zurückblicken, sind wir Chilenen stolz darauf, den politischen Weg und nicht den der Gewalt eingeschlagen zu haben. Das ist eine edle Tradition. Das ist ein unvergänglicher Sieg. Tatsächlich haben wir Chilenen im Laufe unseres ständigen und harten Kampfes um Gleichheit und Gerechtigkeit es immer vorgezogen, die gesellschaftlichen Konflikte mit den Mitteln der Überzeugung, durch die politische Tat zu lösen. Im Grunde unseres kollektiven Bewußtseins weisen wir die Bruderkämpfe zurück, verzichten aber niemals darauf, das Recht für unser Volk zu fordern. Unsere Geldmünze sagt es: »Mit der Vernunft oder mit der Gewalt.« Aber die Vernunft steht an erster Stelle.

Dieser staatsbürgerliche Frieden, diese Kontinuität des politischen Prozesses ist kein billiger Glücksfall, sondern das Ergebnis unserer sozioökonomischen Struktur, einer besonderen Beziehung der sozialen Kräfte, die unser Land seiner Entwicklung entsprechend aufgebaut hat. Schon bei den ersten Schritten als souveränes Land machten es die Entscheidung der Menschen von Chile und die Fähigkeit seiner Führer möglich, die Bürgerkriege zu vermeiden. Schon im Jahre 1845 schrieb Francisco Antonio Pinto an den General San Martín: »Es scheint mir, daß wir das Problem lösen werden, Republikaner zu sein und weiterhin die spanische Sprache zu sprechen.« Seitdem war die institutionelle Stabilität der Republik eine der größten in Europa und den beiden Amerika.

Diese republikanische und demokratische Tradition ist so zu einem Teil unserer Persönlichkeit geworden, hat das Kollektivbewußtsein der Chilenen zutiefst geprägt. Der Respekt dem anderen gegenüber, die Toleranz mit dem anderen sind mit die bedeutsamsten kulturellen Güter, über die wir verfügen. Und wenn innerhalb dieser institutionellen Kontinuität die Antagonismen und Widersprüche aufgetaucht sind, geschah das wesentlich politisch. Niemals hat unser Volk diese historische Linie durchbrochen. Die wenigen Brüche der Institutionalität wurden immer von den herrschenden Klassen ausgelöst. Immer waren es die Mächtigen, die zur Gewalt ihre Zuflucht nahmen, die das Blut der Chilenen vergossen, die die normale Entwicklung des Landes verhinderten. So geschah es, als Balmaceda mit jener Würde und jenem Patriotismus handelte, welche die Nachwelt an ihm erkannten. Die Verfolgungen der Gewerkschaften, der Studenten, der Intellektuellen und der Arbeiterparteien stellen die gewaltsame Reaktion derer dar, die Privilegien verteidigen. Der ununterbrochene Kampf der Volksmassen hat gleichwohl dazu geführt, daß fortschreitend die bürgerlichen und sozialen, die öffentlichen und die individuellen Rechte anerkannt wurden.

Diese besondere Entwicklung der Institutionen ist unser struktureller Kontext, hat diesen geschichtlichen Augenblick erlaubt, in dem das Volk die politische Führung des Landes übernimmt. Die Massen gelangen in ihrem Kampf um die Überwindung des kapitalistischen Systems, das sie ausbeutet, zur Präsidentschaft der Republik. Sie sind in der Volkseinheit zusammengeschlossen und in dem vereinigt, was die bedeutsamste Kunde unsere Geschichte darstellt: die Gültigkeit und der Respekt der demokratischen Werte, die Anerkennung des Willens der Mehrheit. Ohne auf ihre revolutionären Ziele zu verzichten, haben es die Kräfte der Massen verstanden, ihr Handeln der konkreten Wirklichkeit der chilenischen Strukturen anzupassen, die Rückschläge und die Erfolge nicht als endgültige Niederlagen oder Siege, sondern als Kilometersteine auf dem harten und langen Weg zur Befreiung zu betrachten. Das ist ohne Beispiel in der Geschichte. Chile hat einen außerordentlichen Beweis politischer Entwicklung geliefert. Eine antikapitalistische Bewegung übernimmt die Macht durch die freie Ausübung der bürgerlichen Rechte.

Sie übernimmt die Macht, um das Land auf eine neue Gesellschaft hin zu orientieren, zu einer menschlicheren Gesellschaft, in welcher die letzten Ziele die Rationalisierung der wirtschaftlichen Tätigkeit, die fortschreitende Vergesellschaftung der Produktivkräfte und die Überwindung der Klassenteilung darstellen.

Vom theoretischen Standpunkt aus sind wir Sozialisten uns ganz klar darüber, welche die Kräfte und die Agenten der geschichtlichen Veränderungen sind. Und ich persönlich weiß sehr gut, was Engels gesagt hat: »Man kann sich die friedliche Entwicklung der alten zur neuen Gesellschaft hin in den Ländern vorstellen, in denen die Volksvertretung in sich alle Macht konzentriert, in denen man der Verfassung nach tun kann, was man wünscht, sobald man die Mehrheit der Nation hinter sich hat.«

Das ist unser Chile. Hier erfüllt sich endlich die Vorhersage von Engels.

Über die Beteiligung der Massen an der Regierung*

Ich muß wieder einmal auf der Bedeutung bestehen, die nicht die technische Vorbereitung auf die Arbeit, sondern der gesellschaftliche Inhalt der Arbeit besitzt; ich meine den Prozeß, in dem die Arbeiter bewußt gemacht werden, daß sie die Protagonisten dieses großen Prozesses sind, den Chile gegenwärtig erlebt. Und deshalb muß ich euch wenigstens kurz sagen, welche Bedeutung es hat, die Gewerkschaftsführer zu schulen, das Bewußtsein der Massen zu vertiefen und ihnen ihre historische Verantwortung zu zeigen.

Im Privatsektor sind die Arbeiter in 1.380 Gewerkschaften und die Angestellten in 1.200 Syndikaten organisiert. In der Landwirtschaft gibt es 440 Gewerkschaften. Insgesamt sind 600.000 Arbeiter und 130.000 Angestellte organisiert. Im Öffentlichen Sektor gibt es 55.000 Basisorganisationen mit 300.000 Mitgliedern. Auf dem Lande ist die Situation folgendermaßen: dort arbeiten 722.000 Menschen; die mittleren Eigentümer machen 15 Prozent, die Minifundisten 16 Prozent, die Genossenschaftler und die Mapuche-Indianer 18 Prozent, die Pächter 7,1 Prozent und die landwirtschaftlichen Arbeiter in den verschiedensten Arbeitsverhältnissen den Rest aus.

Mit diesem Zahlenspiel wollte ich zwei Dinge zeigen: erstens, daß die Organisation der Arbeiter in unserem Land langsam und mangelhaft gewesen ist, und zweitens, eine wie große Aufgabe wir uns mit der Organisierung der Arbeiter, vor allem auf dem Lande, gestellt haben. Wir haben die dringende Notwendigkeit immer wieder herausgestrichen, diese Organisation drastisch voranzutreiben. Gleichzeitig weisen wir immer wieder auf die enge Bindung hin, welche zwischen den Arbeitern und der Volksregierung bestehen muß. Besser gesagt, wir machen deutlich, daß die Arbeiter in der Volksregierung sind, daß sie an ihr teilhaben und daß sie deshalb eine Verantwortung übernehmen müssen, die ihnen zukommt, weil sie das Volk sind und wir alle zusammen es fertiggebracht haben, daß in Chile das Volk die Regierung ist.

Eben deshalb haben wir, beispielsweise, zum ersten Mal einen Pakt zwischen Regierung und der Gewerkschaftszentrale (Central Unica de Trabajadores – CUT) abgeschlossen. Und das konnte gar nicht anders sein. Dieser Pakt wurde aus

*Aus der Rede zur Eröffnung der Ersten Sommer-Gewerkschafts-Schule der Universität von Chile in Valparaiso am 13. Januar 1971

Anlaß des Entwurfs für das Gesetz über die Anpassung der Löhne und Gehälter unterschrieben. Darin haben die Arbeiter die Verantwortung übernommen, die Grenzen der Anpassung jeweils zu fixieren. Aber sie haben zugleich ihr politisches Bewußtsein gezeigt, ihre politische Fähigkeit. Sie haben die Tatsache hervorgehoben, daß die Anpassung der Löhne und Gehälter nur ein – wenn auch wichtiger – Teil des großen wirtschaftlichen Entwicklungsprozesses ist, welcher die Dependenz Chiles: die wirtschaftliche, die politische, die kulturelle Abhängigkeit zu brechen erlaubt. Die Arbeiterklasse muß ein Motor in diesem großen revolutionären Prozeß sein, den unser Land erlebt (...)

Die chilenischen Arbeiter müssen verstehen, daß sie Teil dieser Regierung, daß sie die Regierung sind und daß sie deshalb die Pflicht haben, diejenigen, die noch kein ausreichendes politisches Niveau erreicht haben, zu lehren, daß die Völker nur Fortschritte machen, wenn sie mehr arbeiten und produzieren. Aber es macht doch einen großen Unterschied, ob man für einige wenige arbeitet oder ob man dafür arbeitet und produziert, die großen Bedürfnisse der chilenischen Volksmassen zu befriedigen. Es macht doch einen Unterschied, ob man in einem kapitalistischen System oder ob man für eine Gesellschaft arbeitet, die den Weg zum Sozialismus beginnt und in der wir weder wollen, daß der Mensch den Menschen, noch daß das große Volk die kleinen Völker ausbeutet. Eine Gesellschaft, in der die Würde nicht mit Pro-Kopf-Einkommen gemessen wird und in der wir alle das Recht auf Frieden und Arbeit haben.

Deshalb müssen wir begreifen, daß wir vor der großen Aufgabe der Organisierung stehen. Dabei darf es sich nicht nur um die Organisierung in den Unternehmen, den Industrien und den Hospitälern handeln. Es muß eine Organisierung in allen Tätigkeitsbereichen sein: in den privaten, den halbstaatlichen und den öffentlichen, eine Organisierung, bei welcher der Begriff des Arbeiters nicht mehr den Klassensinn hat, der heute in der gesellschaftlichen Etappe, die Chile durchmacht, noch gilt. Ich bin Arzt und kenne das Ärztegesetz. In den Hospitälern, zum Beispiel, trennt die Krankenhausorganisation die Ärzte und die anderen Akademiker von den übrigen Arbeitern des Gesundheitswesens. Wir denken da doch an etwas ganz anderes. Wir meinen, daß in einem Hospital die Organisierung der Arbeiter den bescheidensten Genossen, der als Reiniger arbeitet, ebenso erfassen muß wie den Herrn Direktor; denn der hat ja auch keine besonderen Weihen. Er kann überhaupt nichts machen, wenn es nicht ein von allen Arbeitern geteiltes Verantwortungsbewußtsein gibt (...)

Wir alle, die Gewerkschaftsführer, die Arbeiter, wir alle müssen endlich begreifen, daß dieses Land ein Ganzes ist, von Arica bis Magallanes und von der Cordillera bis zum Meer. Wir müssen verstehen, daß das, was der Kupferarbeiter macht, eine Antwort in dem findet, was der Kohlenbergmann vor Ort, was die Genossin Hilfsschwester im Hospital und was der Landarbeiter macht. Über die Grenzen der Spezialisierung und der Arbeit hinweg muß jene große Vision von dem gehen, was ein Land ist, was die Wirtschaft dieses Landes sein muß und was die nicht-kapitalistische Volkswirtschaft sein wird. Diese Vision müssen wir alle teilen. Wenn die Arbeiter verstehen – und sie sind schon dabei, es zu begreifen –, daß der errungene Sieg nur ein Schritt ist, dann hat unser Bewußtsein ein hohes Niveau erreicht. Übrigens, wenn ich vom Arbeiter rede, spreche ich nicht nur vom Industrie- oder Landarbeiter, sondern überdies von Angestellten, Technikern, Akademikern. Wenn die Arbeiter sehr gut verstehen, daß dieses Land wie jedes unterentwickelte Land keinen größeren materiellen und immateriellen Lebensstandard erreichen kann, sofern wir nicht fähig sind, die wirtschaftliche Abhängigkeit zu brechen, können wir vorwärtsschreiten. Wenn wir aber nicht das durchbrechen können, was es impliziert, ein unterentwickeltes Land zu sein; wenn wir nicht fähig sind zu verstehen, daß der Imperialismus dialektisch existieren kann, weil es die Unterentwicklung gibt, und daß die Unterentwicklung besteht, weil es den Imperialismus gibt, werden wir niemals den Willen aufbringen können, den es braucht, damit wir ein einiges Volk sind, das die von seinen Vertretern ergriffenen Maßnahmen voll unterstützt, um die Veränderungen herbeizuführen, die aus Chile endlich ein Land machen, das Herr seines Schicksals ist (...)

Wir müssen die chilenischen Volksmassen mobilisieren. Wir müssen die Mehrheit des Landes mobilisieren. Es geht dabei nicht um eine Mobilisierung für öffentliche Demonstrationen zur Unterstützung der Regierung oder zur Abweisung bestimmter Reaktionen oder Haltungen der Sektoren, die sich durch die Maßnahmen verletzt fühlen, die wir ergreifen müssen, um die Mehrheit zu verteidigen. Es geht darum, die Massen zu mobilisieren, damit sie sich hingeben, damit sie sich anstrengen, damit sie sich opfern, damit sie verstehen. Chile muß ein Land mit einer Planwirtschaft sein. Und die muß auf der Leistung, auf der Arbeit, auf der Anstrengung jedes Genossen beruhen (...)

Ich habe immer wieder unterstrichen und sage es auch jetzt wieder, daß jeder revolutionäre Prozeß das als Wahrheit in sich haben muß, was ein Student (im Mai 1968) auf die Mauern der Universität von Paris geschrieben hat: »Die Revolution

beginnt nicht in den Sachen, sie beginnt in den Menschen.«
Wir alle müssen uns ändern. Wir alle müssen uns gründlich
prüfen. Wir alle müssen verstehen. Für uns, die wir älter sind,
ist das schwer. Aber wir müssen es tun. Mir fällt das auch nicht
leicht, die Jahre machen sich bemerkbar. Wir müssen gleichwohl eine gewaltige Anstrengung unternehmen, um die
Sprache zu verstehen, die sich in *Tatsachen* wie der Solidarität, der Brüderlichkeit, dem Verständnis ausdrückt. Wenn wir
vom ›neuen Menschen‹ sprechen, ist nicht der Mensch ge-
meint, den wir in dieser Gesellschaft uns zurechtreformieren
könnten. Wir müssen an den Menschen denken, den wir
machen können, während wir die neue Gesellschaft errichten.
Dazu bedarf es einer neuen Moral und eines neuen Begriffs
von den menschlichen Beziehungen (. . .)
Die Gesellschaft, welche wir zu errichten hoffen und wünschen, beruht gerade auf dem gemeinsamen Bewußtsein von
ihr. Die Aufgabe, der wir uns verschrieben haben, kann nur in
gemeinsamer Anstrengung verwirklicht werden. Die Haltung
aller muß das Siegel jedes einzelnen tragen. Jeder von uns
muß die Großzügigkeit besitzen zu verzichten. Nur so werden
wir verstehen, daß wir selbst das Beispiel zu geben haben: der
Arbeiter, der Angestellte, der Techniker, der Akademiker,
der Student (. . .)

Deshalb[*] muß dieser Kampf jenen tiefen Sinn haben, jenen
revolutionären Sinn, der darin besteht, das Volk zu organisieren, nicht bloß zu mobilisieren, nicht bloß, damit es da ist,
damit es auf die Straßen, die Plätze, die Wege stürzt bei dem
ersten Versuch der Subversion durch die Reaktion. Wir müssen das Volk organisieren, um jenes Verantwortungsgefühl
in der Arbeit, den Willen zur Anstrengung, ja: den Willen
zum Opfer zu schaffen, Genossen. Welche tiefe Befriedigung
habe ich als euer Präsident, als Genosse Präsident empfun-
den, als die Kohlenbergleute die Antwort gaben, sie würden
mehr produzieren, und als die Salpeter-Arbeiter dasselbe
sagten . . .
Das ist die Aufgabe: das Volk organisieren, sich vor allem
mit den Marginalen beschäftigen, den Genossen, die noch so
viel leiden müssen, wir müssen die Arbeitslosen organisieren,
die Wohnungslosen, die Arbeiter in den Unternehmen und
Industrien, die Landarbeiter, die Frauen und die Studenten.
Die gesamte Gesellschaft muß organisiert, das politische Bewußtsein vergrößert werden. Wir müssen zeigen, was wir
schaffen werden. Wir müssen zeigen, was wir vermeiden werden. Das kann nur geschehen auf der Grundlage der revolu-

* Aus der Schlußrede vor dem Plenum der Sozialistischen Partei in Santiago
am 16. März 1971

tionären Begeisterung, des revolutionären Willens des Volkes.

Der Arbeiter muß verstehen, daß wir rasch die Arbeiterselbstverwaltung in den Industrien einführen werden. Denn wir wollen keinen Staatskapitalismus, sondern auf den Sozialismus zumarschieren. Die Beteiligung der Arbeiter an diesem Prozeß beginnt eben mit ihrer Teilhabe an der Leitung der Industrie, des Handels, der Unternehmen.

Wir brauchen es, Genossen, daß das Volk in den Gemeindeangelegenheiten mitredet. Wir brauchen seine Solidarität, seine Sorge um die wesentlichen Probleme des öffentlichen Lebens. Denn wir müssen eine neue Gemeinschaft schaffen, die die eigentliche Grundlage alles Tuns im Volksstaat ist. Wir müssen die öffentlichen Dienstleistungsbetriebe demokratisieren. Wir müssen die Wirtschaft als Ganzes planen. Heute hat, zum ersten Mal in der Geschichte Chiles, eine Regierung alle von ihr für 1971 geplanten Aktivitäten in den Zeitungen veröffentlicht. Das muß sein und erfüllt mich mit großer Freude. Aber es hat nur eine Basis: ein bewußtes, revolutionäres Volk, Herr seines Schicksals. Dieses Volk wird mit seinem Mut, seiner Leidenschaft und mit eigenen Händen, mit seiner eigenen Anstrengung eine neue Gesellschaft errichten.

Über theoretische Orthodoxie:
die Diktatur des Proletariats*

Ich muß einmal klar sagen: ich bin kein Theoretiker des Sozialismus. Ich habe einige Theoretiker des Marxismus gelesen, bin aber nicht so vermessen zu meinen, ich sei besonders autorisiert, darüber mich zu äußern. Dennoch sage ich – weder klugscheißerisch noch platt –, daß der Marxismus keine statische Sache ist. Ich glaube, er ist eine Methode zur Interpretation der Geschichte. Er ist kein Rezept, das man anwenden könnte, wenn man in der Regierung sitzt. Ich habe mit voller Absicht gesagt, daß in einigen Ländern diese Übergangsepoche als Diktatur des Proletariats sich vollzogen hat. Darin gibt es zwei Aspekte: einen politischen und einen gesellschaftlichen. Der politische bezieht sich auf die Diktatur, der gesellschaftliche auf das Proletariat. Wir haben hierzulande die Diktatur gegen eine andere Taktik ausgetauscht. Der andere Faktor, der gesellschaftliche, ist jedoch vorhanden. Ich habe – und ich glaube, daß das entschieden selten ist – in einem bürgerlichen Parlament vom Proletariat gesprochen.

* Aus einer Pressekonferenz am 25. Mai 1971, dem Tage der »Botschaft an den Kongreß«

125

Ich habe von den Arbeitern gesprochen und gesagt, daß diese Regierung eine solche der Arbeiter ist. Und innerhalb der Arbeiter ist das Proletariat natürlich der wichtigste Sektor. Nun, ich meine, daß die Väter des Marxismus mir diesen Exkurs nachsehen werden, zumal ich keine neue theoretische Position ergreifen will. Ich will nur sagen, daß es für uns eine taktische Anwendung des Marxismus entsprechend der chilenischen Realität gibt. Ah, und wenn wir tatsächlich die Jungfräulichkeit der Orthodoxen durchstießen, aber dafür die Dinge machten, dann würde ich ohne Zweifel und Zögern bei dem zweiten bleiben.

Die Volksregierung und das Militär*

Wir sind stolz auf die professionelle Rolle unserer Streitkräfte. Das große Merkmal des Militärs von Chile ist sein Gehorsam gegenüber der zivilen Gewalt, ist sein unbeugsamer Respekt vor dem Willen des Volkes, wie er sich an den Wahlurnen ausdrückt, ist die Tatsache, daß es die Gesetze und die Verfassung von Chile immer respektiert hat und respektieren wird. Und es ist mein und der Volkseinheit fester Vorsatz, den professionellen Geist der Streitkräfte zu erhalten.

Das Militär Chiles ist ein Militär des Landes. Es steht nicht im Dienst eines Mannes oder einer Regierung. Es gehört dem Land, und ich meine, daß dies Chile charakterisiert und von anderen Ländern unterscheidet.

Aber wir denken – und haben das auch öffentlich gesagt –, daß die Streitkräfte keine Parzelle am Rande des Geschehens darstellen, sondern direkt mit dem Entwicklungsprozeß Chiles verbunden sein müssen. Es kann kein mächtiges Militär in einem Land mit hohen Sterblichkeits- und Krankheitsraten geben. Es kann keine technisch effizienten und gut ausgerüsteten Streitkräfte in einem Land mit unzureichender wirtschaftlicher Entwicklung geben. Entweder gibt man, wie es in anderen Ländern geschieht, einen großen Teil des Budgets (bis zu 70 Prozent) für die Streitkräfte aus, und das Volk stirbt Hungers; im Grunde ist dann das Militär schwach. Oder die Streitkräfte haben Anteil am großen politischen Prozeß eines Landes, ohne daß sie deshalb ihren professionellen Charakter verlieren oder von einer Partei oder einer Koalition politisiert werden. Das ist unser Weg. Wir haben uns bemüht, das klarzumachen. Die Streitkräfte müssen Vertreter in den großen Unternehmen haben, die sie technisch interessieren.

* Aus einer Pressekonferenz mit ausländischen Journalisten in Santiago am 5. Mai 1971

Zum Beispiel: wie kann es unwichtig sein, daß das Militär in der Leitung der Kupferunternehmen vertreten ist, wenn ein Teil ihrer Einkünfte gesetzlich dazu bestimmt ist, seine Bedürfnisse zu finanzieren? Wie kann es unwichtig sein, daß die Streitkräfte in den großen Stahlunternehmen repräsentiert sind? Oder daß sie in der Kommission für Nuklearenergie mitarbeiten? Oder im Nationalrat für wissenschaftliche Forschung und Entwicklung, der im Grunde ein universitäres Gremium ist? (...)

Schließlich: wie kann es unwichtig sein, daß Chile die – in hohem Maße vorhandene – Fähigkeit der Offiziere, Unteroffiziere und sonstigen Militärführer nutzt? Daß es sie nutzt nicht nur in militärischen Fragen, sondern auch, beispielsweise, in der Wissenschaft? Dafür haben wir ja gerade eine Polytechnische Akademie, die Militärführer und Offiziere hohen Niveaus ausbildet. Warum sollten wir diese Fähigkeiten verschmähen? Das bedeutet nicht dem Militär einen politischen Charakter geben, sondern es in einen Prozeß eingliedern. Und das kann keine Regierung verweigern (...) Nun, wir sind uns sehr bewußt, daß die Streitkräfte aus Tradition einen professionellen Charakter und per Mandat die Aufgabe haben, die territoriale Integrität und die volle Souveränität Chiles zu erhalten. Immer haben sie aber darüber hinaus wichtige gesellschaftliche Funktionen wahrgenommen, etwa im Süden des Landes. Die Flugzeuge der chilenischen Streitkräfte haben das Volk geeinigt, ihm geholfen, es bei dem Bau von Kanälen unterstützt, Waren und Siedler transportiert, Kontakte hergestellt, die Feuerschiffe versorgt usw. Das Heer steht an den Grenzen. Die Kasernen sind, ohne Zweifel, Stätten der Bildung eines National-, nicht eines chauvinistischen oder falschen patriotischen Bewußtseins. Die in die Kasernen kommen, sind Kinder des Landes, Kinder von Arbeitern.

Wie sollten wir alle diese Energien und Fähigkeiten der Streitkräfte und vor allem des Heeres nicht nutzen, wenn das Militär kooperieren kann und will? Diese Dinge haben wir immer öffentlich gesagt, weil es die Streitkräfte wissen müssen und weil das Volk es auch wissen muß.

Chile und die USA*

Ich will, wohl wissend, daß ich der Präsident eines kleinen Landes bin, aber auch bewußt, daß sich die Größe eines Volkes weder an der Zahl seiner Einwohner noch an seinem Reichtum, noch an seiner industriellen Entwicklung messen

* Aus einer Rede in Punta Arenas am 27. Februar 1971

läßt, ich will, sage ich, die grundlegenden Abschnitte einer sehr ausführlichen Rede des Präsidenten der USA über Chile kommentieren. Er hat gesagt: »Wir verstehen uns mit den Regierungen, wie sie sind. Die Beziehungen hängen nicht von ihren inneren Strukturen oder sozialen Systemen ab, sondern von den Handlungen, die uns und das interamerikanische System betreffen. Die neue Regierung von Chile ist ein Sonderfall. Die Wahl eines sozialistischen Präsidenten im Jahre 1970 kann weitgehende Implikationen nicht nur für das chilenische Volk, sondern auch für das interamerikanische System haben. Die Legitimität dieser Regierung kann nicht in Frage gestellt werden, wohl aber mag ihre Ideologie auf ihre Handlungen abfärben. Die Entscheidung Chiles, mit dem kommunistischen Cuba Beziehungen anzuknüpfen und so die gemeinsame Politik der OAS (Organization of American States) zu boykottieren, ist eine offene Herausforderung an das interamerikanische System. Wir und unsere Bundesgenossen in der OAS beobachten folglich mit großer Sorgfalt, wie sich die chilenische Außenpolitik entwickelt. Unsere bilaterale Politik ist es, die Kommunikationslinien offen zu halten. Wir werden es nicht sein, die die traditionellen Beziehungen verändern. Wir nehmen an, daß die Rechte und Pflichten respektiert werden. Wir erkennen auch an, daß die Handlungen der Regierung von Chile grundsätzlich von ihren eigenen Zielen bestimmt werden. Sie werden sicherlich nicht in andere Richtung gelenkt, weil wir eine andere Politik verfolgen (...)«

Ohne Zweifel gibt es – und das Volk sollte das wissen – positive Aspekte in diesen Erklärungen des Präsidenten der Vereinigten Staaten: die explizite Anerkennung der gegenwärtigen chilenischen Regierung wegen ihrem demokratischen und legalen Ursprung; das Ziel, die Zusammenarbeit mit allen Ländern Lateinamerikas zu fördern, welche auch immer ihre Ideologien sein mögen, und souveräne Entscheidungen zu respektieren; das ausdrückliche Versprechen, die wirtschaftliche Ebene und einige wiederholt ausgesprochene lateinamerikanische Aspirationen zu berücksichtigen (...)

Diese Aspekte könnten die Grundlage für eine Politik des Verstehens und der gegenseitigen Zusammenarbeit abgeben. Denn unsere Politik beruht auf der Beachtung des Rechtes auf Selbstbestimmung der Völker, der Nichteinmischung und der Erfüllung der frei eingegangenen Verpflichtungen, wie ich schon oft gesagt habe. Dennoch muß ich sagen, daß es, nach unserer Meinung, auch Aspekte in der Erklärung des Präsidenten der USA gibt, die nicht positiv sind.

In seiner Rede besteht er auf der Bedeutung des gegenwärtigen interamerikanischen Systems und identifiziert es mit den

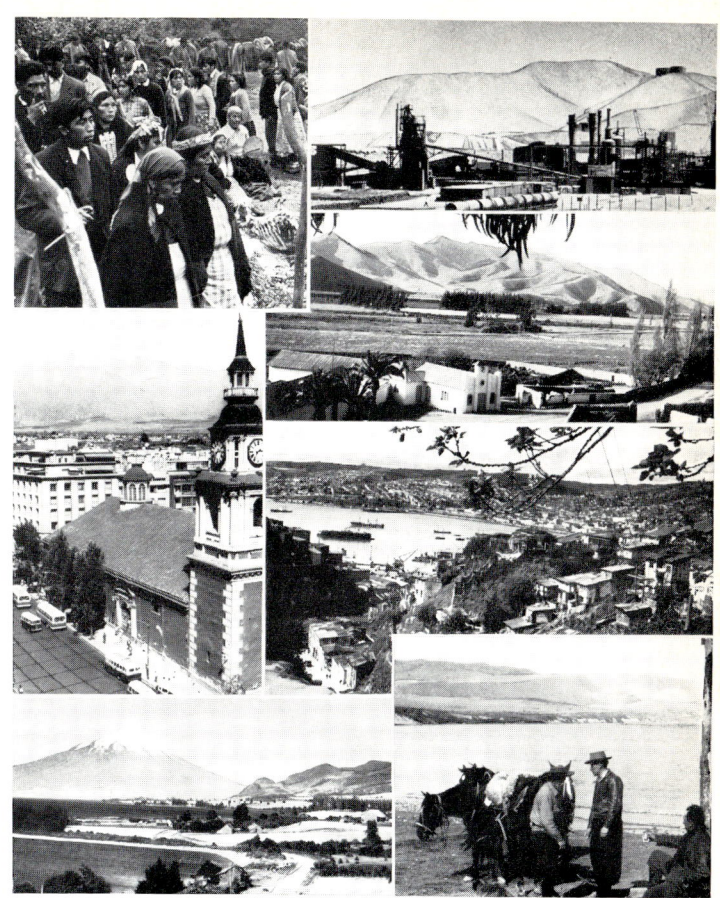

„Wolfgang Weischet von der Universität Freiburg ist ein gründlicher Kenner unseres Landes .... Die im Laufe von Jahren des Kontaktes mit dem Volke und den Landschaften Chiles gewonnenen Erfahrungen sind meisterhaft in sein Buch eingebracht. Die Sicht von Chile, welche sein Werk vermittelt, so realistisch sie ist, ist liebenswürdig, ehrlich und erfüllt vom Verständnis für sein Studienobjekt ...."

Übersetzung aus „Visión alemana de Chile y su gente", in „EL MERCURIO", Santiago, 1. Nov. 1970

CHILE. Seine länderkundliche Individualität und Struktur. Von Prof. Dr. Wolfgang Weischet. 643 S., zahlr. Abb. u. Kt., kart., Buchgemeinschaftspreis DM 36,40.   **Nr. 3009**

SONDERPROSPEKT oder **JAHRESKATALOG**
(mit den Mitgliedsbedingungen) kostenlos bei Einsendung dieser Postkarte.

Gegen diese Rückantwortkarte erhalten Sie kostenlos und unverbindlich unseren über 800 Seiten starken »Jahreskatalog '72« zugesandt!

Postkarte
Rückantwort

Bitte
freimachen

Wissenschaftliche
Buchgesellschaft

Abt.: **Y - 13**

D-6100 Darmstadt

Postfach 1129

☐ Ich bin bereits Mitglied. Meine Mitgliedsnummer:

☐ Ich erkläre hiermit meinen Beitritt zur WISSENSCHAFTLICHEN BUCH-GESELLSCHAFT!

☐ Senden Sie gegen diese Anrechtskarte kostenlos und unverbindlich den über 800 Seiten starken Jahreskatalog an meine Adresse!
(Zutreffendes bitte ankreuzen)

Name, Vorname

Postleitzahl, Wohnort

Straße, Hausnummer

Geburtsdatum

Beruf

Unterschrift

200.172.3.742 Y 13

Interessen der Vereinigten Staaten. Das heißt doch ein grundlegendes Faktum der politischen Wirklichkeit des Kontinents verkennen (...)

Niemand kann leugnen, daß die OAS und das interamerikanische System eine Phase durchlaufen, die zur Krise führen kann. Wir meinen, daß es nicht richtig, daß es fast eine Fiktion ist, wenn man von der Gleichheit der USA mit den übrigen Mitgliedsländern der OAS redet. Es gibt keine, es kann keine vorgebliche Interessenidentität, keine Gemeinschaft der Ideologien und der Ziele geben. Die tatsächliche Ungleichheit unter den Teilhabern des Systems und das machtmäßige Ungleichgewicht zugunsten der Vereinigten Staaten haben denen immer wieder Vorteile verschafft (...)

Es gibt keine ideologische Identität. Die Vereinigten Staaten wollen den Status quo in der Welt aufrechterhalten, der ihnen erlaubt hat, die Hegemonie zu erlangen und zu vertiefen. Lateinamerika als unterentwickelte und abhängige Region muß diesen Status zerbrechen, um aus jenen Bedingungen herauszukommen. Die Ideologie der lateinamerikanischen Völker sucht die Abhängigkeit zu zerbrechen und muß, ob nun reformistisch, progressiv oder revolutionär, in jedem Fall dem Wandel günstig sein und muß mit der Wirklichkeit jedes Landes, mit seiner Geschichte und mit seiner Wesensart übereinstimmen. Chile möchte herzliche und kooperative Beziehungen mit allen Ländern und – das sage ich heute hier – besonders mit den USA haben, aber auf der Grundlage des Interessenunterschiedes zwischen beiden Ländern und der Interessengemeinschaft Lateinamerikas (...)

Diese neue Politik (...) wird eine Weise sein, die Beziehungen zwischen unseren Ländern und den Vereinigten Staaten gleich und realistisch zu machen (...) Schließlich möchte ich etwas darüber sagen, was der Herr Präsident der USA über unsere Entscheidung ausgedrückt hat, die diplomatischen, Handels- und kulturellen Beziehungen mit Cuba wiederherzustellen. Als die OAS beschloß, ihren Mitgliedsstaaten zu empfehlen, mit Cuba zu brechen, hat Chile sich der Stimme enthalten. Jetzt, mit einer Volksregierung, hatte es die moralische und politische Verpflichtung, eine Ungerechtigkeit wiedergutzumachen, die im Namen von Interessen und Ideologien begangen worden war, welche nicht die seinen noch die seines Volkes waren (...)

Der Präsident Nixon hat gesagt, daß die USA die Beziehungen mit Chile haben werden, die Chile sich wünscht. Die Regierung von Chile will freundschaftliche Beziehungen mit dem mächtigsten Land der Hemisphäre, aber nur dann, wenn es uns erlaubt ist, nicht übereinzustimmen, abzuweichen und von anderen Standpunkten aus zu verhandeln (...)

Die wirtschaftliche Lage Chiles war zu Beginn der Volkseinheits-Regierung weder verzweifelt noch besser oder schlechter als die der meisten unterentwickelten Gesellschaften in Lateinamerika. Das Wirtschaftswachstum stagnierte, die Inflationsrate war hoch, die Einkommensverteilung hatte sich auch durch den kühnen Reformismus der Christdemokraten nicht wesentlich verändert geschweige denn verbessert, die technologische Basis der Volkswirtschaft war in einigen Bereichen unzureichend und stimmte in anderen nicht mit den tatsächlichen Bedürfnissen des Landes überein. Jede Regierung, gleich welcher politischen Couleur, hätte sich einem Wust von Problemen gegenüber gesehen. Deren konkrete Lösung hätte gleichwohl im Falle des Wahlsiegs eines der anderen Kandidaten wesentlich anders ausgesehen. Die Alternativen lagen auf der Hand und waren bekannt – schließlich war keine der drei politischen Kräfte ein Neuling in der Szene der chilenischen Demokratie. Die beiden unterlegenen Lösungen waren vorher ausprobiert worden, wenn auch unter anderen Vorzeichen und in unterschiedlichen objektiven Bedingungen, im Falle der Christdemokraten zudem mit anderen Personen und Sektoren der Partei. Sie hatten keinen Erfolg gezeitigt; die Grundwidersprüche der chilenischen Wirtschaft waren nicht überwunden und ihre Hauptprobleme nicht gelöst worden. Ob das die Politik des Übergangs zum Sozialismus schafft (wenn man denn davon ausgehen kann, daß sie weiter friedlich verlaufen darf oder kann), bleibt einstweilen abzuwarten.

Die wesentlichen Maßnahmen der Volksregierung betrafen und betreffen, außer der allgemeinen Wirtschaftspolitik, die Landwirtschaft, den Kupferbergbau (sowie den Abbau anderer Erze) und das Bankwesen; natürlich mußten, wie im Programm der Volkseinheit versprochen, auf diese Sektoren zugeschnittene Maßnahmen innerhalb der allgemeinen Wirtschaftspolitik für die Zeit des Übergangs zum Sozialismus verankert und rational eingeplant werden. Überdies galt es, alle Probleme so anzugehen, daß ihre Lösung nicht nur für die langfristigen Ziele des Programms der Volkseinheit, also für die Überwindung der Unterentwicklung und die sozialistische Gesellschaft, sondern ebenso für die konjunkturelle Lage Geltung hatte. Der Versuch, diese beiden Aspekte miteinander zu verknüpfen, stellt eine Klippe dar, an der schon andere intendierte Transformationen unterentwickelter Gesellschaften beinahe oder auch tatsächlich zerschellt und auseinandergebrochen sind.

In diesem Teil werden die vier Bereiche: die allgemeine Wirtschaftspolitik, die Landwirtschaft, der Kupferbergbau und das Bankwesen, untersucht. Einer je kurzen Einführung folgen Äußerungen über den jeweiligen Bereich von einem, der innerhalb der Regierung Verantwortung für ihn trägt. Diese Äußerungen werden in Gesprächsform vorgelegt.

Allgemeine Wirtschaftspolitik

Was für andere sozialistische Gesellschaften galt und gilt, hat für Chile eine vielleicht noch größere Bedeutung: jeder Aufbau des Sozialismus muß innerhalb der je spezifischen Bahnen verlaufen, welche die objektiven wirtschaftlichen, gesellschaftlichen und politischen Bedingungen markieren; werden andere Modelle zwanghaft (oder freiwillig) kopiert, führt das immer zu Verzerrungen und Problemen, jedenfalls auf mittlere und lange Sicht; jeder Aufbau muß seinen eigenen Weg gehen und sich in einem Prozeß des ›trial and error‹, natürlich unter Heranziehung anderer Erfahrungen, in bisher kaum abgestecktem Gelände vorwärtstasten. Daß es sich bei der chilenischen um eine unterentwickelte Gesellschaft handelte und handelt, erleichtert das Verfahren nicht gerade – darauf wurde schon hingewiesen.

Die allgemeine Wirtschaftspolitik konnte sich nicht einfach, sozusagen von einer *Tabula rasa*-Situation aus, auf die revolutionären Veränderungen orientieren, die notwendig und vom Programm der Volkseinheit versprochen waren. Sie mußte die konkrete Situation, die konjunkturelle Lage in Rechnung stellen und die daraus erwachsenen Probleme lösen. Zum Zeitpunkt der Übernahme der politischen Macht durch die Volksregierung befand sich die chilenische Wirtschaft, wie gesagt, in einer argen Stagnation, welche durch die Panikmache und die Pressionen nach dem Sieg Allendes bei den Präsidentschaftswahlen in eine partielle Paralysierung umgeschlagen war. Man konnte also nicht an weitreichende Maßnahmen denken, ohne die konjunkturellen Probleme zu lösen. Hier ergab sich beispielhaft eine paradoxe Situation: die Regierung der Volkseinheit mußte die Schwächen und Verzerrungen des wirtschaftlichen Systems, das sie überwinden wollte, *innerhalb* des Systems korrigieren; eine Regierung, die sich dem Aufbau des Sozialismus verschrieben hat, mußte die akuten Krankheiten des Kapitalismus heilen und durfte dabei nur sehr vorsichtig, wenn überhaupt, zu sozialistischen Maßnahmen greifen.

Überdies war die Volkseinheit bei den Massen im Wort: ihr Programm hatte ihnen eine rasche und fühlbare Verbesserung ihrer materiellen Lebensbedingungen versprochen. Das entsprach einer konkreten Situation: die Verschärfung der Klassenkämpfe in Chile, von der schon die Rede war, hatte unter

anderem zur Folge gehabt, daß die Massen, welche die Volks-
einheit aktiv unterstützten und/oder wählten, sich auch materiell von dem Sieg Allendes einiges versprachen. Es war des-
halb geradezu unmöglich, in der Wirtschaftspolitik einen
Weg einzuschlagen, der weitere (und wesentlich größere)
Opfer von den bisher beherrschten Klassen impliziert hätte.
Mit anderen Worten: man konnte nicht unmittelbar an die
Akkumulation von Kapital gehen, man mußte vielmehr eine
Politik betreiben, die noch mehr Kapital in den Massenkon-
sum hineinleitete. Daß das im Effekt ein Beitrag zur Kapitali-
sierung der chilenischen Wirtschaft wurde, behaupten die
Wirtschaftspolitiker. Ihre Argumente haben einiges für sich.
Dennoch ist unbestreitbar, daß die Volkseinheit in ihrer Wirt-
schaftspolitik einen eher unorthodoxen Weg genommen und
auf Methoden zurückgegriffen hat, die bisher für populistische
Regimes kennzeichnend waren.
Schließlich konnte die Regierung nicht auf Anhieb radikale
Transformationen in allen Bereichen der Wirtschaft durchführen, weil sie auf bestimmte Sektoren ihrer eigenen Basis
Rücksicht nehmen mußte. Wegen des Mehr-Klassen-Charak-
ters der Volkseinheit kam ein totales Verstaatlichungspro-
gramm nicht in Frage; denn es wäre die praktizierte Wider-
legung der behaupteten Klassensolidarität und Interessenkoinzidenz der Arbeiterschaft mit Sektoren der kleinen und
mittleren Bourgeoisie gewesen und hätte diese vor den Kopf
gestoßen. Daraus wäre potentiell eine schwierige, Spannungen
und Konflikte erzeugende Situation innerhalb der Koalition
entstanden, die Anhänger der Volkseinheit in ein Bündnis
mit den herrschenden Klassen hätte treiben können. Auch das
setzte der Wirtschaftspolitik bestimmte Grenzen, die nicht
überschritten werden durften, wollte man nicht das ganze
Projekt in Gefahr bringen.
Daß zudem der institutionelle Apparat, mit dem die Volkseinheit arbeiten mußte, der einer bürgerlichen Demokratie
war, signalisiert eine weitere Ebene des Problems. Die aus ihr
resultierenden Schwierigkeiten waren noch schwerer lösbar,
weil das Parlament der Regierung feindlich war. Immerhin
hat dies, soweit das bisher abzusehen ist, den Aktionsradius
der Volksregierung nicht wesentlich eingeengt. Gleichwohl
muß es in Rechnung gestellt werden.
Wer die Wirtschaftspolitik der Volkseinheit pragmatisch
nennt, sollte sich darüber klar sein, daß dann der Begriff
>Pragmatismus< eine neue Definition braucht, und darf sich
nicht auf den Lorbeeren ausruhen, die das Bewußtsein schafft,
etwas theoretisch in den Griff bekommen zu haben. Wahrscheinlich ist diese Art Pragmatismus weit entfernt von jedem
links- oder rechts-revisionistischem Pragmatismus (was nicht

verhindern wird, daß der chilenische Weg ›revisionistisch‹ genannt werden wird). Sicher ist sie von jeder Prinzipienlosigkeit weit entfernt, hat vielmehr zum Prinzip, daß jede Humanisierung der Gesellschaft an den konkreten Lebensbedingungen der in ihr lebenden Menschen anzusetzen hat (Darcy Ribeiro), wenn sie denn nicht bloß verbaler Anspruch bleiben will. Ob die Unterentwicklung dadurch in eine autonome Entwicklung und damit in eine sozialistische Gesellschaft hinein überwunden wird und keine neuen Dependenz-Verhältnisse sich reproduzieren, das ist die Frage. Die Anzeichen stehen günstig. Um Illusionen vorzubeugen, sei gleichwohl noch einmal gesagt, daß das wohl nur innerhalb der besonderen Bedingungen der chilenischen Gesellschaft gilt.

Selbst die Gegner Allendes bestreiten ihm nicht, daß er in der Wahl der für die Wirtschaftspolitik verantwortlichen Männer eine glückliche Hand gehabt hat (wenn sie auch versuchen, seinen Wirtschaftsminister parlamentarisch abzuurteilen). Es handelt sich um international bekannte Sozialwissenschaftler. Einige von ihnen haben lange Jahre in der Wirtschaftskommission der UNO für Lateinamerika gearbeitet. Fast alle sind eher Technokraten als Ideologen, sehen ihre Aufgabe mehr in der Lösung praktischer Probleme als in der Proklamation großer Programme. Daß ihr Handeln deshalb theoretisch kurzatmig sei, kann dennoch niemand behaupten.

Das gilt auch für den Partner des folgenden Gesprächs. Dr. Gonzalo *Martner* leitet die ›Oficina de Planificación Nacional‹, die Nationale Planungsbehörde, die direkt dem Präsidenten der Republik unterstellt ist. In der Hierarchie der für die Wirtschaftspolitik Verantwortlichen steht er nach dem Wirtschaftsminister Pedro Vuskovich und dessen Staatssekretär Oscar Garretón an dritter Stelle. Seine Bedeutung ist aber größer, sein Einfluß oft entscheidender als der mancher Minister. Vor seiner Berufung war er Universitätsprofessor und beriet internationale Organisationen.

Gespräch mit Gonzalo Martner

Heinz Rudolf Sonntag (HRS): Genosse Martner, in den offiziellen Dokumenten zur Wirtschaftspolitik der Volksregierung wird verschiedentlich davon gesprochen, es seien die notwendigen Bedingungen zu schaffen, um »von der Unterentwicklung aus die wirtschaftliche Entwicklung zu starten«. Welche Bedeutung hat für Sie der Begriff der Unterentwicklung? Handelt es sich, wie der Ausdruck ›Start‹ andeuten könnte, um eine normale Entwicklungsphase?

Gonzalo Martner (GM): Na, mir gefällt der Ausdruck ›Start‹ auch nicht, weil ich nicht an dieses Rostowsche Konzept glaube. Eine Volkswirtschaft ist nicht wie ein Flugzeug, das startet. Es gibt Fluktuationen und Probleme. Chile wird noch viele Jahre vom Kupferpreis, von Naturkatastrophen, von Trockenheiten und vielen andern Faktoren abhängen. Sie werden Hindernisse für ein sogenanntes ›normales‹ Wachstum schaffen. Wir wollen aber in Wirklichkeit sagen, daß es um eine Veränderung der wirtschaftlichen Struktur Chiles geht. Durch sie sollen Überschüsse aufgefangen werden, die bisher teilweise aus dem Land herausgeflossen oder im Land durch überflüssigen Konsum oder auch durch eine Entwicklung verschwendet worden sind, die die Gesamtbevölkerung nicht begünstigt hat. Anders gesagt: die Mobilisierung des potentiellen Überschusses – um den Begriff von Paul Baran zu verwenden – ist eines der Grundelemente des Prozesses, den die Volkseinheit verwirklichen will. Indem man solche Überschüsse geplant einsetzt, kann man eine Umverteilung und Neuzuweisung der Ressourcen erreichen, um die Hauptaktivitäten der Wirtschaft des Landes voranzutreiben und die Industrialisierung zu fördern. Die Volkswirtschaft Chiles produziert ein Pro-Kopf-Einkommen von rund 600 Dollar. Sie hat eine industrielle Ausrüstung und Ressourcen, die in der Landwirtschaft, im Bergbau und in der Fischwirtschaft beträchtlich sind. Das läßt uns an eine Wirtschaft denken, deren Technologie zu ihren Bedingungen paßt; diese erlaubt ihrerseits, die Leistung einer zahlenmäßig geringen Bevölkerung zu vergrößern. Und hier ist das Problem: Wohin sollen wir jene größere Produktion orientieren, die wir schaffen können? Einerseits werden wir die chilenische Volkswirtschaft mehr mit dem Andenmarkt und den sozialistischen Ländern verbinden, gleichzeitig aber die traditionellen Märkte in Westeuropa und den USA erhalten müssen. Andererseits werden wir einen wichtigen Teil unserer Industrialisierung auf die Produktion von Massenkonsumgütern: Textilwaren, Schuhen usw. abstellen, auf all das also, was dem chilenischen Volk die Verbesserung seiner Lebensbedingungen ermöglicht. Obwohl wir ein nominell hohes Pro-Kopf-Einkommen haben, sagt das nichts über seine Verteilung aus. Ein wichtiger Prozentsatz unserer Bevölkerung hat sicherlich weniger als 100 Dollar im Jahr zur Verfügung. Das muß geändert werden. Wir werden die Mobilisierung des Überschusses dadurch erreichen, daß wir einen Teil dessen, was wir die ›Grundproduktion‹ nennen, auf den Staat übertragen. Das wird der Sektor des gesellschaftlichen Eigentums sein. Er wird der dynamische Sektor unserer Wirtschaft und für die Beschleunigung des Entwicklungsprozesses verantwortlich sein.

HRS: Dann handelt es sich also in Wirklichkeit um die Entwicklung einer sozialistischen Wirtschaft in Chile und eben nicht um den Start zu einer kapitalistischen Entwicklung?

GM: Im Programm der Volkseinheit reden wir noch nicht von einer sozialistischen Wirtschaft. Wir sprechen davon, daß wir eine neue Wirtschaft schaffen wollen, eine Wirtschaft des Übergangs zum Sozialismus. In ihr wird es einen Sektor des gesellschaftlichen Eigentums, einen des gemischten Eigentums und einen des Privateigentums geben. In Chile gibt es rund 35.000 Industriebetriebe. Wir werden davon rund 150 Monopolunternehmen, die einen wichtigen Teil der Produktion kontrollieren, enteignen, d. h. dem öffentlichen Sektor zuschlagen. Aber es wird weiterhin über 34.000 private industrielle Produzenten geben. Im Handel gibt es rund 120.000 kleine und mittlere Kaufleute und eine andere kleine Gruppe von Distributionsmonopolen; die werden enteignet. Aber es wird weiterhin das Privateigentum im Kleinhandel und im mittleren Handel geben. Denn im Augenblick steht die Absorption des gesamten Verteilungssystems durch den Staat nicht zur Debatte. In der Landwirtschaft haben wir laut Programm nur die Absicht, die Enteignung des Großgrundbesitzes zu vervollständigen. Sie wissen, daß wir durch Anwendung des Agrarreformgesetzes nur den Boden enteignen werden, der 80 Hektar oder das entsprechende Äquivalent überschreitet. Es wird also weiter Privateigentum an Grund und Boden geben in Chile. Weiterhin werden 600.000 oder 700.000 private Grundbesitzer existieren. Teils werden sie sich zu Kooperativen zusammenschließen, teils ihr Land zusammenlegen, teils es individuell bearbeiten. Kurz, das Programm der Volkseinheit ist noch kein sozialistisches Programm. Das muß klar sein. Es ist ein Übergangsprogramm. Es soll das Land und das Volk auf jenen Bewußtseins- und Bildungsstand vorbereiten, welcher den Sozialismus möglich macht. Ich würde diese Etappe besser als präsozialistische definieren. Das gilt für den Zeitraum zwischen 1971 und 1976.

HRS: Das Grundproblem für die Volkswirtschaften im Übergang zum Sozialismus ist bisher überall in der Welt das der Kapitalakkumulation gewesen. Das liegt vor allem daran, daß diese Übergangswirtschaften meistens sich in unterentwickelten oder rückständigen Ländern mit starker Abhängigkeit von außen ergeben haben, so daß es vor dem Beginn der Übergangsepoche niemals eine Möglichkeit gegeben hat, das für eine autonome Entwicklung notwendige Kapital zu akkumulieren. Angesichts dieser Herausforderung ist es in verschiedenen Teilen der Welt zur Kombination einer Planwirtschaft mit einem sehr rigiden politischen System gekommen, das nur kleinen Gruppen der Bevölkerung die Teilhabe ermöglicht. Das Stichwort der Zwangsakkumulation von Kapital in einigen sozialistischen Gesellschaften will das auf den Begriff bringen. In Chile besteht das Problem offensichtlich darin, daß man eine Kapitalakkumulation machen und dabei nicht nur die völlige Freiheit des Konsums und der materiellen Lebensweise der Menschen, sondern sogar politisch das demokratische System mit allen Freiheiten für die Feinde des Übergangs zum Sozialismus erhalten will. Ist das wirklich möglich? Meinen Sie, daß Sie das Programm durchhalten können?

GM: Ich halte das durchaus für gangbar. Das geht in Chile aus verschiedenen Gründen. In den letzten 40 Jahren hat sich eine Tradition starker staatlicher Intervention entwickelt. Das hat zur Gründung öffentlicher Investitions-Institutionen wie der CORPORACION DE FOMENTO (Gesellschaft zur Industrieförderung) und der CORPORACION DE VIVIENDA (Wohnungsbaugesellschaft) durch den Staat geführt. Diese Unternehmen haben eine beträchtliche Erfahrung in der Akkumulation von Kapital. Wissen Sie, als wir an die Regierung kamen, realisierte der Staat schon rund 70 Prozent aller Investitionen direkt oder auf dem Wege von Subventionen für die Privatwirtschaft. Der größte Teil der Bergbauinvestitionen kommt vom Staat in Form von Anleihen an die gemischten Gesellschaften. Ich sehe keine großen Probleme, weiter im Bergbau intensiv zu investieren. Auch bei der Eisen- und Stahlverarbeitung kommt der Löwenanteil des investierten Kapitals vom Staat. Jetzt sind wir dabei, die enteigneten Kohlenbergwerke mit ihren großen Produktivitätsproblemen durch Budgetmittel finanziell aufzupäppeln. Auch im Wohnungsbau gibt es eine bestimmte Tradition der öffentlichen Investition. Dasselbe gilt für die Stromerzeugung, für die Ölwirtschaft und sogar für einige Manufakturen. Ich meine nicht, daß die Erweiterung all dessen, etwa durch Enteignungen, etwas völlig Neues ist und außerhalb der chilenischen Erfahrung liegt. Ich meine vielmehr, daß Chile – im Unterschied zu vielen unterentwickelten Ländern – die Grundqualifikation und die Techniker hat, um in einem bedeutungsvollen Investitionsprozeß fortzufahren. Er wird jetzt dadurch beschleunigt, daß die Überschüsse der vergesellschafteten Industrien hinzukommen. Weiter kann Chile diesen internen Überschuß auch im Import von Industrieanlagen und Technologie anlegen, denn es hat bisher keine Zahlungsbilanzprobleme, wie sie die meisten Übergangsgesellschaften hatten; die Sowjetunion und die Länder Osteuropas hatten keine Devisen, um moderne Maschinen und Apparate zu kaufen, und waren überdies blockiert. Andere sozialistische Versuche wurden in Volkswirtschaften mit tropischer Landwirtschaft unternommen. Chile hat eine Wirtschaft, die auf dem Kupfer, dem Eisen und einer Reihe anderer Bergbauprodukte beruht, welche heute relativ akzeptable Preise erzielen. Überdies hat es wichtige Investitionen realisiert. Das alles erlaubt den Schluß, daß das Devisenvolumen in Zukunft noch größer sein wird als heute. Es wird also keine Strangulation geben können wie im Fall Ghanas oder dem der Vereinigten Arabischen Republik mit ihrer Baumwolle oder dem Ceylons mit seinem Tee, dem Burmas mit dem Reis oder dem Tansanias mit dem Sisal.

HRS: Da sehen Sie also die Möglichkeiten der Akkumulation.

GM: Sicher. Da wir über Devisen verfügen, können wir eine interne Kapazität ausnutzen, Überschüsse verwenden, neue Maschinen, Ausrüstungen und Technologien einführen. Eine weitere Sache: da der Übergang zum Sozialismus in Chile gradueller ist, wird es – so hoffen wir – kein Problem der Fehlanpassung in der internen Organisation geben.

HRS: Weder in der Wirtschaft noch in der Gesellschaft?

GM: Weder in der Wirtschaft noch in der Gesellschaft. Wir hoffen, keine Energien zu verlieren, wie es in vielen anderen Fällen passiert ist, wo etwa ein Krieg große Zerstörungen hervorrief und die gesellschaftliche Organisation zerschlug oder wo der bewaffnete Weg große gesellschaftliche und institutionelle Konflikte auslöste. Das ist in Chile nicht passiert, wird auch nicht passieren. Diese ganze Verschwendung von Möglichkeiten stellte ja in anderen Ländern ein weiteres Hindernis dar. Das passiert nicht hierzulande.

HRS: Ich hoffe nur, daß Sie recht behalten! Nun, das Endziel der Wirtschaftspolitik besteht nach Ihren Worten darin, die Grundlagen für eine sozialistische Wirtschaft und Gesellschaft zu legen. Nun hat die Volkseinheit viele unmittelbare Sofortmaßnahmen zu ergreifen. Wie verbinden sich diese mit den Maßnahmen auf lange Sicht – nicht nur für die nächsten sechs Jahre, sondern für den gesamten Zeitraum der Errichtung des Sozialismus in Chile?

GM: Der Plan für 1971 ist das Programm auf kurze Sicht. Er will Konjunkturprobleme in Angriff nehmen und lösen. Zudem will er die grundlegenden institutionellen Veränderungen einleiten. Bis jetzt haben wir, glaube ich, damit Erfolg gehabt. Was die Reaktivierung der Wirtschaft angeht, so haben wir sie aus der Depression geholt. Schon im April und Mai (1971 – *HRS*) hatte die Industrieproduktion die normale Höhe erreicht, hatte sich der Finanzmarkt erholt, erlebte das Land eine Phase der Normalität, ja sogar der Expansion. Wir glauben, daß das Sozialprodukt in diesem Jahr um acht oder 8,5 Prozent wachsen wird. Zu Ende des Jahres wird die Wirtschaft sich in voller Expansion befinden. Sie beruht hauptsächlich darauf, daß die installierte Produktionskapazität voll genutzt wird. Man darf nicht vergessen, daß ein Teil der Krisen des traditionellen Kapitalismus auf eine stagnierende Produktion infolge fehlender Nachfrage für die nationale Industrie zurückgeht. Erhebliche Dollarbeträge, dank dem hohen Kupferpreis verfügbar und für den Import von Maschinen und Anlagen genutzt, konnten nicht sinnvoll eingesetzt werden, weil die Maschinen und Anlagen nicht genutzt werden konnten. Es gab keine Nachfrage, die Finanzpolitik war im Hinblick sowohl auf die Löhne und Gehälter als auch auf den Kredit sehr restriktiv. Wir reaktivieren die Nachfrage. Wir schaffen es, daß die installierte Kapazität genutzt wird. Das machen wir mit der Erhöhung der Löhne und Gehälter und durch die Preiskontrolle. Mit der Nutzung der installierten Kapazität werden wir in diesem Jahr eine beträchtliche Wachstumsrate erreichen. Im ersten Jahr unseres Plans sind wir also um die Ausweitung der Produktionskapazität nicht besonders besorgt. Denn wir haben zu viele nicht genutzte Ressourcen. Von 1972 an wird die industrielle Investition betont und mit besonderen Anstrengungen in den Grundproduktionen: dem Kupfer, dem Stahl, den verschiedenen Manufakturgütern, der Land- und Viehwirtschaft und der Infrastruktur verknüpft. Wir werden in sechs Jahren acht Milliarden Dollar, also rund 1,2 Milliarden Dollar pro Jahr investieren. Das gilt schon für das Jahr 1971. Sie wissen, daß viele unterentwickelte Länder ein solches Investitionsvolumen auch gern erreichen würden. Kein einziges afrikanisches Land hat es . . .

HRS: . . . und sehr wenige lateinamerikanische Länder.

GM: Eben. Überdies haben wir den administrativ-institutionellen Apparat, um jene Investition auch durchführen zu können. Der Fall Chiles liegt ganz anders als der jener Länder, die, zum Beispiel, nicht die Möglichkeit haben, ein Straßenbauprogramm durchzuziehen, weil es ihnen an Ingenieuren, an Arbeitern und an Maschinen fehlt. Wir haben das alles. In

Chile gibt es 7.000 Ingenieure, viele davon hochqualifiziert. Auf lange Sicht denken wir nicht nur an eine sozialistische, sondern auch an eine industrielle Gesellschaft. Chile wird Ende dieses Jahrhunderts ein Pro-Kopf-Einkommen von 1.000 Dollar haben. Wir sind dann aus der Unterentwicklung raus. Bis dahin werden wir die Kindersterblichkeit, die bei uns sehr hoch ist, durch den halben Liter Milch, durch den Mutterschutz, durch Gesundheitsfürsorge usw. zum Verschwinden gebracht haben. Wir sind dabei, den Analphabetismus zu beseitigen. Das wird schon vor dem Jahr 1976 der Fall sein. Wir haben die traditionellen Krankheiten mit Erfolg bekämpft. Also, ich habe den Eindruck, daß die traditionellen gesellschaftlichen Probleme schon dabei sind zu verschwinden. Das endgültige Gesicht der chilenischen Wirtschaft wird gegen Ende des Jahrhunderts so aussehen, daß man sagen kann: Chile ist eines der wenigen Länder, welche die Stagnation zugunsten der Expansion überwunden haben. Wir werden dann eine reife Industriegesellschaft sein. Die Vorbedingungen für eine Industriegesellschaft sind schon geschaffen . . .

HRS: Sie bestehen schon?

GM: Ich meine: ja. Denn wir haben ja schon die Kapazität, wir haben Autofabriken, Motorenwerke, bald werden wir Flugzeuge produzieren können. Wir können Schiffe bis 21.000 BRT bauen. Dieses Land hat tatsächlich eine große Kapazität. Wir stehen davor, uns unter den Industrienationen einzureihen.

HRS: Also sehen Sie auch hier den Mechanismus? Meinen Sie, daß die Natur des Landes die konjunkturellen Maßnahmen mit dem Grundziel des Programms der Volkseinheit zu verbinden erlaubt?

GM: Also, wissen Sie, wir bemühen uns ständig darum, denken ständig daran, das Unmittelbare mit dem großen Wurf, mit der Veränderung, mit dem Vorwärtsweisenden zu verknüpfen. Sogar beim Wiederaufbau der beim Erdbeben vor einigen Tagen zerstörten Städte und Dörfer (am 8. Juli 1971, eine Woche vor dem Gespräch, wurde Chile von einem heftigen Erdbeben heimgesucht, das große Teile der Zentralprovinzen verwüstete – *HRS*) werden wir nicht nur das wiederherstellen, was es schon gab, sondern es zugleich remodellieren und verändern. Unsere Politik des Aufbaus hat in jedem Sinne zum Ziel, nicht nur die traditionelle Struktur wiederherzustellen, wo sie zerstört oder angeknackst ist, sondern auch eine neue zu schaffen, die für ein besseres Zusammenleben und dafür geeignet ist, die Ressourcen des Landes effektiver zu nutzen.

HRS: Sie haben beschlossen, wie Sie gesagt haben, für einen Zeitraum verschiedene Produktionssektoren aufrechtzuerhalten: einen privaten, einen gemischten Sektor unter Beteiligung von Privatkapital und einen vergesellschafteten Sektor. Das wirft die Frage auf, wie es möglich ist, die Sektoren auf mittlere und lange Sicht innerhalb der Volkswirtschaft zu integrieren. Mit anderen Worten: es wird offensichtlich verschiedene Produktionsweisen innerhalb der chilenischen Wirtschaft geben – wie werden sie koexistieren und kooperieren?

GM: Ich meine, offen gesagt, daß es sogar in den fortgeschrittensten sozialistischen Erfahrungen verschiedene Produktionsweisen gibt. Nehmen Sie China: da gibt es die Kommune, die großen Staatsbetriebe, sogar Kooperativen und noch andere Versuche. In jeder dieser Produktionsweisen werden höchst unterschiedliche Technologien verwandt. Mich überrascht es nicht, daß Ähnliches auch in Chile passiert, wenn es auch nicht mit China vergleichbar ist, daß wir verschiedene Produktionsweisen haben. In Magellanes wird es, zum Beispiel, große Staatsfarmen geben, denn dort braucht es eine extensive Landwirtschaft. Anderswo wird es das Minifundium oder Kooperativen verschiedenster Form geben. Das gleiche passiert in der Industrie. Wir haben Industrien, in deren Leitung die Arbeiter sitzen, andere, welche den Arbeitern gehören, Kleinindustrien mit privaten Unternehmern, die traditionellen Unternehmen in der Form von Aktiengesellschaften, die am Prozeß teilnehmen wollen. So auch im Bergbau. Das alles ist nun nicht statisch zu sehen. Die Dynamik des geschichtlichen Prozesses führt zu Veränderungen. Die Dynamik des öffentlichen bzw. des Sektors mit gesellschaftlichem Eigentum ist beträchtlich, sein Gewicht und seine Bedeutung innerhalb der gesamten Produktion werden noch zunehmen.

HRS: Das heißt doch, daß der Hauptfaktor, die Kraft, welche die Dynamik der Wirtschaft bestimmt, der vergesellschaftete Sektor sein wird.

GM: Genau. Wir meinen, daß schon gegen Ende des Jahres 1971 der chilenische Staat rund 60 Prozent des Nationalproduktes kontrollieren wird. Am Ende der ersten sechs Jahre werden es 70 oder 80 Prozent sein. Das ist schon nahe an einer sozialistischen Gesellschaft. Schauen Sie, als wir an die Macht kamen, kontrollierte der Staat schon 40 Prozent.

HRS: Also muß man die Vorbedingungen auch in Rechnung stellen.

GM: Chile geht nicht von der Grundlage einer traditionellen liberalen Volkswirtschaft aus. Hier hat es ein Jahrhundert lang Volkskämpfe gegeben. Aufgrund der Korrelation der gesellschaftlichen Kräfte mußte die Bourgeoisie gewisse Zugeständnisse machen: ein bedeutendes System der sozialen Fürsorge akzeptieren, die allgemeine Erziehung durchsetzen, bestimmte Investitionen fördern. Sie sehen, dies war kein Staat, der geschlafen hat, weil es keine Massen gab, die Druck hätten ausüben können. So kam das Volk auch nicht an die Macht, weil es Wahlen gewonnen hat, wie jemand im Roulette gewinnt. Dies ganze ist das Ergebnis eines Reifeprozesses, der verschiedene Phasen durchlaufen und Alternativen zerstört hat, welche die Bourgeoisie ausgespielt hatte. Schließlich kam der Augenblick, in dem sie nicht mehr weiterkonnte.

HRS: Um auf das Problem zurückzukommen: die Funktion des privaten Sektors wird abnehmen in dem Maße, wie das Programm der Volkseinheit erfüllt wird?

GM: Ich meine, das hängt entschieden davon ab, was der private Sektor macht. Wir haben den Eindruck, daß es Unternehmer gibt, die vor dem Staat keine Angst haben, einen vergesellschafteten Sektor in der Volkswirtschaft nicht fürchten, sich politisch auch nicht unter Druck setzen lassen und ehrlich einen Produktionsprozeß verwirklichen wollen, der in Chile noch manches leisten muß. Für diese geschichtliche Phase haben wir keinerlei Probleme mit dem privaten Sektor: er soll vorwärtskommen. Das gilt vor allem für Handwerksbetriebe, die weiter als Teil des privaten Sektors bestehen bleiben, auch für kleinere und mittlere Industrieunternehmen. Es ist sehr schwer, a priori festzulegen, wann der Zeitpunkt kommt, in dem der private Sektor aufhört zu bestehen. Ich glaube, daß der private Sektor etwa folgende Einstellung hat: er wird weiter arbeiten und expandieren, solange er kann. Denn für einen mittleren oder kleinen Unternehmer ist sein Betrieb der Lebensunterhalt; wenn er nicht mehr produziert, kann er nicht mehr essen; und hier in Chile kann er sich nicht von heute auf morgen seine Güter, sein Unternehmen einpacken und aus dem Land schicken. Klar, er kann seine Profite transferieren, nicht aber seine Fabriken. Zudem sind da die Arbeiter. Die passen schon auf, daß die Anlagen und Maschinen nicht beschädigt werden. Es gibt also eine Reihe von Faktoren, die Chile von anderen Wirklichkeiten unterscheiden und die anzunehmen gestatten, daß der private Sektor auch weiterhin arbeitet. Wir haben nichts, was darauf hindeutet, daß Sabotage und Desinteresse die Haltung des gesamten Privatsektors von vornherein bestimmen werden. Ich kenne viele mittlere und kleine Unternehmer aus der Mittelklasse und von bescheidener Herkunft, die den chilenischen Prozeß unterstützen.

HRS: Na, ich weiß nicht, ich habe meine Zweifel daran, vor allem auf lange Sicht. So etwas geschähe zum ersten Mal.

GM: Natürlich kann es schief gehen, das ist klar. Aber ich habe Vertrauen in die Anzeichen, die wir beobachten können.

HRS: Meine nächste Frage hängt mit dem gerade Diskutierten zusammen. Sie haben vorhin gesagt, daß Chile sich industrialisieren will, und das nicht wie bisher, sondern unabhängig und autonom. Nun hat die Volksregierung darauf verwiesen, daß sie die Zusammenarbeit mit den multinationalen Unternehmen beibehalten will. Diese sind aber in der Mehrzahl von nordamerikanischen Monopolen kontrolliert. Können Sie diesen Widerspruch erklären?

GM: Ah, hier muß etwas richtig gestellt werden. Wenn wir von multinationalen Unternehmen sprechen, ist die Rede von Firmen, welche der chilenische Staat mit Nachbarländern aus dem Andenpakt oder des Kontinents gründet, nicht von solchen, die zusammen mit imperialistischen Monopolen aufgebaut würden. Wir werden nationales Kapital mit dem von Nachbarländern assoziieren, um Produkte bei uns herzustellen, die aus Gründen des Vergleichs bei uns hergestellt werden sollten. Es gibt also keine Gefahr eines von außerhalb des Kontinents kommenden imperialistischen Einflusses. Unsere Nachbarländer haben die gleiche Größe, jedenfalls in etwa, und auch etwa die gleiche Macht. Wir haben deshalb keine Angst, uns mit ihnen für einige Grundunternehmen zu verbünden.

HRS: Das klärt die Sache; anders herum könnte es wie ein Widerspruch zur Wirtschaftspolitik und zum Programm der Volkseinheit aussehen. Gleichwohl taucht hier ein anderes Problem auf, das sicher einige Theoretiker sich schon gestellt haben. Ihre Regierung hält daran fest, daß die lateinamerikanische Integration notwendig ist und der Andenpakt die weitgehende Unterstützung der Volksregierung besitzt. Diese Unterstützung ist ja auch protokollarisch sichtbar geworden, als der Genosse Präsident bei der Unterschrift des Abkom-

mens über das ausländische Kapital der Länder des Andenpakts zusammen mit dem Außenminister und den Botschaf-
tern der übrigen Länder anwesend war. Nun scheint es mir,
daß die Integration von Volkswirtschaften verschiedener
sozioökonomischer Organisation große Probleme aufwirft.
Welche Position hat die Volksregierung in diesem Sinne?

GM: Es gibt doch schon Erfahrungen der Integration zwischen Ländern mit verschiedenen Systemen. Das ist, zum
Beispiel, mit Westafrika der Fall: die Union zwischen Tan-
sania, Uganda und Kenia ist schon fast klassisch für die subregionale Integration. Ich denke, daß wir Formeln suchen
werden, um den Handelstausch voranzutreiben, indem wir
die vereinbarten Zolltarife anwenden. Wir werden ein Investitionsprogramm für die Infrastruktur entwickeln, damit unsere
Märkte und unsere Territorien enger verbunden werden. Bereiche wie die Automobil- und die petrochemische Industrie
werden wir integrieren. Bis jetzt haben wir den Eindruck, daß
es von allen Seiten entschieden guten Willen gibt. Ich habe
selbst an einer Sitzung der Wirtschaftsminister des Anden-
paktes teilgenommen; in ihr hat der Präsident Pastrana (von
Columbien – *HRS*), ein Mann der Konservativen Partei,
wiederholt darauf hingewiesen, daß es innerhalb dieses Bündnisses keine ideologischen Restriktionen gibt. Also gibt es von
seiten anderer Regierungen keine Einwände und Vorurteile
gegen die Teilnahme Chiles. Es kann natürlich Pressionen
von außerhalb der Gruppe geben. Aber bis jetzt scheint tatsächlich entschieden zu sein, daß diese Erfahrung trotz aller
Schwierigkeiten, die bestehen und die wir alle kennen, weiter-
getrieben werden soll.

HRS: Es kann natürlich auch zu Pressionen von seiten der
USA kommen . . .

GM: Es kann wahrhaftig zu Pressionen von vielen Ländern
kommen. Wir meinen, daß jede Integration auf den Argwohn
einiger Großmächte trifft und daß daraus Probleme entstehen.

HRS: Meine übrigen Fragen sind etwas konkreter und weniger theoretisch. Die Regierung hat die Löhne und Gehälter
erhöht und gleichzeitig die Preise eingefroren. Das hat zu
einer Erhöhung der effektiven Kaufkraft geführt, die sich
gesellschaftlich in einer Art ›Konsum-Trunkenheit‹ ausdrückt.
Selten habe ich ein unterentwickeltes Land besucht, dessen
Bevölkerung soviel konsumiert wie die chilenische zu diesem
Zeitpunkt. Das liegt sicherlich an dem Mangel vieler Jahre: es

gab wenig Möglichkeit zum Konsum, weil es kein Geld dafür gab. Nun ist die Frage interessant, ob die chilenische Wirtschaft nach Ihrer Meinung in der Lage ist, das notwendige Produktionsvolumen beizubehalten, um den größeren Konsum zu befriedigen.

GM: Schauen Sie, was Sie gesehen haben, war durchaus geplant, befindet sich im Rahmen der von der Volksregierung begonnenen Wirtschaftspolitik und ist mit Hilfe der ökonometrischen Modelle und des ganze analytischen Instrumentariums quantifiziert worden. Deshalb erstaunt es uns nicht und macht uns auch nicht besorgt. Wir wissen, wohin es führen wird und wie es sich in etwa entwickelt.

HRS: Es war also praktisch ein kalkuliertes Risiko . . .

GM: Wir meinen nicht, daß es ein Risiko war. Wir wußten sehr genau, daß bis vor acht oder zehn Monaten die Unternehmen keine Kühlschränke und keine Autos verkauften und daß die Leute weder Schuhe noch Kleidung kauften, weil die finanzielle Situation der großen Mehrheit es nicht erlaubte. Wir wußten, daß sich eine schwere Krise ereignen würde, weil die Geschäfte voller Waren lagen. Absurd war es also, eine andere Wirtschaftspolitik zu betreiben als die, welche wir vorantreiben. So haben wir denn die effektive Kaufkraft erhöht, um dem Subkonsum entgegenzuwirken, unter dem unser Volk litt. Unsere Fabriken produzierten auch vorher, aber für die Lager, so daß zudem ein großer Teil der installierten Produktionskapazität nicht genutzt wurde. Das führte zu einer Arbeitslosigkeit, die sehr hoch war und in Santiago 8,2 Prozent gegen Ende 1970 ausmachte. Sie sehen, daß wir, indem wir die Wirtschaft reaktiviert haben, auch die Arbeitslosigkeit reduzieren konnten; sie lag im Juni (1971) bei 5,3 Prozent, und das nur sechs Monate, nachdem wir jene Wirtschaftspolitik angefangen haben. Das ist eine wichtige Sache. Es ist geschehen, ohne daß große Investitionen von privater Seite vorgenommen worden wären. Es gibt Leute, die meinen, daß sich ohne private Investitionen eine wirtschaftliche Katastrophe ereignet. Wir haben keine Angst davor, daß die Privatinvestitionen abnehmen. Ich sagte Ihnen schon, daß in Chile ohnedies 70 Prozent der Investitionen vom Staat vorgenommen worden sind. Wenn der Privatsektor nicht investieren will, bricht das Land nicht zusammen und hört auch nicht die Volkswirtschaft auf zu funktionieren.

HRS: Eines der Grundprobleme der unterentwickelten Volkswirtschaften ist ihre Beschäftigungspyramide. Auch in

Chile gibt es einen großen Anteil von unproduktiven, d. h. im Dienstleistungssektor eingesetzten Arbeitskräften. Das ist höchst gefährlich für ein Land wie dieses; denn in den hochentwickelten Industrieländern liegt das Wachstum des tertiären Sektors an der Automatisierung und Technisierung des sekundären, während in einer unterentwickelten Wirtschaft der tertiäre Sektor wächst, weil der sekundäre die überschüssige Arbeitskraft aus strukturellen Gründen nicht absorbieren kann. Wie ist dieses Problem auf kurze, mittlere und lange Sicht zu lösen?

GM: Ohne Zweifel hat es in den produktiven Sektoren der chilenischen Wirtschaft solche in voller Stagnation gegeben. Sie haben nicht genügend Arbeitsplätze erzeugt. Deshalb hat in den letzten Jahren der Dienstleistungssektor die Mehrheit der Arbeitskräfte absorbiert. Unser Entwicklungsplan sieht eine rasche und entschiedene Entwicklung der Produktion vor. Ich habe schon die Möglichkeiten erwähnt, die Produktion im Großbergbau auszuweiten und damit einen großen Teil der un- oder unterbeschäftigten Arbeitskraft zu absorbieren, der vorher im industriellen Sektor war. Wir haben vor, in diesem Jahr 100.000 Wohnungen zu bauen – gegenüber 12.000, die im Jahre 1970 gebaut worden sind. Das sind alles Unterfangen, die außerordentliche Mengen von Arbeitskräften erfordern. Natürlich werden wir die Probleme nicht von heute auf morgen lösen. Aber in dem Maße, wie wir der Wirtschaft die Dynamik zurückgeben und dem Volk die effektive Kaufkraft erhöhen, erhöht sich die Nachfrage nach Gütern und werden neue Arbeitsplätze geschaffen. Das ruft eine Art sukzessiver Dynamik ins Leben. Das erfahren wir gerade jetzt. Natürlich muß das alles von einem Prozeß der Investition begleitet sein, wie Sie vorher angedeutet haben, von einer Kapitalakkumulation also. Und ich glaube, daß hier genau der Kern der chilenischen Erfahrung in den nächsten Jahren liegen wird.

HRS: Meine letzte Frage geht auf die Anti-Inflationspolitik der Volksregierung; wenn ich richtig sehe, ist die Inflationsrate um 50 Prozent gesenkt worden. In diesem Zusammenhang wird von der Möglichkeit einer Devisenpolitik auf lange Sicht gesprochen. Das impliziert fluktuierende Wechselkurse. Wie wird es Chile schaffen, daß der INTERNATIONAL MONETARY FUND (Internationale Währungsfonds) diese Befreiung der Finanzpolitik erlaubt?

GM: Chile hat den FUND nicht um Erlaubnis gebeten, seine Finanzpolitik, seine Wechselkurspolitik oder seine Steuerpolitik festzulegen, auch keinen anderen internationalen Organismus. Weder vorher noch nachher haben wir jene Organismen konsultiert. Wir verfolgen eine von ihnen unabhängige Politik. Die chilenische Regierung legt sie fest, und ihre Kriterien werden nur von ihr fixiert. Im Programm der Volkseinheit wird deutlich gesagt, daß die periodischen Abwertungen höchst unvorteilhaft für die chilenische Volkswirtschaft waren und eben von den ausländischen Gesellschaften erzwungen wurden (weil periodische Abwertungen zugleich die Kosten reduzierten und damit die Profite erhöhten). Die Kupferunternehmen haben in den letzten vier bis fünf Jahren außerordentliche Profite gemacht. Sie haben enorme finanzielle Ressourcen aus dem Land transferiert. Das Investitionsprogramm, das sie versprochen hatten, haben sie nicht aus ihren Profiten, sondern mit Krediten finanziert. Heute hat Chile 700 Millionen Dollar Schulden, eben weil die vorige Regierung die Expansionsprogramme der Großminen dadurch finanzierte, daß sie den ausländischen Gesellschaften die Verschuldung erlaubte und sie nicht zwang, ihre Gewinne wieder im Land zu investieren. Wenn wir die Unternehmen verstaatlichen, werden wir die Schulden der Kupferminen und der anderen Unternehmen übernehmen. Natürlich wird sich das in der Entschädigung ausdrücken . . .

HRS: Na, hoffentlich. Daß der Imperialismus das so ohne weiteres schluckt . . .

GM: Ich will nur sagen, daß unsere Anti-Inflationspolitik von der Regierung bestimmt wird. Da Chile mit dem FUND keinen *Stand-by*-Pakt unterschrieben hat, kann dieser die chilenische Regierung auch zu nichts zwingen; das war ja früher der übliche Mechanismus des FUND, um in die Wirtschaftspolitik eines Landes massiv einzugreifen. Und Chile braucht auch kein *Stand-by,* weil sein Außenhandel ihm eine befriedigende Lage gesichert hat. Ich wiederhole Ihnen: unsere Lage und unsere Erfahrung sind anders als viele revolutionäre Veränderungen; denn bisher haben wir vom Standpunkt der Devisen aus keine großen Probleme gehabt. Klar, es gibt Probleme der Geldknappheit, saisonbedingte Probleme, Probleme, die aus der Finanzverwaltung in einer Übergangszeit herrühren. Aber auf mittlere Sicht ist unsere Devisen- und Geldsituation entschieden erfreulich. So haben wir keine Angst, daß man uns eine Abwertung aufzwingen wird; käme sie, würde das natürlich unser Stabilisierungsprogramm beeinträchtigen. Aber sie kommt nicht.

HRS: Wird Chile die Produktivitätsschlacht gewinnen?

GM: Na, es handelt sich ja nicht um eine Produktivitätsschlacht, sondern um einen Kampf, die Produktion in ihrem Volumen zu erhöhen, indem bisher brachliegende Kapazitäten genutzt werden. Wir werden für den Augenblick die Produktivität nicht erhöhen. Es hat keinen Sinn, die Produktivität der Arbeitskraft zu erhöhen, wenn es einerseits viele Arbeitslose gibt und andererseits die Unternehmen nur mit der Hälfte ihrer Kapazität produzieren. Für das Jahr 1971 wollen wir die Beschäftigung vergrößern und damit die Produktion erhöhen. Die Daten, die wir jetzt zur Hand haben, zeigen, daß wir tatsächlich die Produktion entschieden erhöht haben: sowohl in der Industrie als auch auf dem Bausektor, in der Landwirtschaft und im Bergbau wie auch im Dienstleistungssektor. Wie gesagt, wir erwarten ein Wachstum für dieses Jahr, das bei 8 Prozent liegt; das wäre eine Rekordziffer im Vergleich mit den sechziger Jahren.

Landwirtschaft

Die Landwirtschaft hatte und hat innerhalb der chilenischen Volkswirtschaft eine relativ geringe Bedeutung, wenn man ihren Beitrag zum Bruttosozialprodukt (durchschnittlich neun Prozent zwischen 1964 und 1967) zum Maßstab nimmt und andere lateinamerikanische Gesellschaften zum Vergleich heranzieht. Daß sie dennoch nicht unwichtig ist, beweist einmal die Tatsache, daß rund 25 Prozent aller Beschäftigten in ihr tätig sind, und erhellt zum andern aus dem hohen Index der Importe landwirtschaftlicher Güter (1970 für 233 Millionen Dollar – das ist ein beträchtlicher Teil der gesamten Einfuhren). Eine Volksregierung mußte die Probleme der Landwirtschaft nicht nur in Angriff nehmen, sondern auch anders zu lösen versuchen, als das bisher geschehen war. Daß wichtige Teile des Programms der Volkseinheit auf diesen ökonomischen Sektor zugeschnitten sind, liegt deshalb nicht bloß daran, daß die Linke einen Teil ihrer Basis (wohl den schwächeren) auf dem Lande hat. Der deformierte Wachstumsprozeß der unterentwickelten, abhängigen Volkswirtschaft Chiles hatte eine deformierte Landwirtschaft geschaffen, die nicht von vornherein in der Lage ist, sich in einen autonomen Entwicklungsprozeß zu integrieren.

Das Bewußtsein davon hatte sich im Laufe der letzten Jahre so sehr durchgesetzt, daß 1964 sowohl der Kandidat der Bourgeoisie, Eduardo Frei, als auch Salvador Allende eine Reform der Landwirtschaftsstruktur zu einem wichtigen Punkt ihres jeweiligen Programmes machten. Unter der christdemokratischen Regierung wurde ein Agrarreformgesetz verabschiedet und der Prozeß in Gang gesetzt. Entsprechend den Grundprinzipien der ›Revolution in Freiheit‹ ging es gleichwohl nicht darum, die traditionellen Strukturen zugunsten ganz neuer zu zerschlagen. Vielmehr sollte die Entwicklung des Agrarkapitalismus beschleunigt werden. Das zeigt sowohl das Gesetz an sich als auch die Art seiner Anwendung. So wurden von den 6.493 größten landwirtschaftlichen Besitztümern Chiles seit Beginn der Agrarreform (im Jahre 1965) bis Ende 1969 nur 1.120 enteignet, von den über 24 Millionen Hektar, die dazu gehörten, nur ca. drei Millionen in das Eigentum von Bauern und Landarbeitern überführt. Nur etwa acht Prozent aller Kleineigentümer- und Landarbeiterfamilien wurden von der Agrarreform begünstigt. Die ihnen übergebenen Böden waren zudem häufig von geringer Qualität. Die neuen Kleinsteigentümer wurden vereinzelt, d. h. nur sehr unzureichend in Kooperativen und Genossenschaften zusammengefaßt, und ohne hinreichende technische und finanzielle Hilfe gelassen. Die bescheidenen Wandlungen der Agrarstruktur waren nicht in ein umfassendes Programm der Transformation anderer Sektoren der Wirtschaft eingebettet.

Dennoch sollte man die Bedeutung der Agrarreform nicht unterschätzen. Sie schuf, wie andere Maßnahmen des christdemokratischen Reformismus, Erwartungen und Aspirationen unter den Ausgebeuteten und trug damit nicht unerheblich zur Verschärfung der Klassengegensätze bei; darauf wurde schon ausführlicher hingewiesen. Das zeigte sich in den Landbesetzungen, die ab 1967 in steigender Zahl vorkamen: landlose Bauern, die Araucanos (oder Mapuche-Indianer) und auch Landarbeiter besetzten Großgrundbesitze, die Regierung intervenierte, die Repression auf dem Lande nahm in großem Umfang zu. So waren die eigentlich ökonomischen Veränderungen und Folgen der Agrarreform gering, während sie gesellschaftlich das Terrain für den Sieg der Volkseinheit mit vorbereiten half.

Nach dem Programm der Volkseinheit geht es bei der Agrarreform darum,

»1. den Prozeß zu beschleunigen und die Großgrundbesitze zu enteignen;

2. den verlassenen und schlecht genutzten Grund und Boden aus Staatsbesitz in die Agrarproduktion unverzüglich einzubringen;

3. die enteigneten Betriebe in Kooperativen zu organisieren, den Landarbeitern aber ein Haus und ein Stück Garten zur eigenen Nutzung zu überlassen;

4. in Sonderfällen den kleinen und mittleren Bauern Land zuzuweisen, wenn sie für die effektive Landarbeit besonders geeignet sind;

5. das Minifundium immer mehr in die Kooperativen einzugliedern;

6. auch die kleinen und mittleren Bauern auf die Dauer an die Dienstleistungen der Kooperativen anzuschließen und

7. die Rechte der Eingeborenen-Gemeinschaften zu verteidigen und zu garantieren.«

Dazu bedurfte es keiner Veränderung des Agrarreformgesetzes, wohl aber seines Anwendungsmodus.

Einige Probleme der chilenischen Landwirtschaft, ihrer Reform und ihrer Verknüpfung mit den übrigen Sektoren der Wirtschaft werden in dem Gespräch mit Dr. Jacques *Chonchol,* dem Landwirtschaftsminister der Volksregierung, berührt. Chonchol ist ein international bekannter Agrarwissenschaftler. Er gehörte früher der Christdemokratischen Partei an und hat von 1964 an das ›Institut der Landwirtschaftsentwicklung‹ (Instituto de Desarrollo Agropecuario – INDAP) geleitet. Bereits 1966 trat Chonchol wegen schwerwiegender Differenzen über die Agrarpolitik der Christdemokraten von dem Regierungsamt zurück. Nach der Spaltung der Christdemokraten schloß er sich der MAPU an, war deren Generalsekretär und trug entschieden dazu bei, daß diese Partei sich der Volkseinheit anschloß. Als im August 1971, wenige Wochen nach dem Gespräch, einige Abgeordnete und Funktionäre aus der Christdemokratischen Partei austraten und die ›Christliche Linke‹ (Izquierda Cristiana) gründeten, trat Chonchol dieser Gruppierung bei und bot seine Demission an. Allende lehnte sie ab. Es geht in Chile das Gerücht, daß viele in Chonchol einen möglichen Kandidaten der Volkseinheit für die Zeit nach Allende sehen.

Gespräch mit Jacques Chonchol

Heinz Rudolf Sonntag (HRS): Sie haben eine Zeitlang mit der vorigen Regierung auf dem Gebiet der Agrarreform zusammengearbeitet, Genosse Minister. In einem bestimmten Augenblick haben Sie auf den Posten verzichtet, den Sie unter Eduardo Frei bekleideten. Das bewegt mich zu der Frage, worin nach Ihrer Meinung der grundlegende Unterschied zwischen der Agrarreform-Politik der christdemokratischen und der Volksregierung von Salvador Allende besteht.

Jacques Chonchol (JC): Also, ich meine, daß der Unterschied in folgenden Tatsachen besteht. Als Frei seine Regierungszeit begann, gab es schon ein wichtiges nationales Bewußtsein darüber, daß eine Agrarreform notwendig war; es war in den Jahren vorher entstanden. Es war so stark, daß das Agrarreformgesetz unter Frei und die Verfassungsreform über das Recht am Privateigentum (sie war notwendig, um das Gesetz anwenden zu können) im Parlament von allen politischen Kräften mit Ausnahme der Nationalpartei gebilligt wurden, also von den Christdemokraten und den Parteien, die sich später zur Volkseinheit zusammenschlossen; und die Nationalpartei hatte wesentlich weniger Vertreter als heute. Es gibt also eine (formale) Ähnlichkeit in dem Sinne, daß die objektive Notwendigkeit der Agrarreform von beiden politischen Kräften anerkannt wurde, als sich Frei und Allende 1964 zur Wahl stellten. Ich meine aber, daß die Agrarreform im Falle der Regierung Frei auf eine schlichte Modernisierung der traditionellen Landwirtschaft hinauslief und eine Landwirtschaft auf der Grundlage von vielen Kleineigentümern anstrebte. Ihnen sollte Stabilität zugesichert werden. Man richtete auch ein Kooperativ-System ein, damit gewisse ökonomische Defekte des Kleineigentums berichtigt werden konnten. Das blieb in einem Kontext, welcher von den wachsenden Erwartungen der Bauern- und Landarbeiterschaft im Hinblick auf eine Agrarreform markiert wurde und von Strukturveränderungen in der übrigen Gesellschaft unabhängig war. Man dachte also, man könnte eine Agrarreform durchführen, die der chilenischen Gesellschaft mehr Stabilität verliehe, gewisse traditionelle Züge von vorkapitalistischem Charakter modernisierte, eine produktivere Landwirtschaft schüfe und die wirtschaftlichen und sozialen Bedingungen der armen Bauern und Landarbeiter verbesserte, das alles aber innerhalb einer allgemeinen gesellschaftlichen Entwicklung, welche die übrigen Dinge nicht grundsätzlich änderte. Jetzt dagegen ist der Prozeß der Agrarreform weit tiefer und weit schneller. Überdies ist er in Wandlungen der sozioökonomischen Struktur anderer Sektoren der Gesellschaft eingepaßt. Er ist also nicht unabhängig von dem, was im Banksystem, mit den Monopolen, bei den Grundressourcen passiert. Im Grunde geht es um die Veränderung der Landgesellschaft und um den Aufbau einer vergesellschafteten Landwirtschaft. Und man weiß, daß die nicht geschaffen werden kann, wenn in der übrigen Gesellschaft die Strukturveränderungen ausbleiben. Das ist nach meiner Ansicht der bedeutsamste Unterschied zwischen beiden Agrarreform-Prozessen. Bei den Christdemokraten ging es um einen Modernisierungsprozeß für bestimmte traditionelle Elemente innerhalb einer neokapitalistischen Gesellschaft. Sie wollte man ein bißchen moderner, ein bißchen effizienter, ein bißchen gerechter machen. Bei uns jetzt handelt es sich um einen Teil des Veränderungsprozesses auf eine sozialistische Gesellschaft zu. Die Agrarreform ist in einen Wandlungsprozeß eingebettet, der nicht nur das Land, sondern viele andere Wirtschaftsbereiche umformen muß.

HRS: Angesichts des Klassencharakters der Regierung Frei hat das Agrarreformgesetz einige Mängel, die sich eben aus jenem Klassencharakter erklären. Sie haben selbst wiederholt darauf hingewiesen. Welche Position wird die Volksregierung gegenüber diesem Problem einnehmen? Welche Maßnahmen wird sie treffen, um die gesetzmäßigen und institutionellen Mängel zu beseitigen, die die normale Entwicklung der Agrarreform behindern? Wie kann das legale Problem zu Ihren Gunsten gelöst werden?

JC: Wir wissen, daß das bestehende Agrarreformgesetz Mängel und Mißstände aufweist. Wir sind uns aber auch bewußt, daß die Agrarreform nicht nur ein Gesetzesprozeß ist, sondern daß die Gesetze dazu da sind, eine viel weiter gehende Aktion zu verwirklichen. Und schließlich besteht bei uns Klarheit darüber, daß hierzulande der Streit, um Gesetze zu ändern, oft so intensiv ist, daß die Energie sich in der Gesetzesdiskussion erschöpft und zur Verwirklichung von Wandlungsprozessen fehlt. Als die gegenwärtige Regierung an die Macht kam, fand sie ein Gesetz vor, das, obgleich es Defekte hatte, den Agrarreform-Prozeß in dem Maße zu vertiefen erlaubte, wie es einen politischen Willen gab, es wirklich bis zu seinem Kern anzuwenden. Dieses Gesetz haben wir angewandt – mit den Möglichkeiten, die es bot, mit den Begrenzungen, die es aufwies. Denn entweder widmeten wir uns der Anwendung des Gesetzes oder wir versuchten, es zu ändern. Mit der Erfahrung der Schwierigkeiten im Parlament, wo wir keine Mehrheit haben (wenn auch Teile der Christdemokratie einige Änderungen des Gesetzes unterstützen könnten), haben wir es vorgezogen, das gegenwärtige Gesetz voll auszuloten, aus ihm alles herauszupressen. Die Modifizierungen, welche das Gesetz braucht, werden wir vorschlagen, wenn es nötig wird.

HRS: Und das bezieht sich auch auf den bürgerlich-demokratischen institutionellen Apparat . . .

JC: Ja, sogar in ganz besonderem Maße. Das Agrarreform-Gesetz erlaubte eine gewisse Koordination. Dennoch ist der institutionelle Apparat höchst ineffizient; denn es gibt viele Organismen, die von verschiedenen Ministerien abhängen und deshalb häufig widersprüchliche Politiken verfolgen. Es gibt tatsächlich noch keine effektive Zentralgewalt. Das ist nun einmal so, und es besteht kein Zweifel daran, daß das ohne Gesetz nicht geändert werden kann. Aber da auch das institutionelle System durch Gesetz geändert werden muß, versuchen wir, es durch die Tat, in der Praxis zu verändern. Im gegebenen Augenblick müssen jedoch wichtige Veränderungen im institutionellen System des Staates durchgeführt werden.

HRS: Wie nimmt der Landwirtschaftssektor an der gegenwärtigen Phase der Kapitalakkumulation teil?

JC: Hier liegen genau die großen Schwierigkeiten der Landwirtschaft. Der Agrarreform-Prozeß und die Wandlungen in der Landgesellschaft erschöpfen sich ja nicht darin, daß der

Grund und Boden neu umverteilt wird. Es handelt sich um einen Wandel in der Natur der chilenischen Landwirtschaft. Wir müssen von einer extensiven oder halbextensiven Landwirtschaft übergehen zu einer intensiveren und spezialisierteren, die ein größeres Beschäftigungs- und Einkommensniveau pro Hektar erzeugen kann. Das erfordert einige Jahre lang wichtige Investitionen, welche nicht aus der Landwirtschaft kommen können. So besteht denn auch der Unterschied, den wir zwischen unserem sozialistischen Modell und etlichen anderen sehen, darin, daß nicht der Agrarsektor – mit seiner Akkumulation – derjenige sein kann, welcher die Entwicklung anderer Sektoren der Volkswirtschaft finanziert. Wir müssen vielmehr einige Jahre lang die Wandlungsprozesse im Agrarsystem mit Überschüssen aus anderen Wirtschaftssektoren finanzieren. Erst wenn wir die Natur der Landwirtschaft geändert, sie intensiv gemacht und ihre Produktivität verbessert haben werden, können in ihr genügend Mittel erzeugt werden, um zum allgemeinen Entwicklungsprozeß beizutragen. Die große Schwierigkeit besteht eben darin, daß wir jetzt gar nicht daran denken können, der Agrarsektor – der zudem nur 25 bis 27 Prozent der arbeitenden Bevölkerung beschäftigt und nur Prozent des Bruttosozialprodukts erzeugt – könnte Überschüsse produzieren, mit denen wir andere Entwicklungen finanzieren können.

HRS: In diesem Zusammenhang ist ein Problem anzusprechen, das bisher für die chilenische Landwirtschaft besonders bemerkenswert war: die Tatsache, daß Chile in beträchtlichem Umfang Lebensmittel importiert hat und dafür kostbare Devisen ausgeben mußte. Woran lag, woran liegt das Überwiegen des Imports von Landwirtschaftsprodukten? Wie kann man das stoppen?

JC: Bis zu den Jahren zwischen 1935 und 1940 produzierte Chile verschiedene landwirtschaftliche Güter, von denen es für etwa 30 Millionen Dollar Früchte, Wolle, Honig, Wachs und Gemüse exportierte. Gleichzeitig wurden tropische Produkte, die hier nicht wachsen, und andere Güter, die in unzureichender Menge produziert wurden, im Gegenwert von 15 Millionen Dollar importiert. Bis Ende der dreißiger Jahre erzeugte der Landwirtschaftssektor also im Hinblick auf die Versorgungslage einen Überschuß, der sich sogar in Devisen umsetzte. Von da an bis heute haben zwei parallel laufende Prozesse die Nachfrage nach landwirtschaftlichen Produkten erhöht: einmal der Bevölkerungszuwachs – obwohl er nicht so groß ist wie in anderen lateinamerikanischen Ländern, macht er immer noch jährlich etwa 2,5 Prozent aus;

zum andern der Industrialisierungsprozeß und die Schaffung neuer wirtschaftlicher Aktivitäten – das führte zu einer Verbesserung des Pro-Kopf-Einkommens. Im ganzen Zeitraum ist der Agrarsektor nicht gewachsen, nicht einmal proportional zum Bevölkerungswachstum. So mußten denn alle Regierungen, gleich welcher politischen Ideologie, immer größere Mengen von Lebensmitteln importieren, um das bestehende und sich vergrößernde Defizit auszugleichen. So kamen wir von einem Import im Wert von 15 Millionen Dollar jährlich zur heutigen Einfuhr, die etwa 200 Millionen Dollar ausmacht. Dagegen exportieren wir immer noch dieselbe Menge an Agrarprodukten wie damals – also für 30 Millionen Dollar. Das zeigt, daß die Entwicklungskapazität der chilenischen Landwirtschaft sich progressiv verschlechtert hat, wenn man die Bedürfnisse des Landes zum Maßstab nimmt. Das gilt sowohl für die Produktion für den Export als auch für die für den inländischen Markt. Das Land mußte also immer mehr Devisen ausgeben, um Lebensmittel zu importieren und die Bedürfnisse seiner Bevölkerung in schlechten Bedingungen zu befriedigen. Wie wollen wir dieses Problem nun lösen? Ganz bestimmt nicht auf der Grundlage vereinfachender Formeln im Sinne von ›Chile muß alles produzieren, was es konsumiert‹; das ist im Ernst etliche Male propagiert worden. Das wäre gut und schön, wenn es sich um eine Insel außerhalb des Welthandels handelte. Wir meinen, daß wir in der Lage sind, Produkte von großem Exportwert in größerem Umfang zu erzeugen: Früchte, Gemüse, Weine, Konserven, Saatgüter usw. Solche Produkte können wir auch in größerem Umfang exportieren, wenn wir es schaffen, die Dinge so zu organisieren, daß wir die Märkte der Nordhalbkugel, seien sie nun kapitalistische oder sozialistische, auch den der USA, mitberücksichtigen können. Denn dahin haben wir noch viel weniger exportiert, als wir eigentlich gekonnt hätten. Das ist die Strategie der Regierung für diesen Bereich: wir werden die landwirtschaftliche Entwicklung ankurbeln, nicht nur um unsere Importe zu substituieren, sondern auch um unsere Exporte zu vergrößern. Nun, das fordert ohne Zweifel Zeit. Wir müssen die Außenmärkte erschließen, viele dieser Dauerpflanzungen erst einrichten usw. Zum Beispiel: zwischen dem Augenblick, in dem ein Früchte produzierender Landwirtschaftsbetrieb eingerichtet wird, und dem, in welchem er zu produzieren beginnt, vergehen fünf oder sechs Jahre. Es handelt sich um eine Politik auf mittlere und lange Sicht. Wir wollen also ein Gleichgewicht herstellen. Nicht dadurch, daß wir vorgeben, von einem Tag auf den andern keine Lebensmittel mehr zu importieren – immer werden wir einen gewissen Teil an Agrarprodukten einführen müssen –, sondern dadurch, daß wir die Exporte erhöhen und den Inlandsmarkt zu versorgen uns bemühen. Das wird in den ersten Jahren nicht leicht sein. Die Umverteilungspolitik der Volksregierung etwa steigert die Nachfrage nach landwirtschaftlichen Gütern. Deshalb ist es sehr wahrscheinlich, daß wir in den nächsten Jahren mehr importieren müssen als 1970 oder auch 1971. Doch es gibt keine andere Wahl: unsere Agrarpolitik muß jenen allgemeinen Richtlinien folgen.

HRS: Setzt das nicht eine Auffächerung der chilenischen Landwirtschaft in großem Umfang voraus?

JC: Nicht so sehr eine Auffächerung; eher eine Spezialisierung. Die chilenische Landwirtschaft ist schon sehr aufgefächert. Auf den meisten Feldern wird von allem ein wenig produziert. Wir haben keine Monokultur- oder Monoproduktions-Landwirtschaft. Wir müssen vielmehr bestimmte Regionen des Landes spezialisieren. Das gilt vor allem für die Zentralregion, die besondere Bedingungen aufweist, welche denen Kaliforniens und anderer Länder ähnlich sind. Da müssen wir für die Produktion von Gütern sorgen, die gute Preise erzielen. Es geht also darum, der exzessiven Auffächerung auf dem Niveau der landwirtschaftlichen Betriebe entgegenzuwirken und eine Spezialisierung zu erreichen, die uns erlaubt, die Landwirtschaft effizienter arbeiten zu lassen.

HRS: Obwohl die chilenische Landwirtschaft nach Meinung einiger Autoren in hohem Grad eine kapitalistische ist, ist die angewandte Technologie entschieden mangelhaft. Woran liegt das? Welche konkreten Pläne hat die Regierung, um das technologische Niveau der chilenischen Landwirtschaft zu heben?

JC: Ich meine, daß es ein Irrtum ist zu sagen, unsere Landwirtschaft sei technisiert und eine kapitalistische. Ich halte sie vielmehr für eine entschieden traditionelle.

HRS: Bedeutet das, daß es sich um eine ›feudale‹ handelt?

JC: Darum geht es nicht. Es gab Betriebe, die sehr gut bearbeitet wurden. Aber die Mehrzahl der Betriebe waren einer ausgesprochenen Mißwirtschaft unterworfen. Das lag nach meiner Meinung daran, daß es in Chile das große Geschäft war, Land zu akkumulieren. Wir hatten hier eine Dauerinflation. Deshalb wollten die Leute dort investieren, wo es zu den geringsten Wertverlusten kam. Das war Grund und Boden. Überdies hatte der Erwerb von Land weitere Vorteile: es war eine hypothekenfähige Garantie für das Bankwesen, es unterlag relativ niedrigen Steuern, jedenfalls im Vergleich mit anderen Wirtschaftsgütern, und es verlieh Sozialprestige. So gab es denn eine Tendenz sowohl bei den Landwirten als auch bei Städtern, etwa Industriellen und Kaufleuten, die Geld verdient hatten, Land zu kaufen.

HRS: Auch viele Ausländer . . .

JC: Natürlich. Das ist für uns aber nie so wichtig gewesen wie in anderen Ländern. Die Ausländer, die hier Land gekauft haben, haben sich in der Mehrzahl endgültig hier niedergelassen. Wir haben fast nie das gehabt, was in anderen Ländern ›die ausländische Unterwanderung‹ in der Landwirtschaft heißt. Nun, immer mehr Leute kauften jedenfalls Land. Dadurch kam es zu einem Ungleichgewicht zwischen dem Kapital, das Grund und Boden repräsentierte, und dem investierten Kapital, um das Land zu bearbeiten. Deshalb müssen wir, um die Landwirtschaft zu intensivieren und zu technisieren, viel investieren, um jenes Ungleichgewicht zu beheben.

HRS: Sie sagten eben, die Volksregierung habe sich vorgenommen, den Export von Landwirtschaftsgütern zu vergrößern. Abgesehen von der Spezialisierung der Landwirtschaft – welche anderen Pläne gibt es?

JC: Gut, wir möchten das Land etwas regionalisieren, und zwar nach seinen natürlichen Merkmalen. Im Norden und im Zentrum, wo nicht so sehr Land, sondern Wasser fehlt, wachsen bestimmte Produkte von hohem Wert. Die werden wir exportieren. Im Süden regnet es mehr, sind die klimatischen Bedingungen mit denen Nordeuropas vergleichbar. Dort werden wir den Getreideanbau und die Viehzucht fördern. All das geht Hand in Hand mit Veränderungen im Besitzsystem. Wir machen mit der Bodenkonzentration in den Händen der Großgrundbesitzer Schluß. Das Land wird den irgendwie organisierten Bauern und Landarbeitern übergeben.

HRS: Hier möchte ich einhaken. Natürlich muß die für die chilenische Landwirtschaft geplante Produktionsweise im Rahmen des Übergangs zum Sozialismus gesehen werden. Nun wissen Sie, daß es vor allem in der Landwirtschaft in den verschiedenen sozialistischen Gesellschaften recht unterschiedliche Produktionsweisen gibt. Welche ist nun für die chilenische Landwirtschaft die angemessenste?

JC: Schauen Sie, erstens kann man nicht ein einziges Modell nachmachen und noch viel weniger verschiedene Modelle vermischen und dann nachmachen. Ich persönlich meine, daß die Landwirtschaft so besondere gesellschaftliche, technische und wirtschaftliche Merkmale hat, daß jeder Imitationsversuch notwendig zum Fehlschlag führen muß. Wir können nicht das Modell der Großpflanzungen (wie in Cuba) übernehmen, weil es die bei uns nicht gibt; das Modell der europäischen sozialistischen Länder können wir auch nicht einfach nachahmen, da unsere Situation anders ist. Wir müssen wirklich ein Modell suchen, das mit unseren spezifischen Merkmalen übereinstimmt. Zweitens müssen wir von dem ausgehen, was Landmensch und Landwirtschaft heute sind. Deshalb meinen wir, daß das Grundproblem – so ist es ja auch im Programm der Volkseinheit gesagt worden – darin besteht, Produktionseinheiten, Bauernunternehmen zu schaffen, die eine gewisse Größe haben und deshalb eine intensive, relativ spezialisierte Landwirtschaft erlauben. Nun geht die Grunderwartung großer Teile der Bauern- und Landarbeiterschaft auf den Besitz von eigenem Grund und Boden; für sie spiegelt dieser die einzige mögliche Form der Emanzipation wider, die sie erreichen konnten. Deshalb werden wir jeder Familie ein Haus und ein eigenes Stück Land garantieren. Aber das Land für die Produktion muß in Kooperativen organisiert werden. Da hilft das individuelle Familieneigentum überhaupt nichts. Den Bauern und Landarbeitern müssen wir in der Leitung der Großbetriebe natürlich umfangreiche Befugnisse geben. Die Beratung durch den Staat muß eine tatsächliche Beratung sein und darf nicht aufgezwungen werden. Zudem müssen wir ein Planungssystem suchen, das wirklich von der Basis ausgeht; denn eines der großen Probleme der sozialistischen Planung in der Landwirtschaft bestand darin, daß es sich um eine zentralistische Planung handelte (und teilweise noch handelt). In unserem Land müßte eine solche Planung – wegen seiner natürlichen und gesellschaftlichen Bedingungen – immer unvollkommen sein und scheitern. Das sind nur einige der Merkmale, mit deren Hilfe wir fortschreitend unsere Form der Betriebe, unsere Form der Organisation und unsere Technik in der Landwirtschaft gestalten wollen. Dies deshalb, weil sie unserer kulturellen, gesellschaftlichen und wirtschaftlichen Realität entsprechen, nicht wahr.

HRS: Also wird es sich nicht um Sowjosen oder etwas dergleichen handeln.

JC: Es gefällt uns nicht, mit Namen herumzuwerfen, schon gar nicht mit ausländischen. Wir meinen, daß es sich im Grunde um Bauernkooperativen handeln wird. Möglicherweise haben sie dem Sowjos verwandte Züge. Aber uns kommt es zuallererst darauf an, daß die Organisation mit der chilenischen Wirklichkeit übereinstimmt.

HRS: Damit ist notwendig die Frage nach der Teilnahme der Bauern- und Landarbeiterschaft an den Entscheidungen über die Planung verbunden. Das haben Sie schon gesagt. Das interessiert mich besonders. Wie verhält es sich mit dem Landproletariat und seinem Bewußtsein? Mit welchen Maßnahmen will die Volksregierung das einigermaßen traditionelle Bewußtsein des Landproletariats durch eines ersetzen, das auf gleicher Höhe mit dem der städtischen Industriearbeiter ist?

JC: Erstens gibt es unter Bauern und Landarbeitern eine große Heterogenität. Da ist der ständige, traditionell vorhandene Lohnarbeiter auf dem Lande, da sind die Pächter. Die kann man wohl kaum als Proletariat bezeichnen. Es handelt sich um bezahlte Arbeiter, die einen Teil ihres Lohns in Geld, einen anderen in Gütern beziehen. In den letzten Jahren hat man versucht, sie in Gewerkschaften mit hauptsächlich reformistischen Zielen zu organisieren. Darüber hinaus gibt es einen wichtigen Sektor unter den Bauern und Landarbeitern: die Kleinbauern, jeden Tag ärmer, Besitzer eines kleinen Stückchens Boden, Minifundisten; auch sie arbeiten zu einem guten Teil für Lohn in anderen Unternehmen. Schließlich gibt es die Indios. Sie sehen selbst, welche Mannigfaltigkeit hier besteht. Zweitens ist die Mentalität der Landbevölkerung sehr lokal bezogen. Sie sieht kein größeres Universum, sondern beschränkt sich auf die konkrete Welt ihres Hofes, ihrer Gemeinde, des Bereichs, in dem sie lebt. Wir meinen nun, daß ein entscheidender Schritt, damit der Bauer und der Landarbeiter größeres gesellschaftliches und politisches Bewußtsein erlangen, in einem Planungssystem besteht, das ihnen erlaubt, über die kleinen Landwirtschaftseinheiten hinwegzukommen. In ihm muß das, was wir Kommune nennen, eine besondere Rolle spielen. Diese ist eine geografische Einheit und als solche Teil der Regionalisierung des Landes. Chile wird sich in Provinzen aufteilen, die Provinzen bestehen aus Departments und diese aus Kommunen. Eine solche geografische Einheit wie die Kommune ist groß genug, um eine allgemeinere Vision der Probleme der Gesellschaft zu ermöglichen. Andererseits ist sie klein genug, um dem Landmenschen zu erlauben, sie im Blick zu haben; für ihn ist es ja sehr schwer, in weiträumigen Begriffen wie Provinz oder gar Land zu denken. Die Kommunen sind so etwas wie Bauernräte. Wir vertrauen sehr darauf, daß sie die Mentalität der Landbevölkerung ändern. Diese Bauernräte sind gleichwohl nicht auf die Kommunen beschränkt, es gibt sie auch auf Provinz- und Landesebene. Alle Bauern und Landarbeiter werden in ihnen durch ihre (gewerkschaftlichen, kooperativen usw.) Organisationen vertreten sein, ebenso die nicht organisierten Landarbeiter und die Eingeborenengemeinschaften. Sie werden an der Formulierung des Entwicklungsplans auf allen Ebenen, aber eben besonders in der Kommune teilhaben, mit den staatlichen Funktionären alle Probleme diskutieren, die sie wirtschaftlich, gesellschaftlich, im Hinblick auf den Kredit, auf die Agrarreform, auf die Erziehung, auf die Gesundheitsfürsorge angehen. Überdies wird ihnen eine immer größere Verantwortung für das öffentliche Wohl übertragen. Wir halten dies für ein Grundelement sowohl vom pädagogischen als auch vom Standpunkt der Organisierung einer neuen politischen Struktur aus. Damit verändert sich das lokale Bewußtsein, das häufig konservativ und begrenzt ist, und wird zu einem allgemeineren, umfassenderen, rationaleren Bewußtsein. Dieses darf sich nicht nur darauf beschränken, die Klasseninteressen klarer zu erfassen, sondern muß die Bauern und Landarbeiter dazu führen, eine eigene Verantwortung in dem Veränderungsprozeß unseres Landes zu übernehmen, anstatt ein passives Element zu sein, das nur Befehle von oben, von irgendwelchen Bürokraten ausführt.

HRS: Das richtet sich wohl gegen jeglichen Paternalismus in der Organisation, macht aber die definitive Form jener Beteiligung noch nicht ganz deutlich.

JC: Wir wollen das fortschreitend machen. In der ersten Phase ist es unser Ziel, die Aktionspläne für die Kommunen zu formulieren, sie zu diskutieren und mit ihnen zu analysieren, damit sie sie kontrollieren. Fortschreitend werden wir ihnen aber auch Verantwortung übertragen.

HRS: Einige behaupten, auch in Chile, daß zwischen der Effizienz eines Produktionssystems und der Beteiligung der Arbeiter an seiner Leitung ein unüberbrückbarer Widerspruch besteht. Sie teilen diese Meinung offensichtlich nicht, Genosse Minister?

JC: Nein, ganz und gar nicht. Wenn es auf dem Lande keine Arbeiterbeteiligung und -bestimmung gibt, kann kein Produktionssystem funktionieren – oder es kann nur schlecht funktionieren. Wenn der Landarbeiter fühlt, daß man ihn ausbeutet, daß man ihn bevormundet, arbeitet er weniger, leistet er weniger, fühlt er sich nicht angesprochen im Sinne von engagiert; zudem wird das gesamte System wesentlich ineffizienter sein, denn auf dem Land ist eine breite Beteiligung an den Entscheidungsprozessen fast noch wichtiger als in der Industrie – täglich gibt es ja Probleme zu lösen. Der landwirtschaftliche Produktionsprozeß ist überdies wesentlich abhängiger von natürlichen Faktoren als der in der Industrie. Da kann man keine Planung von oben machen. Es muß eine Fähigkeit zur Antwort und zur aktiven Teilnahme an der Basis geben. Sonst nehmen die Leute eine passive Haltung an, die den Prozeß höchst mangelhaft macht. Deshalb meinen wir, daß sogar vom ökonomischen Standpunkt aus die einzige Möglichkeit, den Produktionsprozeß in der Landwirtschaft effizient zu gestalten, darin besteht, den Bauern und Landarbeitern ein Engagement zu vermitteln, ein Gefühl für ihre Verantwortung.

HRS: Man hat der Volksregierung vorgeworfen, sie habe die landwirtschaftliche Produktion verringert. Einige sagen sogar, sie sei entschieden zurückgegangen. Ist das richtig?

JC: Das ist absolut falsch, absolut dummes Zeug. Erstens haben wir ein Landwirtschaftsjahr, das vom 1. Mai bis 30. April dauert, also nicht mit dem Kalenderjahr zusammenfällt. Gerade hat das Jahr 1970/71 aufgehört und 1971/72 begonnen. Die meisten Ernten finden im Januar, Februar, März statt. In dem gerade zu Ende gegangenen Landwirtschaftsjahr ist die Produktion im Vergleich zu den Vorjahren gestiegen. In diesem Augenblick bereiten wir uns darauf vor, ein neues Landwirtschaftsjahr anzufangen. Dessen Beurteilung kann wohl doch erst im Mai 1972 vorgenommen werden. Mit anderen Worten, in diesem ersten Jahr, von dem die Volkseinheit nur sechs Monate (November bis April – *HRS*) regiert hat, ist die Produktion größer gewesen als im Vorjahr. Dieses Jahr werden wir alles tun, um ihr Niveau und Volumen zu erhalten, ja zu steigern – trotz der Unsicherheiten und Probleme, die eine tiefgreifende Agrarreform mit sich bringt. Zweitens, und das ist entscheidend, ist der Konsum – wegen der Umverteilungspolitik der Volksregierung – wesentlich schneller gestiegen als die Produktion. Aber die Produktion ist nicht geringer geworden, das ist eine Lüge.

HRS: Also nur ein statistisches Verdummungsspiel?

JC: Ich sage Ihnen doch, daß es unmöglich ist, regelrecht absurd, jetzt schon Voraussagen zu machen. Denn man kann doch das Landwirtschaftsjahr fantastisch geplant haben, und plötzlich hat man schlechte Klimabedingungen. Da fällt die ganze Voraussage in sich zusammen. Im Jahre 1968, zum

Beispiel, gab es eine große Trockenheit, welche die Landwirtschaftsproduktion um 20 Prozent fallen ließ. Es gibt doch so viele Faktoren bei der landwirtschaftlichen Produktion. Zudem können auch Fehler vorkommen. Das Resultat eines Landwirtschaftsjahrs läßt sich ja auch nicht ausschließlich in Produktionszahlen ausdrücken. Auf jeden Fall muß das gegenwärtige Landwirtschaftsjahr nach seinem Ende, d. h. im Mai 1972 beurteilt werden.

HRS: Dennoch scheint es, vor allem in einigen Regionen, zu Schwierigkeiten gekommen zu sein. Und ein Ausdruck davon könnten vielleicht die Landbesetzungen sein, die vorgekommen sind – Besetzungen von noch nicht enteigneten Gütern, von Büros der ›Agrarreform-Gesellschaft‹ (Corporacion de Reforma Agraria – CORA). Können Sie mir jene Schwierigkeiten kurz darstellen und für die einzelnen Regionen spezifizieren?

JC: Schauen Sie, das Problem der Landbesetzungen ist nach meiner Meinung aufgebauscht worden, und zwar mit eindeutig politischen Zielen: man will im Lande und im Ausland das Gefühl schaffen, es herrsche in Chile auf dem Lande so etwas wie ›Wilder Westen‹, so eine Art Niemandsland-Stimmung, derzufolge jeder macht, wonach ihm der Sinn steht. Die Landnahmen korrespondieren im allgemeinen mit wirklichen Problemen. Die meisten Fälle sind in Indio-Gebieten vorgekommen. Irgendwelche Leute hatten deren Land besetzt, regelrecht usurpiert. Nachdem die Araukaner zu Ende des letzten Jahrhunderts pazifiziert worden waren, hatte ihnen der chilenische Staat Land zur Verfügung gestellt und Reservate geschaffen. Im Laufe der 60 Jahre dieses Jahrhunderts ist ihnen ein Großteil dieses Landes, legal oder illegal, weggenommen, geraubt worden. So gab es denn große Erwartungen, das Land wiederzubekommen, das sie als ihres ansahen, das ihres ist und das sie usurpiert von ihren Nachbarn sehen. Darauf gehen viele Landbesetzungen zurück. Vorher kamen sie nicht vor, weil über den Indios die Drohung hing, die Polizei würde kommen, wenn sie Land besetzten. Aber in dem Moment, in dem eine Volksregierung entsteht und sagt, sie werde keine Repression gegen die Arbeiter einsetzen, wird der Wunsch, sein eigenes Land wiederzuhaben, sehr, fast übermächtig groß. Dann kommen eben Landnahmen vor. Ein anderes Motiv dafür ist die Verarmung bestimmter Gruppen von Kleinbauern ohne Land. Dadurch, daß das Minifundium so um sich gegriffen hat, gibt es viele Kleinbauern-Familien mit vielen Kindern und ohne Land. Die Väter finden keine Arbeit im traditionellen Landwirtschaftssystem. Plötzlich sehen sie verlassene Höfe, sehen Höfe, die schlecht bewirtschaftet werden. Dann besetzen sie sie eben, um sie sinnvoll zu bearbeiten. Andere Konflikte sind aus sozialen Gründen entstanden: die Landarbeiter haben sich gegen die Unternehmer gewandt, weil diese die Sozialgesetzgebung nicht beachteten. Um dagegen zu protestieren, haben die Landarbeiter die Höfe genommen. Das sind die Hauptgründe für die Landnahmen. Die sind übrigens nicht so zahlreich, verglichen mit der Gesamtzahl der Besitzungen. Im Süden gibt es rund 100.000 Besitzungen, die Besetzungen haben nur 150 oder 200 Höfe betroffen. Und die Dauerkonflikte machen auch keine größere Zahl aus. Sie repräsentieren nicht einmal 0,1 Prozent der gesamten landwirtschaftlichen Betriebe, berühren nicht einmal 0,1 Prozent der gesamten Anbaufläche. Aber das ganze Problem ist natürlich sehr geschickt benutzt und von der reaktionären Presse – der nationalen wie der internationalen – aufgebauscht worden. Daraus will man politisches Kapital schlagen und die Behauptung beweisen, daß die Agrarreform das Chaos bringe, die Unsicherheit, daß es hierzulande keine Sicherheit gebe usw.

HRS: Aber es hat doch Schwierigkeiten gegeben, wirkliche Schwierigkeiten. Nicht alles ist doch Erfindung des Imperialismus . . .

JC: Klar hat es Probleme gegeben. Eben Probleme der Art, wie ich sie Ihnen geschildert habe: die Indios wollen ihre Länder wiederhaben; die Landarbeiter wollen, daß die Sozialgesetzgebung voll angewandt wird; die Bauern ohne Arbeit und ohne Land, denen das Gesellschaftssystem nicht hat helfen können, nehmen sich das Land, um es zu bearbeiten. Daraus sind solche Dinge entstanden, und das sind die Grundfragen, die wir lösen müssen. Wir müssen den Eingeborenen-Gemeinschaften so rasch wie möglich ihr Land zurückgeben – dazu hat die Volksregierung ein Gesetz eingebracht, das gerade im Parlament diskutiert wird; wir müssen so bald wie möglich die Unterbeschäftigung und Arbeitslosigkeit auf dem Lande beenden und allen Bauern und Landarbeitern Arbeit garantieren. Das sind die wirklichen Probleme, denen wir uns gegenübersehen und die wir im Agrarreformprozeß zu lösen hoffen.

HRS: Wie ist das eigentlich mit dem Agrarreformgesetz: welche Betriebe werden nicht enteignet?

JC: Das hängt von vielen Faktoren ab. Einer der Faktoren für die Enteignung ist die Größe: das Agrarreformgesetz bestimmt, daß jeder Besitz mit mehr als 80 Hektar bewässerten Bodens oder eines Bodens ähnlicher Güte enteignet werden muß; zudem legt es die Äquivalenzen für die verschiedenen Provinzen fest – die 80 Hektar hier in der Provinz Santiago können 300 Hektar trockenen Bodens oder auch 1.000 Hektar bedeuten, wenn es sich um Land in den Cordilleren handelt. Weiterhin gibt das Gesetz die Möglichkeit, auch Betriebe kleineren Umfangs zu enteignen. Etwa wenn mehrere Betriebe einem Besitzer gehören – dann wird die Gesamtfläche berechnet und so getan, als handele es sich um ein einziges Besitztum. Schließlich legt das Agrarreformgesetz fest, daß jedes Besitztum enteignet werden kann, wenn es verlassen oder schlecht bearbeitet ist. Wir haben also verschiedene gesetzliche Gründe für die Enteignung und können in jedem Teil des Landes so vorgehen, wie die Umstände es erfordern.

HRS: Wann wird der Prozeß der Agrarreform beendet sein?

JC: Wir wollen in diesen beiden Jahren alle Möglichkeiten ausschöpfen, die uns das gegenwärtige Gesetz bietet. Wir werden also alle Güter enteignen, die über 80 Hektar liegen. Dieses Jahr haben wir bis gestern (das Gespräch fand am 9. Juli 1971 statt – *HRS*) fast 1.000 Höfe enteignet – wir hatten uns ein Soll von 1.000 Höfen gesetzt und sind schon bei 990 angekommen. In diesem Jahr werden wir insgesamt 1.200 Besitztümer enteignen und den Prozeß in diesem Monat beenden – für dieses Jahr zumindest. Denn das Landwirtschaftsjahr hat ja begonnen, und alle Höfe sollen produzieren. Wenn das nächste Landwirtschaftsjahr beginnt, werden wir die Enteignungen wieder aufnehmen. In zwei Jahren möchten wir den Großgrundbesitz in Chile beseitigt haben, in zwei oder in zweieinhalb Jahren. Dann gibt es andere Probleme, etwa die der schlecht genutzten Besitztümer. Dann werden wir aber einige Merkmale des Gesetzes revidieren müssen. Dazu werden wir im nächsten Jahr den Menschen dieses Landes die Schwierigkeiten des Gesetzes darlegen und mit ihnen darüber diskutieren.

HRS: Im Wirtschaftsplan der Regierung ist auch ein Privatsektor in der Volkswirtschaft vorgesehen. Das bezieht sich auch auf die Landwirtschaft, nicht wahr? Welche Rolle hat dieser Privatsektor?

JC: Im Programm der Volkseinheit steht, daß wir den mittleren und kleinen Bauern erhalten werden. Das bezieht sich auf Eigentümer von weniger als 80 Hektar, wenn sie ihren Boden gut bearbeiten. Sie werden als Privatsektor nicht angetastet. Im Gegenteil, wir werden sie fördern in dem Maße, wie sie gute soziale Arbeitsbedingungen haben und effizient und wirtschaftlich produzieren.

HRS: Meine letzte Frage: Sie haben häufig darauf hingewiesen, daß hierzulande ein altes Problem besteht: die Aufgaben der Agrarreform und der Agrarpolitik sind auf viele Ministerien verteilt. Wird die Verwaltungsreform, die die Regierung eingeleitet hat, diesen Tatbestand ändern?

JC: Das ist gerade eines der großen Probleme, denen wir uns gegenübersehen. Alle Veränderungen im institutionellen Apparat des Staates müssen per Gesetz durchgeführt werden.

HRS: Das bedeutet, daß ihnen ein Kongreß zustimmen muß, der mehrheitlich gegen die Volkseinheit steht.

JC: So ist es. Deshalb versuchen wir einstweilen alles, was eben möglich ist, um durch Koordination die Effizienz zu verbessern. Letztlich aber muß jede Modifizierung im Staatsapparat auf gesetzlicher Grundlage geschehen.

Kupferbergbau

Obwohl das Kupfer das wichtigste Exportprodukt der chilenischen Volkswirtschaft ist, kann man nicht sagen, daß es sich im selben Ausmaß um eine monoproduzierende Wirtschaft wie andere Volkswirtschaften des Kontinents handelt. Das Gegenteil ist gleichwohl auch richtig: obwohl die Kupferindustrie nur etwa 10 Prozent des Bruttosozialprodukts erzeugt und weniger als drei Prozent der Arbeitskräfte beschäftigt, ist sie der dynamische Sektor der Wirtschaft, da von ihrem Funktionieren die anderen Sektoren weitgehend abhängen. Das liegt nicht zuletzt daran, daß sie der wichtigste Devisenbringer ist und als solcher nicht nur die landwirtschaftlichen Importe, sondern auch den größten Teil der (staatlichen und privaten) Investitionen finanziert.

Diese Industrie, ebenso wie der Eisenerzabbau und die Salpeterbergwerke, war seit etwa 1910 fest in den Händen ausländischer, meist nordamerikanischer Gesellschaften. Sie kontrollierten über 90 Prozent der gesamten Kupferproduktion; der Rest stammte aus kleinen und mittleren Minen und war nicht selten von geringerer Qualität. Auch an ihnen waren die Monopole teilweise noch beteiligt. Die wichtigsten waren ANACONDA COPPER CORPORATION und KENNECOTT COPPER CORPORATION; ein drittes Unternehmen, die CERRO CORPORATION, begann erst unter der Regierung von Alessandri, 1958–1964, mit seinen Operationen. Sie scheffelten riesige Gewinne: so hatte ANACONDA nur ca. 17 Prozent seiner Auslandsinvestitionen in Chile angelegt, bezog aber 79 Prozent seiner Gewinne aus diesem Land; bei KENNECOTT lauten die Zahlen 13 und 21 Prozent.

Was für die Agrarreform gilt, trifft auch für das Kupfer zu: in langen Jahren gesellschaftlicher und politischer Auseinandersetzungen war ein Bewußtsein dafür geschaffen, daß die Produktionsstruktur wesentliche Transformationen brauchte. So konnte sich die Regierung von Eduardo Frei einer nationalistischeren Politik gegenüber den ausländischen Monopolen nicht widersetzen. 1969 wurde mit ihnen unter erheblichem propagandistischen Aufwand ein Vertrag abgeschlossen, der als ›paktierte Nationalisierung‹ gefeiert wurde. Er enthüllte, was die chilenische Bourgeoisie unter ›Wahrung der nationalen Interessen‹ versteht, denn er sah vor:

– daß der chilenische Staat 51 Prozent der Aktien von den

Unternehmen zum Nennwert kaufte und eine Option auf die restlichen 49 Prozent, allerdings zum Marktwert, erwarb (für die 51 Prozent bezahlte Chile 157 Millionen Dollar, für die 49 Prozent hätte das Land 400 Millionen Dollar zahlen müssen);
– daß die neuen Gesellschaften die Kupferproduktion erheblich erhöhen mußten;
– daß die Kontrolle über die Unternehmen trotz der Mehrheitsverhältnisse bei den Aktien in den Händen der nordamerikanischen ›Partner‹ verblieb und
– daß Chile, neben den bisherigen Royalties und Steuern, jährlich zwischen 50 und 70 Millionen Dollar bekam.
In dem Kaufpreis für die 51 Prozent war überdies der Erwerb der chilenischen Kupfervorkommen durch den chilenischen Staat (sic!) eingeschlossen. Die ›paktierte Nationalisierung‹ verschleierte also, daß im Kern die tatsächlichen Verhältnisse beibehalten worden waren und daß die Monopole ein ausgezeichnetes Geschäft gemacht hatten. Daß, wie in dem Gespräch angemerkt wird, das werbewirksam verkaufte ›Expansionsprogramm‹ dann auch ausschließlich mit Anleihen, nicht aber von den Gewinnen der Unternehmen (die flossen weiter ins Ausland) finanziert wurde, ist daher nicht mehr allzu verwunderlich.
Schon im Programm der FRAP (Frente de Acción Popular – Front der Volksaktion) für 1958 und in dem für 1964 hatte die Nationalisierung der Kupferindustrie gestanden. Nach dem Sieg der Volkseinheit konnte sie in Angriff genommen, inzwischen auch verwirklicht werden. Das gilt ebenso für die anderen Erzvorkommen Chiles. Eines der wichtigsten Ziele war es, die Abhängigkeit von den USA zu brechen. Das leuchtet ein, wenn man bedenkt, daß 1968 60 Prozent (586 Millionen Dollar) der US-Investitionen in Chile (insgesamt 963 Millionen Dollar) im Großbergbau angelegt waren.
Das folgende Gespräch mit Dr. Max *Nolff*, dem geschäftsführenden Vizepräsidenten der staatlichen Kupfergesellschaft (Corporacion del Cobre – CODELCO), beleuchtet einige Aspekte der Nationalisierung und ihrer Perspektiven, allerdings auch der durch sie geschaffenen Schwierigkeiten. Nolff ist ein enger wirtschaftspolitischer Berater Allendes. Für die Wahlen 1964 hat er den wirtschaftspolitischen Teil des Programms der FRAP mitverfaßt. Wie andere hohe Regierungsbeamte ist Nolff eher ein sozialistischer Technokrat als ein Theoretiker. Er gehört keiner Partei an.
Einige Teile des Gesprächs können überholt scheinen, nämlich die, welche sich auf die Frage der Entschädigungen beziehen. Denn inzwischen hat der chilenische Rechnungshof entschieden, daß den Kupfergesellschaften (außer in dem im

Gespräch erwähnten Fall) keine Entschädigungen zu zahlen sind. Dies könnte für die US-Regierung, muß für die US-Wirtschaft der *casus belli* sein. Dennoch werden auch jene Teile abgedruckt, u. a. damit deutlich wird, daß selbst in diesem Falle nicht von einer politischen Vorentscheidung, sondern nur vom genauen Einhalten der legalen Verfahren gesprochen werden kann: Nolff läßt die Frage der Entschädigungen völlig offen, um die zu erwartende Entscheidung des Rechnungshofes (Contraloria General de la Republica) nicht zu präjudizieren.

Gespräch mit Max Nolff

Heinz Rudolf Sonntag (HRS): Genosse Nolff, Chile hat seine Grundressourcen nationalisiert: das Kupfer, aber auch andere Bodenschätze. Die Verstaatlichung ist vom Gesamten Kongreß am 11. Juli gebilligt worden; die Verfassungsreform hat der Genosse Präsident schon unterschrieben, damit ist sie in Kraft getreten. Meine erste Frage geht auf den legalen Aspekt der Sache. Warum wurde die Nationalisierung des Kupfers und der übrigen Metalle durch eine Verfassungsreform und nicht beispielsweise durch ein schlichtes Gesetz über die Enteignung der ausländischen Gesellschaften vorgenommen?

Max Nolff (MN): Der Grund dafür, daß es notwendig war, auf eine Verfassungsreform zurückzugreifen, liegt in der Tatsache, daß die von der vorigen Regierung unterschriebenen Verträge so vorteilhaft für die ausländischen Gesellschaften waren und ihnen so viele Garantien zusagten, daß es unmöglich war, sie durch Gesetz abzulösen. Das ging nur auf dem Wege über eine Verfassungsreform. Das war der Hauptgrund für die Haltung der Volksregierung. Es ist lange und ausführlich über diese Sache diskutiert worden. Daran haben Techniker, Rechtswissenschaftler und Politiker teilgenommen. Die Schlußfolgerung war die, welche ich Ihnen genannt habe. Sogar jetzt, d. h. nach Billigung der Verfassungsreform, bestehen einige Lücken, die später durch Gesetze oder Verwaltungsakte gefüllt werden müssen.

HRS: Spielen Sie damit auf die Veränderungen an, welche das ursprüngliche Projekt der Regierung im Laufe seiner Diskussion durch den Kongreß erfahren hat?

MN: Genau. Wir, die Volksregierung, haben dem Kongreß ein so striktes Projekt geschickt, daß es mit allen Mitteln die nationalen Interessen über jene der Gesellschaften stellte. Damit die Verfassungsreform verabschiedet werden konnte, brauchte es politische Kompromisse mit den Christdemokraten. Das schwächte das Projekt ab und verschlechterte teilweise seinen ursprünglichen Gehalt.

HRS: Einer der kritischsten Punkte innerhalb der Verfassungsreform ist ohne Zweifel die Frage der Entschädigungen für die ausländischen Unternehmen. Damit verbinden sich viele Fragen. Mich interessieren zwei. Die ausländischen Gesellschaften, also ANACONDA und andere, haben beträchtliche Schulden. Wird man die bei der Zahlung der Entschädigungen berücksichtigen?

MN: Der Entschädigung wird der Bilanzwert der Unternehmen zugrundeliegen. Das bedeutet, daß die Schulden als Passiva berücksichtigt sind. Sie sind gewaltig und übersteigen 600 Millionen Dollar. Fast die gesamte Summe wird internationalen Organisationen geschuldet: der EXIMBANK, einer Reihe von nordamerikanischen Banken in New York und einigen japanischen Firmen. Die Regierung von Chile bürgt für alle diese Verpflichtungen. Sie hat wissen lassen, daß sie sie respektieren und alle Amortisationen und Zinsen für die von den ausländischen Gesellschaften aufgenommenen Kredite bezahlen wird. Dennoch ist es wichtig zu unterstreichen, daß das Expansionsprogramm, von der vorigen Regierung in Gang gesetzt und massiv propagiert, mit einem Investitionsvolumen von 600 Millionen Dollar in seiner Gesamtheit mit Auslandskrediten finanziert worden ist. Das heißt doch, daß die Unternehmer, unsere nordamerikanischen ›Partner‹, nicht einen frischen Cent eingebracht haben. Das ist doppelt schwerwiegend. Denn die Profite der Gesellschaften erreichten in den letzten fünf Jahren die astronomische Ziffer von 562 Millionen Dollar. Es erscheint also nicht gerecht, daß der chilenische Staat praktisch das ganze Risiko auf sich genommen haben soll, während unsere ausländischen ›Partner‹ an frischem Kapital absolut nichts beigetragen haben. Die neue Verwaltung muß sich der Zahlung dieser Kredite stellen; die meisten haben mittlere und lange Laufzeiten. Sie werden für die nächsten Jahre eine entschieden schwere Belastung darstellen. Aber wir sind sicher, daß wir trotzdem keine großen Probleme haben werden, die chilenische Kupferproduktion voranzutreiben.

HRS: Meine zweite Frage in diesem Zusammenhang geht auf die Form der Zahlung der Entschädigungen. Wie werden sie gezahlt? Welches sind die Raten? Sie sagten schon, daß die

Grundlage für die Entschädigung der Bilanzwert des Unternehmens ist. Wie hoch sind die Zinsen? Sind sie anzupassen an eine eventuelle Inflationsrate oder nicht? In welcher Währung wird man den nordamerikanischen Unternehmen zahlen?

MN: Hier ist die Verfassungsreform sehr explizit. Sie legt auch einen Zahlungsmechanismus für die Entschädigungen fest. Der Präsident der Republik ist ermächtigt, die Zahlungen auf einen Zeitraum zu verteilen, der nicht länger als 30 Jahre ist. Das bedeutet, daß man gemäß den in den Verhandlungen mit den entsprechenden Gesellschaften ausgehandelten Bedingungen jenen Zeitraum festlegen wird, welcher für die nationalen Interessen der angemessenste ist. Auf den ersten Blick meinen wir, daß bei ANACONDA und KENNECOTT der Maximalzeitraum angesetzt werden muß. Denn in dem Maße, wie er verkürzt wird, wird die finanzielle Belastung des Landes in den nächsten Jahren größer; im anderen Fall geschieht das Gegenteil. Die COMPANIA MINERA ANDINA unterliegt nicht denselben Bedingungen; in ihr hatten wir als Partner die CERRO CORPORATION; dieses Unternehmen hat gerade erst zu arbeiten angefangen, und die Nordamerikaner haben bis jetzt nicht einen Dollar an Gewinnen aus dem Land gebracht. KENNECOTT und ANACONDA dagegen haben Hunderte Millionen Dollar abgesahnt. Also, die einzelnen Fälle sind unterschiedlich, und gemäß den Unterschieden werden einerseits die Zahlungszeiträume und andererseits die Zinsen festgesetzt. Was diese angeht, so legt die neue Verfassung nur fest, daß sie nicht unter drei Prozent liegen dürfen. Auch hierbei müssen wir verschiedene Kriterien anwenden.

HRS: Werden Sie in Escudos oder in Dollar zahlen?

MN: Obwohl die Verfassungsreform das nicht fixiert, sondern nur von einer Zahlung in Geld spricht, haben wir die Absicht, das mit den Gesellschaften auszuhandeln; denn nach der Verfassung ist ja beides – nationale oder ausländische Währung – möglich. Es muß hervorgehoben werden, daß die Regierung weder eine Enteignung noch eine Konfiszierung der nordamerikanischen Unternehmen vornehmen will. Wir wollen gerechte Kompensationen und Entschädigungen zahlen. Bis jetzt steht in dieser Hinsicht noch nichts fest. Es ist möglich, daß die Regierung mit den Unternehmen zu einer Verständigung kommt.

HRS: Die EXIMBANK hat einen Tag nach der Billigung der Verfassungsreform erklärt, daß die Behandlung von chilenischen Kreditanträgen hauptsächlich vom Verhalten der Regierung gegenüber den ausländischen Unternehmen abhängt. Das ist offensichtlich eine Drohung: »Wenn ihr euch nicht gut benehmt, werden wir den Finanzhahn zusperren oder eine andere Form der finanziellen Repression ausüben«, sagt die EXIMBANK. Welche Position gedenkt die Volksregierung einzunehmen?

MN: Na, da haben wir ein ganz ruhiges Gewissen. Wir werden, vom Standpunkt des nationalen Interesses aus, einen gerechten Mechanismus anwenden. Ich meine, daß wir keine größeren Probleme mit der EXIMBANK haben werden. Denn für die ist doch das wichtigste, daß wir ernsthaft und ohne Unterbrechung bereit sind, die Verpflichtungen zu erfüllen, die wir ihr gegenüber und mit der nordamerikanischen Bankengruppe eingegangen sind. Und die Regierung hat gesagt, daß sie dazu ernsthaft bereit ist.

HRS: Mit der Übernahme des chilenischen Kupfers durch die Chilenen haben sie auch die Kommerzialisierung auf dem Weltmarkt in eigene Hände genommen. Welche Mittel werden dabei benutzt? Was hat die Nationalisierung auf diesem Gebiet geändert?

MN: Schon ehe die Verfassungsreform in Kraft trat, hatte die Regierung eine Reihe Schritte unternommen, um den Verkauf des Kupfers in der ganzen Welt effektiv zu kontrollieren. Wir haben eine Verkaufsorganisation aufgebaut, die seit Anfang des Jahres (1971 – *HRS*) gut funktioniert. Und seit dem 2. April wird das Kupfer von Chuquicamata, von El Salvador und von Exótica (den größten Kupferminen Chiles – *HRS*) durch die Kupfergesellschaft (CODELCO) vertrieben. Seit dem 1. Juli gilt das auch für das Kupfer von El Teniente und von Andina. Damit kontrolliert CODELCO über 80 Prozent der gesamten Kupferverkäufe des Landes. In London haben wir ein Kommerzialisierungs-Büro aufgebaut, in den Ländern mit hohem Kupferkonsum haben wir Vertreter. Die Organisation funktioniert, wie gesagt, gut, und es gibt keine größeren Probleme.

HRS: Genosse Nolff, eine ganz naive Frage: welche Hauptziele haben die Volksregierung zur Nationalisierung des Kupfers bewogen?

MN: Wir wollten zuerst einmal einen der Grundreichtümer des Landes wiedergewinnen, der sich in den Händen ausländischen Kapitals befand. Das war auch einer der wesentlichen

Punkte im Programm der Volkseinheit. Deshalb war das erste Projekt, das wir dem Parlament geschickt haben, das über die Verstaatlichung. Die Nationalisierung ist kein politischer Werbeslogan. Sie ist nicht aus politischen, sondern aus wirtschaftlichen und gesellschaftlichen Gründen erfolgt. Erstens wollen wir mit der Nationalisierung einen Bruch der Abhängigkeit vom nordamerikanischen Imperialismus erreichen. Zweitens sollen die Überschüsse, welche die ausländischen Gesellschaften bisher in ihre Metropolen transferierten und die dort das entsprechende Kapital erzeugten, im Land behalten. Denn wir brauchen sie, um auf dem Bergbausektor neue Programme zu verwirklichen und Entwicklungsprogramme in anderen Bereichen der Volkswirtschaft und auch auf sozialem Gebiet voranzutreiben. Die Überschüsse, welche in Zukunft im Lande verbleiben, machen jährlich 120 Millionen Dollar aus. Das muß dem zugerechnet werden, was das Land auch bisher schon laufend erhalten hat. Das wird der Entwicklung der Aktion der Volkseinheit und ihrer Regierung und der Verwirklichung ihrer Programme einen wichtigen Impuls geben.

HRS: Das heißt, daß das Kupfer im Prozeß der Kapitalakkumulation eine wichtige, vielleicht die Hauptrolle spielen, damit die chilenische Wirtschaft aus ihrer gegenwärtigen abhängig-kapitalistischen Phase heraus und zum Sozialismus überführen wird.

MN: Genau so ist es. Das Kupfer wird der wichtigste Bereich des gesellschaftlichen Produktionssektors, des staatlichen Sektors der Volkswirtschaft werden. Deshalb wird es die Grundlage darstellen und rascher den Sozialismus erreichen helfen.

HRS: Viele Leute, nicht nur von der Reaktion, haben dauernd die Schwierigkeiten dargestellt, die mit der Nationalisierung aufgetreten sind. Nun schafft jeder Prozeß der Vergesellschaftung eines Grundreichtums oder einer Schlüsselindustrie beträchtliche Probleme; es wäre wohl naiv, das zu leugnen. Darüber sollten wir sprechen. An erster Stelle befinden sich wohl die technologischen Schwierigkeiten?

MN: Sie sagen es: Ein Prozeß von der Größe und der Transzendenz der Nationalisierung bringt viele Probleme mit sich. Wir sind uns dessen vollkommen bewußt. Aber wir vertrauen ganz darauf, daß die chilenischen Techniker, Akademiker und besonders die Arbeiter in der Lage sein werden, die Schwierigkeiten zu überwinden. Um welche handelt es sich nun? An erster Stelle, da haben Sie recht, steht die Technologie. Aber wenn wir das Problem genauer analysieren, stellen wir fest, daß die ausländischen Unternehmen keinen bedeutenden technologischen Beitrag geleistet haben. Deshalb müssen wir unsere eigene Technologie schaffen. Wir haben schon ein Institut für Geologische Forschungen, ein Zentrum für metallurgische und Bergbau-Forschungen und ähnliche Einrichtungen ins Leben gerufen. Wir werden alles tun, um einerseits eine neue Technologie zu errichten und andererseits jene Verfahren zu entwickeln, die einem modernen Erzabbau wirklich angemessen sind. Da haben wir auch Hilfe aus dem Ausland. Wir verhandeln schon mit verschiedenen Ländern Westeuropas wie Frankreich, Belgien und England und auch mit sozialistischen Ländern, die über Erfahrungen beim Kupferabbau verfügen, wie der Sowjetunion und Jugoslawien. Sie werden uns Techniker mit hohem Niveau schicken. Die werden als Berater für unsere eigenen Techniker arbeiten, da diese in der Mehrzahl jung und wenig erfahren sind, wenn sie auch große Fähigkeiten besitzen. Ich bin sicher, daß sie fähig sein werden, der Herausforderung zu begegnen, welche die Nationalisierung des Kupfers darstellt. Das sieht man schon an ganz konkreten Tatsachen. Seit Anfang März 1971 sind in Chuquicamata, Exótica und El Salvador ausschließlich chilenische Techniker am Werk. In El Teniente, der anderen großen Mine, gibt es im Augenblick nicht mehr als vier ausländische Techniker. Für Andina gilt mehr oder weniger das gleiche. Wir haben die ausländischen Techniker gebeten, weiter für uns zu arbeiten. Unglücklicherweise hatten sie mit den ausländischen Gesellschaften schon Verträge abgeschlossen, in anderen Teilen der Welt zu arbeiten. Wir haben nämlich keine Vorurteile gegen ausländische Techniker, nicht einmal gegen nordamerikanische. Wer in unserem Land arbeiten will, muß es zugunsten des chilenischen Volkes tun und die Normen erfüllen, die hierzulande gelten. Sie legen fest, daß wir uns auf dem Weg zum Sozialismus befinden. Wenn also ausländische Techniker bereit sind, jene Bedingung (die zudem eine politische Tatsache ist) zu akzeptieren, diese revolutionäre Volksregierung zu unterstützen, sind sie herzlich willkommen. Überdies rechnen wir auf die Hilfe der europäischen und, vor allem, der sozialistischen Länder. Verschiedene Missionen sind schon eingetroffen: eine französische, eine sowjetische, eine aus der DDR. Sie haben für die Zukunft der Kupferindustrie außerordentlich wichtige Beiträge geleistet.

HRS: In diesem Zusammenhang habe ich eine weitere Frage. Eines der ernstesten Probleme der Abhängigkeit betrifft die technologische Dependenz. In der ›Botschaft des Präsidenten an den Kongreß‹ wird im Zusammenhang mit dem Kupfer von der ›Schaffung einer eigenen Technologie‹ gesprochen. Sie haben erwähnt, daß Sie schon Institutionen schaffen, welche Forschungen über das Kupfer anstellen. Überdies haben Sie auch von der ›eigenen Technologie‹ geredet. Das verlangt Präzision. Was verstehen Sie genau unter dem Begriff ›eigene Technologie‹? Auf den ersten Blick erscheint das als purer Nationalismus, ja als nur verbalradikaler Chauvinismus.

MN: Das hat mit Chauvinismus nichts zu tun. Das ist auf dem Bergbausektor eine ganz normale Angelegenheit. Das muß ich erklären. Jede Mine hat besondere Bedingungen, die nur schwer in einem anderen Teil der Welt sich wiederholen. Es gibt unterschiedliche Erze, bei uns haben wir sehr unterschiedliche Erzarten mit verschiedenem Schwefelgehalt, und wir haben das Erz aus Andina, ein Erz, das fast nur hier vorkommt. Nun gut, jedes dieser Erze braucht eine hydro-metallurgische und pyro-metallurgische Behandlung besonderer Art. Das kann man nicht machen, indem man Vorbilder aus dem Ausland nachahmt. Da muß man die Forschungen hier selbst, am Objekt durchführen. Daher ist es möglich, bestimmte Technologien für bestimmte Erze und für bestimmte Produktionsprozesse zu schaffen. So handelt es sich denn auch nicht um etwas Chauvinistisches. Ich habe, zum Beispiel, kürzlich die Kupferminen von Sambia besucht. Ich konnte im Kongo sehen, daß die dortigen Techniker ein Verfahren, eine Technologie entwickelt haben, um das Selen von den Kupferkonzentraten zu scheiden. Ich meine, daß man das alles machen kann, wenn die Entscheidung einmal gefallen ist und wenn man die Instrumente hat, um es durchzuführen. Deshalb haben wir zuerst die Instrumente geschaffen und vertrauen darauf, daß unsere Techniker jene Fortschritte machen können. Ein anderes Beispiel in dieser Hinsicht stellen die neuen Technologien und Verfahren dar, welche die Bolivianer bei der Zinnausbeutung anwenden. Warum sollten wir Chilenen nicht die technischen Verbesserungen für die Konzentrations-, für die Schmelz-, für die hydro-metallurgischen und für die übrigen Prozesse entwickeln können? Das ist nicht nur im Rahmen unserer Möglichkeiten, sondern zudem eine Notwendigkeit für das Funktionieren der Kupferindustrie.

HRS: Weitere Schwierigkeiten, welche die Nationalisierung im allgemeinen und damit auch die Verstaatlichung des chilenischen Kupfers mit sich bringen, betreffen die Produktion. Die Opposition hat behauptet, daß die Produktionsvolumen bis jetzt zurückgegangen sind. Ist das richtig?

MN: In einigen Sonderfällen trifft das zu. Aber wenn man das Problem als Ganzes sieht, stellt man fest, daß die Produktion in den ersten sechs Monaten dieses Jahres bei den Großminen um 10,3 Prozent gestiegen ist. Im ersten Halbjahr 1970 wurden 256.000, im ersten Halbjahr 1971 282.000 Tonnen produziert. Aber auch hier wollen wir ehrlich sein und zugeben, daß die Produktionszunahme hauptsächlich darauf zurückgeht, daß zwei neue Minen für die Ausbeutung erschlossen worden sind, nämlich Exótica und Andina. Nun, wenn wir die alten Minen anschauen, sehen wir, daß sich in Chuquicamata das Produktionsvolumen erhalten hat, daß es in El Salvador etwas und in El Teniente entschieden gefallen ist. Das ist die Wirklichkeit. Aber das Endresultat ist günstig. Und jener Rückgang in El Teniente liegt hauptsächlich an technischen Problemen. Wir denken, daß sie in den nächsten Monaten überwunden sein werden.

HRS: Eine Frage, die etwas am Rande zu liegen scheint, aber mit dem hier Diskutierten eng zusammenhängt. In Venezuela hat man ausgerechnet, daß der Staat, wenn das Petroleum einmal nationalisiert ist, dieselben Einkommen wie bisher beziehen kann, wenn er die Produktion senkt und damit mehr Petroleum für einen längeren Zeitraum reserviert. Im Falle Chiles dreht sich alles, wenn ich richtig sehe, um die Erhöhung der Produktion – des Kupfers natürlich. Das sind zwei Standpunkte. Wie erklären Sie den Unterschied?

MN: Es gibt einen ganz wesentlichen Unterschied, Genosse Sonntag. Die Petroleum-Reserven sind begrenzt . . .

HRS: Entschieden begrenzt.

MN: In Chile dagegen befinden sich die größten Kupferreserven der Welt. Die bisher festgestellten machen 27 Prozent aller Kupferreserven auf der Welt aus. Daher rührt unser Interesse, die Produktion so rasch wie möglich zu vergrößern. Im Augenblick produzieren wir 13 Prozent der Welt-Kupfererzeugung, haben aber 27 Prozent der gesamten Reserven. Wir meinen, daß wir mit dem Expansionsprogramm – es läuft in den nächsten Monaten an – neue Ziele setzen müssen. Sie müssen uns erlauben, wenigstens die Position zurückzugewinnen, die Chile vor etwa 20 Jahren innegehabt hat, als wir 20 Prozent der Welt-Produktion erzeugten. Das hieße, daß wir in der zweiten Hälfte der siebziger Jahre auf eine Jahresproduktion von 1,5 Millionen Tonnen kommen müßten.

HRS: Zurück zu den Schwierigkeiten. Sicher gibt es auch

administrative Probleme. In der ›Botschaft des Präsidenten‹ wird von der ›Rationalisierung bei der Unternehmensführung‹ gesprochen. Was wollen Sie damit sagen?

MN: Das heißt ganz konkret, daß wir die Unternehmen rational mit den Administrationstechniken verwalten werden, die auf der ganzen Welt bekannt sind.

HRS: Wurden die denn bisher nicht angewandt?

MN: Entgegen dem, was die – nationale und internationale – öffentliche Meinung glaubt, wurden jene Techniken nicht eingesetzt, besonders nicht von der Nordgruppe, d. h. ANACONDA. Die Verwaltungsnormen dieser Gesellschaft waren außerordentlich ineffizient und entsprachen eher der Unternehmensorganisation aus dem vorigen Jahrhundert als der unserer Zeit. Das Geschäft war so gut, daß man sich um die Verbesserung jener Normen erst gar nicht zu kümmern brauchte. Ich will Ihnen ein konkretes Beispiel geben: an der Spitze hatte ANACONDA 54 ausländische Techniker. Von ihnen hatten nur elf die nötigen technischen und akademischen Voraussetzungen für diesen Typ Industrie. Bei dem Rest handelte es sich um Vertrauensleute der Gesellschaft. Wir müssen ein für allemal begreifen, daß das, was viele Theoretiker der modernen Zeit hervorgehoben haben, richtig ist: daß nämlich die Monopole sich im allgemeinen nicht durch eine effiziente Administration kennzeichnen. Denn dank ihres Charakters können sie die Preise auf dem nationalen oder internationalen Markt diktieren und brauchen auf ihre Produktionskosten nicht zu achten.

HRS: Das hat Paul Baran, unter anderen, festgestellt. Die Rationalität der Monopolunternehmen ist dann also keine ›kapitalistische Rationalität‹ im Sinne Max Webers?

MN: Nein, da haben Sie recht. Jedoch sollte gesagt werden, daß KENNECOTT bei El Teniente modernere Verwaltungsnormen besaß, wenngleich, wie gesagt, die Organisation von ANACONDA eher Prinzipien des 19. Jahrhunderts entsprach. Eines der hauptsächlichsten Resultate bei KENNECOTT bestand darin, daß chilenische Techniker angestellt wurden. Bei ANACONDA hatten die chilenischen Techniker nur Zugang zu Stellen bis zu einem bestimmten Niveau. Um darüber hinauszukommen, mußte man das absolute Vertrauen des Unternehmens besitzen. Bei El Teniente galt das weniger, und es funktionierte sehr gut. Aber auch hier gab es auf organisatorischem Gebiet keine Zentralverwaltung noch eine zentrale

Leitung, welche die verschiedenen Sektoren koordiniert hätte. Daher rührten dann viele Probleme im allgemeinen Produktionsprozeß. Das haben wir auch sorgfältig analysiert, und wir werden die Maßnahmen treffen, um solche Defekte so rasch wie möglich zu überwinden.

HRS: Dann hat Chile also die technischen und Verwaltungskader, um die, welche weggegangen sind – seien es nun Ausländer, seien es Chilenen –, zu ersetzen?

MN: Das kann man nicht so einfach in dem einen oder anderen Sinne beantworten. Was man sagen kann, ist, daß wir alle Leute ersetzt haben, die weggegangen sind, sowohl die Chilenen als auch die Ausländer. Aber wir müssen uns offensichtlich gewaltig anstrengen, um diese jungen Leute noch besser auszubilden, nachdem sie große Verantwortungen übernommen haben. Überdies werden wir, wie ich Ihnen schon sagte, einige Techniker aus dem Ausland unter Vertrag nehmen müssen. Sie werden aber keine Leitungsfunktionen haben, sondern nur beraten. Ihre Hauptrolle wird darin bestehen, die chilenischen Techniker noch besser vorzubereiten. Wir möchten erreichen, daß diese Schlüsselindustrie unter ausschließlich nationalen Gesichtspunkten gehandhabt wird.

HRS: Wie wird sich die reale und wirksame Teilhabe der Arbeiter an der Leitung der Kupferunternehmen verwirklichen lassen? Sie stellen das als eines der großen und wichtigen Ziele der Volksregierung dar.

MN: Auch auf diesem Gebiet sehen wir uns einer neuen Erfahrung gegenüber, deren Verarbeitung für die Zukunft unseres Landes große Transzendenz haben wird.

HRS: Auch für andere Länder.

MN: Möglicherweise auch für andere Länder. Es geht uns darum, den Arbeitern in der Leitung und im Betrieb der Unternehmen ein Maximum an Teilhabe zu geben. Aber wir wollen gleichzeitig, daß diese Teilhabe bewußt ausgeübt wird und daß eine Arbeitsdisziplin entsteht, welche die Produktion auszuweiten erlaubt. Deshalb haben wir, sozusagen in erster Instanz, den Repräsentanten der Arbeiter, Angestellten und Techniker Sitze in der Leitung der Unternehmen gegeben. Zudem haben wir eine Reihe von Unternehmens-Komitees auf der Betriebs-, auf der Minen- und auf der Sektionsebene geschaffen. Sie sehen so aus, daß sie die aktive Teilhabe aller Arbeiter erlauben. Das Hauptziel besteht darin, das

180

System zu verbessern, die Produktion und die Produktivität anzuheben, die Hygiene- und Sicherheitsbedingungen bei der Erzausbeutung und in den Industrieunternehmen menschlicher zu machen.

HRS: Das hat, wie man mir gesagt und gezeigt hat, bereits die ersten Früchte getragen: die durch Streiks verlorengegangenen Arbeitsstunden sind fast ganz verschwunden.

MN: Ja, Genosse Sonntag, die ersten Resultate liegen vor. Dennoch möchte ich darauf bestehen, daß es sich um eine große Aufgabe handelt, die viel Zeit braucht. Die Arbeiter merken schon, daß die Dinge sich geändert haben, daß sie eine wesentlich aktivere Rolle in den Betrieben und viel größere Verantwortlichkeiten haben. Früher schuf das kapitalistische System eine Reihe von Verzerrungen und, na ja, Lastern in den Arbeitsgewohnheiten und in der Arbeitsdisziplin. Die müssen jetzt verschwinden. Ich bin sicher, daß wir dazu nicht nur mit der Unterstützung der Arbeiterorganisationen, sondern auch mit der der Arbeiter selbst rechnen.

HRS: Im Plan der Nation für die nächsten fünf Jahre wird dem kleinen und mittleren Bergbau eine, zumindest verbal, große Bedeutung zugemessen. Nun hat dieser Bergbau bei der Erzproduktion keinen hervorragenden Anteil. Warum gibt man einem solch unproduktiven Bergbauzweig so viel Wichtigkeit?

MN: Der kleine und mittlere Bergbau, hauptsächlich der kleine (um das Argument klarer zu machen, will ich mich auf den beschränken), hat aus zwei Gesichtspunkten heraus große Bedeutung. Erstens aus sozialen, d. h. Arbeitsplatz-Gründen. Zweitens unter regionalem Aspekt. Im allgemeinen liegt der kleine Bergbau in Gegenden, in denen es praktisch unmöglich ist, andere Aktivitäten zu entwickeln. Insofern die Regierung der Volkseinheit keine neuen Arbeitsplätze schaffen kann, können und dürfen wir es nicht unterlassen, dem kleinen Bergbau zu helfen und ihn zu fördern. Wenn wir das Problem von den Prinzipien und Normen einer sozialistischen Gesellschaft her analysieren, können wir sehen, daß der kleine Bergbau an Bedeutung verlieren wird, da es notwendig ist, mit Hilfe von ökonomischen Produktionseinheiten geringere Kosten zu erzielen.

HRS: Sie wollen sagen, daß der kleine und mittlere Bergbau nicht vom Standpunkt der Produktion, sondern von dem der gesamten Entwicklung des Landes her gesehen wird?

MN: Genau.

HRS: Nun heißt es aber auch im Plan der Nation, daß für den mittleren und kleinen Bergbau ein Preis festgesetzt wird, zu welchem der Staat die Produktion aufkauft und der vom Weltmarktpreis unabhängig ist. Ist das nicht eine etwas teure Subventionspolitik?

MN: Nein. Das hängt von den Grundpreisen ab, die man festlegt, um darauf die Preise in nationaler Währung zu fixieren. Dieses System funktioniert schon seit dem 1. Januar 1971. Bis jetzt hat es gute Resultate gezeitigt. Wir meinen, daß die dadurch in das Nationalbudget getragene Modifizierung eine gute Investition ist, da das Beschäftigungsniveau in wirtschaftlich sehr deprimierten Regionen erhalten wird.

HRS: Eine letzte, direkt auf das Kupfer bezogene Frage: offensichtlich wäre es für Chile viel besser, keinen Rohstoff, sondern Manufakturprodukte zu exportieren, nicht das Kupfer einfach so, sondern industriell verarbeitete Kupferprodukte; hat die Volksregierung auf mittlere und lange Sicht dies zum Ziel?

MN: Ganz entschieden. Einer der Gründe, der allgemeinen ökonomischen Gründe für die Nationalisierung war gerade der, eine weitergehende Verarbeitung des roten Metalls im Land selbst zu erreichen. Natürlich müssen wir da ganz realistisch sein. Die meisten Kupfer konsumierenden Länder haben ihre eigenen verarbeitenden Industrien und setzen hohe Schutzzölle fest, die es wenig wahrscheinlich, ja, fast unmöglich machen, auf ihren Märkten den Wettbewerb aufzunehmen. Wir werden auf diesem Gebiet Schritt für Schritt vorgehen. Zuerst werden wir darauf hinarbeiten, daß nicht mehr konzentriertes oder durch Feuer raffiniertes, sondern mehr elektrolytisches Kupfer aus dem Land geht. Zweitens wollen wir Kupferdraht produzieren. Drittens werden wir in den langfristigen Lieferverträgen, vor allem in denen mit den sozialistischen und mit anderen Ländern, festlegen, daß ein wichtiger Teil der Importe aus verarbeiteten Produkten bestehen muß. Natürlich werden wir solche Produkte zu den international üblichen Preisen verkaufen. Es ist doch nicht möglich, von den anderen Ländern das Opfer höherer Preise zu verlangen, nur weil sie unsere Freunde sind. Solche Verhandlungen müssen vielmehr auf der Grundlage des gegenseitigen Gewinns geführt und abgeschlossen werden; sonst haben sie keine Stabilität und wohl auch keinen Sinn, zumal nicht auf längere Sicht.

HRS: Überdies könnten sie zu einer neuen Abhängigkeit führen.

MN: Genau. Und eine solche Abhängigkeit wollen wir ebenso wenig wie die alte. Auch in diesem Zusammenhang ergreifen wir gerade die Maßnahmen, um – ein erster Schritt – im Land eine Reihe von Fabriken zu errichten, welche die Nebenprodukte weiterverarbeiten können. Ein Teil der Nebenprodukte wandert im Augenblick ins Ausland ab, ohne daß sie für uns genutzt würden: das Temur, das Selen, ein Teil des Silbers und des Goldes. Wir wollen, daß das alles im Land bleibt. Damit sind größere Reichtümer zu gewinnen. Zudem wollen wir ein großes Drahtziehwerk installieren. Schließlich studieren wir die Möglichkeit, mit anderen Ländern zusammen gemischte Unternehmen in Chile zu etablieren, Unternehmen mit sehr moderner Technologie; sie werden es ermöglichen, nicht nur in diese Länder zu exportieren, sondern auch in die Märkte des Andenpakts. So werden die Länder, die mit uns zu Verträgen kommen, auch für sich größere Vorteile zu geringeren Kosten herausschlagen. Sie haben überdies einen Mangel an Arbeitskraft, während wir genug davon haben. Wir haben den Rohstoff hier. Wir können also Produkte zu geringen Kosten fabrizieren und sie sowohl auf den Andenmarkt als auch in andere Länder exportieren.

HRS: Eine letzte Frage. Eines der Hauptprobleme Chiles beruht auf der Tatsache, daß ein großer Teil der durch den Kupferverkauf erzielten Devisen praktisch durch die Notwendigkeit ›aufgefressen‹ wird, Öl zu importieren. Wird dieses Problem innerhalb der Regierung diskutiert? Was hat man auf der technischen Ebene bisher getan, um es zu lösen?

MN: Innerhalb einer Volksregierung wird über ein solches Problem gesprochen. Die Kupferindustrie ist einer der Hauptkonsumenten von Petroleum. Inzwischen sind die Studien darüber angelaufen, es durch Kohle oder Flüssiggas teilweise zu ersetzen. Eventuell gibt es eine Möglichkeit. Möglicherweise gibt es die Chance, Naturgas aus Bolivien zu importieren. Es wäre verfrüht, schon eine Lösung zu erwarten. Andererseits haben wir um ausländische technische Beratung gebeten, damit wir endlich wissen, ob es in irgendeinem Gebiet des Landes Petroleum gibt. Wir hoffen sehr, daß in einigen Regionen, besonders im Norden, wo die meisten Minen liegen, Petroleumlager sich befinden. Wenn die Studien beendet sind, wenn die Unsicherheit, ob es Petroleum in Chile gibt, beseitigt ist, können wir die endgültige Lösung des Problems ins Auge fassen.

Bankwesen

Unter den ›Vierzig Ersten Maßnahmen‹, welche das Programm der Volkseinheit für den Fall des Wahlsiegs versprach, ist bei Nummer 30 zu lesen: »Wir werden die Produktion der Artikel des unmittelbaren Bedarfs erhöhen, die Preise kontrollieren und (...) die Inflation stoppen.« Und bei Nummer 31: »Wir werden die Verpflichtungen gegenüber dem International Monetary Fund aufkündigen und mit den skandalösen Abwertungen des Escudo aufräumen.« Die Verwirklichung solcher Ziele, ebenso wie die Anwendung der neuen Wirtschaftspolitik, setzte voraus, was erst noch zu leisten war: die Kontrolle über die wesentlichen Institutionen und Mechanismen des wirtschaftlichen Systems. Dazu gehört ohne Zweifel das Bankwesen. So war es denn nur logisch, daß die Volksregierung unmittelbar nach Übernahme der politischen Macht den Prozeß der Verstaatlichung der Banken begann.

Wie in anderen Sektoren der Wirtschaft hatte sich auch im Bankwesen in den letzten Jahren der Einfluß des ausländischen Kapitals verstärkt. Kontrollierte es zu Ende 1962 3,4 Prozent der Reserven der Privatbanken, 13,2 Prozent der kurzfristigen und 5,2 Prozent der langfristigen Einlagen, so lauteten die Zahlen für 1967 schon 15,7, 28 und 20 Prozent. Parallel zu diesem Prozeß verlief der auch in der Industrie zu beobachtende Monopolisierungtrend: im Juni 1970 kontrollierten nur drei Banken 44,5 Prozent der Einlagen, 55 Prozent der Zinsen und 44,3 Prozent der Geldanlagen. Der Einfluß des ausländischen Kapitals und die Monopolisierung der Banken verschafften den herrschenden Klassen weitere Instrumente zur Manipulierung des wirtschaftlichen Systems zu ihren Gunsten. Das gilt sowohl für die Aufteilung der Kredite auf die Bankkunden als auch für ihre regionale Verteilung: die mächtigsten Wirtschaftsgruppen hatten den besten Zugang zu Bankanleihen, und diese wurden vornehmlich in Gebieten gewährt, in denen jene schon traditionell ihre besten Geschäfte gemacht hatten (im September 1970 entfielen 70 Prozent aller Kredite auf die Provinz Santiago).

Diese Situation war für die Volksregierung untragbar. Sie wollte ja gerade die Abhängigkeit vom ausländischen Kapital brechen, die wirtschaftlich mächtigen Gruppen zugunsten der Massen und der Arbeiterklasse verdrängen und eine autonome Entwicklung beginnen, die alle Regionen des Landes gleichermaßen förderte. Überdies ging es auch darum, mit Krediten Produktionsaktivitäten zu fördern, welche bis dahin von den Privatbanken vernachlässigt worden waren.

Über die Verstaatlichung des Bankwesens (Salvador Allende hat in seiner Rede zum ersten Jahrestag der Übernahme der Regierungsgewalt gesagt, sie sei zu 90 Prozent verwirklicht) handelt das folgende Gespräch mit Dr. Patricio *Arias*. Er ist Rechtsanwalt und Wirtschaftswissenschaftler und arbeitet in der Planungs- und Studienabteilung der Zentralbank.

Ein wichtiger Unterschied kennzeichnet dieses Gespräch: was bei den anderen Interview-Partnern implizit bleibt, nämlich das humanistische und sozialistische Engagement der Volksregierung, wird von Arias überdeutlich ausgesprochen, sogar auf sogenannte ›technische‹ Fragen angewendet.

Gespräch mit Patricio Arias

Heinz Rudolf Sonntag (HRS): Genosse Arias, meine erste Frage bezieht sich auf das legale Verfahren der Verstaatlichung des Bankwesens. Hat man ein Gesetz erlassen? Hat man auf administrativem Wege nationalisiert? Wie ist man verfahren?

Patricio Arias (PA): Ein Gesetz hat immer obligatorischen und allgemeinen Charakter für alle Personen, die es angeht. Und in jedem Verstaatlichungsprozeß – besonders in dem vorliegenden Fall, da es sich bei den Banken um Aktiengesellschaften handelt – müssen die Rechte der Menschen respektiert werden. In den Aktiengesellschaften des Bankwesens gibt es Aktionäre, welche ihre Aktien als eine Form des Sparens erworben, und andere, die sie gekauft haben, um das nationale ökonomische System zu kontrollieren. Ein Gesetz hätte die Personen nicht ausreichend geschützt, welche ihre Aktien als Form des Sparens gekauft haben. Deshalb schlug Präsident Allende vor, es solle eine Kaufvollmacht für den Staat errichtet werden; sie solle Ausnahmen für einen bestimmten Personenkreis vorsehen; zudem solle sie Bedingungen enthalten, welche die Kleinaktionäre, also die Sparer – in den meisten Fällen Personen mit niedrigen Einkommen –, begünstigten. Dieser Vorschlag hatte einem Gesetz gegenüber den offensichtlichen Vorteil, daß er eine ganze Anzahl Aktionäre nicht benachteiligte, besonders den Sektor, der bei der Zinserzeugung der Banken ungerechterweise übergangen worden war. Denn vor der Volksregierung war es doch so, daß die Banken ihre Profite nach dem geltenden Aktienrecht auf die Zahl der Aktien eines jeden aufteilten. Durch den Einfluß derer, welche die meisten Aktien hatten und deshalb die Banken kontrollierten, zog man es jedoch oft vor, wieder zu investieren, die Banken mit mehr Kapital auszustatten und keine Gewinne umzuverteilen. Dadurch wurden die Kleinaktionäre entschieden benachteiligt, da sie keine effektive Kontrolle ausüben konnten, während die Großaktionäre davon profitierten. Sie konnten das wirtschaftliche System immer mehr unter ihre Herrschaft bringen, da die Kapitalausstattung der Banken groß war und aufgrund jener Mechanismen ständig zunahm.

HRS: Was ist nun die Kaufvollmacht konkret? Welche sind die Ausnahmen, die man eingeführt hat oder einführt?

PA: Die Regierung machte Ausnahmen zugunsten der Kleinaktionäre, denen man ihre Anteile bar bezahlte. Es gab 45.000 Inhaber von Bankaktien im Lande, davon hatten 39.000, also 91 Prozent, weniger als 10.000 Escudos in Bankaktien investiert. Sie wurden, wie gesagt, bar abgefunden. Die übrigen bekamen Staatsboni. Die stellen eine gute Investition dar, denn sie werden jeweils der Erhöhung der Lebenshaltungskosten angepaßt. Sie sehen, daß man das mit einem Gesetz alles nicht hätte machen können, weil es einen allgemeinen Charakter hätte haben müssen; wenn man in einem Gesetz Leute ausgenommen hätte, wäre das notwendig ein sehr kompliziertes Gesetzeswerk geworden und hätte sehr viele Durchführungsbestimmungen erfordert . . .

HRS: Abgesehen davon, daß es wohl auch sehr viel länger gedauert hätte.

PA: Genau. Man hätte den Aktionären nicht sofort in bar zahlen können. Das hätte geraume Zeit in Anspruch genommen. In Chile dauert ein Gesetz von der Initiative bis zur Verkündung im Durchschnitt vier Monate, kann aber auch zwei Jahre brauchen oder gar nicht herauskommen. Dann wären die Interessen der Kleinaktionäre verletzt worden, und die wollten wir ja gerade schützen.

HRS: Sind andere Gruppen durch die Kaufvollmacht begünstigt worden?

PA: Ja. Vor allem alte Leute. Offensichtlich war es eine gute Sache, ihnen den Kaufpreis für die Aktien sofort auszuhändigen. Hätten wir ein Gesetz gemacht, wären sie wohl kaum in den Genuß der aus dem Aktienverkauf resultierenden Vorteile gekommen, weil sie schlicht und einfach vorher gestorben wären. Andererseits begünstigte die Maßnahme eine Reihe von Wohltätigkeitsvereinen, die nicht auf Gewinn ausgerichtet sind. Es wäre sehr schwer gewesen, sie in einem Gesetz genau zu definieren. Es ist dagegen recht einfach, mit ihnen zu einer Übereinkunft zu kommen und bessere Bedingungen zu schaffen. So hat es der Präsident versprochen, und so ist es geschehen. Man hat den Wohltätigkeitsvereinen, den Universitäten usw. bessere Bedingungen gegeben, nicht so sehr im Hinblick auf die Preise, sondern mehr im Hinblick auf die Laufzeiten der Boni.

HRS: Nun, das ist jetzt klar. Also ist das rechtliche Verfahren noch immer das der Kaufvollmacht?

PA: Ja.

HRS: Die Kleinaktionäre werden bar abgefunden, die Großaktionäre mit Staatsboni. Und wenn die nicht verkaufen wollen, welches Verfahren wird dann angewandt?

PA: Gar keines. Wenn sie nicht verkaufen wollen, verkaufen sie nicht. Der Verkauf ist eine völlig freiwillige Angelegenheit.

HRS: Es gibt keine Interventionsmöglichkeit für den Staat, um die Großaktionäre zum Verkauf zu zwingen?

PA: Nein. Wir befinden uns seit etwa sechs Monaten in diesem Prozeß der Nationalisierung der Banken. Viele Aktionäre haben nicht verkauft. Der Staat hat keinen Druck ausgeübt. Hierzulande ist die Entscheidung der Leute, nicht zu verkaufen, respektiert worden. Wer verkauft hat, hat es freiwillig getan. In diesem Augenblick fehlt wenig, um den Prozeß der Verstaatlichung des Bankwesens zu vervollständigen. Der Mechanismus beruhte auf Freiwilligkeit. Deshalb sind die Interessen aller geschützt worden.

HRS: Bis zu welchem Punkt ist die Nationalisierung, in Zahlen und Statistiken ausgedrückt, bis jetzt fortgeschritten?

PA: Das ist schwer zu sagen, da auch jetzt Kaufgespräche durchgeführt werden. In diesem Augenblick kontrollieren wir ca. 75 Prozent aller Bankaktien.

HRS: Was bedeutet, daß der chilenische Staat schon eine Mehrheitskontrolle über das Bankwesen ausübt.

PA: So ist es.

HRS: Gilt das für alle Ebenen?

PA: Was heißt: alle Ebenen?

HRS: Na ja, für die Großbank, für die mittlere Bank, für die kleinen Banken . . .

PA: Ich muß Ihnen das Bankwesen in Chile ein wenig erklären. Es gibt zur Zeit 27 Bankinstitutionen. Das heißt: es gab sie, denn im Moment werden viele Banken fusioniert, um zu einer Anzahl von Banken zu kommen, die mit den verschiedenen Produktionssektoren der Wirtschaft in Einklang steht. Früher gab es so eine Art freies Unternehmertum. Das führte zu Irrationalitäten und Ungereimtheiten, die selbst für ein kapitalistisches System entschieden absurd waren. Die Anzahl der Bankinstitutionen und -niederlassungen war wirklich erstaunlich. In Rancagua (einer Stadt von ca. 90.000 Einwohnern etwa 80 km südlich von Santiago – *HRS*), zum Beispiel, gibt es drei Bankniederlassungen in einem Häuserblock. Das hat mit einer rationalen Verteilung auf den geografischen Raum und auf die Anzahl der Kunden offensichtlich nichts zu tun. Denn eine einzige Bankniederlassung alle drei oder vier Häuserblöcke hätte das Publikum von Rancagua durchaus bedienen können. Das ging nicht, der Wettbewerb stand dem entgegen. Das hatte dann auch zur Folge, daß der Kredit sehr schlecht verteilt war, daß die Einlagen je nach den gewährten Garantien oder Privilegien vorgenommen wurden und daß man bestimmten Kunden Vorkaufsrechte gewährte. Einige Zahlen beleuchten das sehr schön; man muß dabei in Rechnung stellen, daß der Kredit in Chile fast immer ein Kredit mit kurzer Laufzeit, auf ein oder zwei Jahre ist. Die Zahlen zeigen an, wie der Kredit in Chile verteilt war. Nur 680 Personen konnten 75 Prozent des Gesamtkredits im chilenischen Bankwesen benutzen, während für 91 Prozent aller Kreditkunden nur noch 25 Prozent übrig blieben. Sie werden verstehen, daß in einem System, das man ideal als das des freien Unternehmens oder des freien Wettbewerbs bezeichnen könnte, ein solcher Umschlag nicht eben die Optimierung bei der Verwendung der finanziellen Mittel eines Landes und schon gar nicht Demokratie und Freiheit in der Wirtschaft garantiert. Es handelt sich einfach um die Kontrolle von 680 Personen über den Kredit, der doch offensichtlich gesellschaftlichen Ursprung hat. Es gab 600.000 Bankkunden. Sie halfen mit einer ganzen Menge Geld, damit sich 680 Personen durch die Kreditkontrolle bereichern konnten. Damit mußte eine Volksregierung ganz rasch Schluß machen. Es ging nicht darum, eine gesellschaftliche Klasse anzugreifen, Rache an

Menschen zu üben für die Haltung, die sie vorher als Unternehmer den Arbeitern gegenüber an den Tag gelegt hatten. Es ging und geht einfach darum, die knapp bemessenen Güter unserer Wirtschaft rational zu nutzen. Zu ihnen gehört der Kredit, das Geld. Nun gab es jene Konzentration beim Kredit, wie Sie sie auch in der (jetzt im Prozeß der Verstaatlichung befindlichen) Textilindustrie beobachten konnten. Ich werde Ihnen noch mehr sagen: die ungleiche Verteilung des Kredits signalisierte einen heftigen Kampf, den man nur mit dem Kampf der Kapitalisten gegen die Arbeiter vergleichen kann. Sie bedeutete konkret, daß Kapitalisten mit großer wirtschaftlicher Macht mittlere und kleine Unternehmer ausbeuteten, ihre Unternehmen lähmten und ihre Rechte verletzten.

HRS: Eine Ausbeutungskette, nicht wahr? Die Großkapitalisten beuten die mittleren, diese die kleinen und alle zusammen die Arbeiter aus.

PA: Ja. Wie ich Ihnen schon sagte, hatte dieser Kampf unter den Kapitalisten beinahe die gleichen Dimensionen wie der zwischen Arbeit und Kapital. Die Arbeiter mußten viele Jahre in Chile und in anderen Teilen Lateinamerikas darum kämpfen, daß sie bessere Löhne bekamen und ein würdigeres Leben führen konnten. Etwas ähnliches geschah unter den Kapitalisten. In Chile war die Konzentration in der Wirtschaft entschieden groß. Das spiegelte sich auch im Finanzwesen wider.

HRS: Um auf meine ursprüngliche Frage zurückzukommen: der Staat kontrolliert jetzt etwa 75 Prozent aller Bankaktien. Ich habe gehört, daß die größte Bank Chiles, die Bank von Chile, noch nicht nationalisiert worden ist.

PA: Das stimmt. Aber über die Bank von Chile muß man einiges sagen. Erstens ist sie nicht die größte Chiles. Die Staatsbank ist die größte . . .

HRS: . . . und sie gehörte auch schon vor der Volksregierung dem Staat . . .

PA: Ja. Aber ich darf Sie daran erinnern, daß auch eine staatliche Bank sich an die Produktionsweise einer Gesellschaft anpaßt. Mit anderen Worten, eine staatliche Bank in einer kapitalistischen Gesellschaft oder in einer solchen mit einer gemischten Wirtschaft unterscheidet sich in ihrem Funktionieren doch recht deutlich von einer staatlichen Bank in einer sozialistischen Wirtschaft oder in einer solchen des Übergangs zum Sozialismus. Die Art und Weise, wie der Kredit von der

Staatsbank verteilt wurde, ließ wichtige Persönlichkeiten der chilenischen Linken bestimmte Praktiken denunzieren, die darauf hinausliefen, daß unproduktive Individuen durch den Kredit begünstigt wurden. Die Bank von Chile ist die zweitgrößte Bank und kontrolliert rund 16 Prozent der gesamten Einlagen. In ihr haben wir schon eine beträchtliche Menge Aktien erworben. Ich wage es nicht, Ihnen in diesem Augenblick eine genaue Zahl zu geben. Denn es findet ein Prozeß der Legalisierung der Verkäufe statt, der noch nicht beendet ist. Aber es handelt sich um eine beträchtliche Summe. Ich glaube, daß die Bank von Chile sehr bald dem Staat gehören wird, wie es der Entscheidung der Regierung und auch der vieler Aktionäre entspricht, die den Sinn der Verstaatlichung des Bankwesens verstanden haben. In jener Bank waren die Aktien weit gestreut. Die alten Aktionäre kontrollierten mit nur 30 Prozent des Kapitals die gesamte Bank.

HRS: 30 Prozent der Aktionäre kontrollierten die Bank von Chile?

PA: Ja, gerade weil die Aktien weit gestreut waren. Der Staat besitzt jetzt schon viel mehr als jene 30 Prozent. Deshalb sage ich Ihnen ja auch, daß es mit an Sicherheit grenzender Wahrscheinlichkeit bald zu einer vollen staatlichen Kontrolle über die Bank von Chile kommen wird.

HRS: Wann wird nach Ihrer Meinung der Verstaatlichungsprozeß abgeschlossen sein?

PA: Ohne zu optimistisch zu sein, kann ich Ihnen sagen, daß vor September die ganze Sache vorbei ist.

HRS: September 1971?

PA: Ja.

HRS: Nun, woher kommt eigentlich das Geld, mit dem die Verstaatlichung bezahlt wird?

PA: Die Form, in der die Aktienkäufe bezahlt wurden, erleichterte die Zahlung entschieden. Denn die Käufe wurden zum großen Teil auf Zeit vorgenommen, d.h. sie werden in zwei oder fünf Jahren bezahlt. Der Zahlungsmodus, d.h. die Produktionsboni, garantiert ja auch einen gewissen Ertrag. Das erlaubt einen Gewinn, der groß genug ist, um damit die Aktienkäufe zu bezahlen. Auf der anderen Seite sind die Gewinne der Banken gestiegen. Sie machten in einem Jahr rund

70 Millionen Escudos aus. Der Gesamtwert aller gekauften und zu kaufenden Aktien beträgt etwa 300 Millionen Escudos. Wie Sie sehen, können wir ihn in vier Jahren nur mit den Gewinnen abgelten. Viele davon wurden bisher in der Form von nicht notwendig nützlichen Investitionen versteckt: große Gebäude, luxuriöse Ausstattung der Bankräume, ein übertriebener und völlig sinnloser Wettbewerb. Die Verwaltungskosten der staatlichen Banken sind schon gefallen, obwohl die Löhne der Angestellten angehoben wurden. Deshalb kann das Banksystem selbst die Aktienkäufe finanzieren.

HRS: Und das Geld, das man zur Bezahlung der Kleinaktionäre gebrauchte? Wieviel war das? Wie hat man es bekommen?

PA: Schauen Sie, das ist eine Summe, die keinesfalls höher ist als der dritte Teil der Gesamtsumme. Das Verfahren bestand in einer Anleihe der Zentralbank an die CORPORACION DE FOMENTO (Staatliche Entwicklungsgesellschaft), welche die Aktien kaufte. Es war öffentlich und fand die Billigung der Rechtsabteilung der CORPORACION DE FOMENTO, der Zentralbank, der Superintendenz der Banken und des Allgemeinen Rechnungshofes der Republik (er hat in Chile auch bestimmte Verwaltungsgerichtsfunktionen – *HRS*). Rechtlich war das Verfahren also unantastbar. Die Opposition hat jedoch in vielen Fällen von Illegalität gesprochen. Aber die Entscheidung des Allgemeinen Rechnungshofes der Republik ist schon gefallen, das Verfahren für gesetzmäßig erklärt worden. Es gibt hier also kein Problem. Überdies möchte ich Sie noch einmal daran erinnern, daß die ganze Sache auf freiwilliger Basis ablief: wer Aktien verkauft hat, hat es getan, weil er es wollte und weil es seinen Interessen entsprach.

HRS: Bis jetzt haben wir sozusagen im Vorfeld diskutiert. Das erfordert, daß wir von diesem Augenblick an über die hauptsächlichen Ziele der Nationalisierung des Bankwesens reden. Welche sind es auf kurze, auf mittlere und auf lange Sicht?

PA: Auf kurze Sicht gibt es viel zu tun. Allerdings haben wir auch schon einiges gemacht. In einem Prozeß der wirtschaftlichen Leitung im Geist der Optimierung der verfügbaren Ressourcen war der frühere Status der Banken, wie gesagt, entschieden irrational. Die organisatorische Struktur der Banken, die Form der Verteilung der Kredite, die Haltung gegenüber den Bankarbeitern, die Privilegien der Bankdirektoren, die absurde, diskriminierende und unmenschliche Klassentrennung innerhalb der Institutionen (manchmal mußten die Angestellten ihre Chefs um Heiratserlaubnis bitten; es gab oft sechs oder sieben verschiedene Speisesäle: einen für die unteren, einen für die Verwaltungs-, einen für die leitenden Angestellten, einen für die Direktoren, einen für den Aufsichtsrat, einen für besondere Sitzungen mit den Direktoren der Industrien oder Unternehmen, die mit der Bank in Geschäftsverbindung standen) – alle diese Dinge zeigten einer demokratischen Volksregierung an, daß vieles getan werden mußte. Diese Verirrungen der chilenischen Wirtschaft, die nicht eine rein kapitalistische, sondern eine monopolistische oder oligopolistische war, mußten geändert werden. Bestimmte Dinge sind bereits überwunden, und das war der erste Schritt nach Übernahme der Kontrolle über die Banken. Es ist wirklich bewundernswert, wie die Bankarbeiter sich in diesen Prozeß integriert haben. Sie sind sich bewußt geworden, daß das, was sie tun, zum Nutzen des Landes ist. Dieses Bewußtsein bei der Nutzung eines weiteren Produktionsmittels, der Finanzen, zu wecken, war eines der Ziele auf kurze Sicht. Das impliziert offensichtlich einen gesellschaftlichen Prozeß, der für uns eine mehr als bedeutsame Funktion hat. Zweitens, und das auf kurze und auf mittlere Sicht, mußte die Kreditvergabe neu orientiert werden. Jetzt geht es darum, das Geld zu den Tätigkeiten hin zu kanalisieren, die nicht nur die Regierung, sondern auch jeder objektive Besucher dieses Landes als Prioritäten anerkennt. Wir werden den Fertigbau-Unternehmen Kredite geben, die kleinen und mittleren Unternehmer begünstigen und schließlich eine finanzielle Kontrolle der öffentlichen Unternehmen organisieren, damit sie nicht länger eine für den Staat schädliche Repräsentation darstellen. Es ist doch so, daß in einer kapitalistischen Wirtschaft die öffentlichen Betriebe immer defizitär sind. Die Geschäfte mit guten Gewinnen werden der Privatinitiative überlassen und die gesellschaftlich notwendigen dem öffentlichen Sektor anempfohlen. Natürlich sind die letzteren nicht sehr rentabel. Zudem ergeben sich in ihnen Bürokratisierungs- und chronische Entfinanzierungsprozesse, und das nicht nur in unserem Land, sondern in jedem Land mit einem starken Staat und einer kapitalistischen Wirtschaft. Wir wollen das ändern. Wir wollen Ordnung in die Finanzen der öffentlichen Betriebe hineinbringen, damit sie ihre Ziele so effizient wie möglich verfolgen. Aus all diesen Gründen – ich will jetzt nicht in technische Einzelheiten gehen – sind Kreditgrundsätze ausgearbeitet worden, die auf den Budgets der Unternehmen beruhen sollen; diese sollen ein wirklichkeitsgetreues Panorama ihres Finanzjahres ausarbeiten. Der Kredit wird nur noch nach den wirklichen Bedürfnissen vergeben. Wir optimieren also die Nutzung der Finanzmittel für den öffentlichen und den privaten Sektor und demokratisieren die Verteilung des Kredits. Es ist ein Nationaler Sicherheiten-Fonds eingerichtet worden. Durch ihn schützen sich die Banken gegen möglichen Mißbrauch, damit niemandem es einfällt, er könnte seine Verpflichtungen gegenüber der Bank einfach übergehen. Auch dadurch wird der Kredit demokratischer. Überdies wird die Rentabilität des Banksystems sichergestellt. Wir versuchen, die Kreditmittel an jene Aktivitäten zu binden, welche allen Chilenen zugutekommen. Es gibt produktive Bereiche hierzulande, die man praktisch während ihrer ganzen Existenz ohne Kredite gelassen hat. Sie müssen gestützt werden; zumindest muß man ihnen eine gesunde Finanzierung garantieren. Andererseits gibt es Aktivitäten, die wir nicht anreizen wollen; darin sind wir hart: etwa Luxuskonsum, der nur Gruppen mit hohen Einkommen zugutekommt. Diese Gruppen werden von uns nicht begünstigt. Unternehmen dieses Sektors brauchen auch meist den Kredit gar nicht, weil sie immer über flüssige Mittel verfügen. Auf lange Sicht schließlich denken wir an eine strikte finanzielle Kontrolle der vergesellschafteten Betriebe. Die Interessen des gemischten und des privaten Sektors werden, was den Kredit angeht, geschützt. Uns interessiert, daß er wirklich in der Produktion eingesetzt wird und daß sich das frühere Schema nicht reproduziert, nach dem der Unternehmer den Kredit zu seinem eigenen Nutzen mißbrauchte. Wenn wir den Kredit zu den produktiven Tätigkeiten im gemischten und im privaten Sektor der Wirtschaft hin lenken können, werden wir den beiden Sektoren auch weiterhin Geld zur Verfügung stellen. Alles, was produktiver Kredit ist, interessiert uns. Der unproduktive Kredit interessiert uns nicht. Wir müssen den öffentlichen Kredit rationaler organisieren. Wir wollen eine Finanzplanung mit den modernsten Verfahren einrichten, um die Wirksamkeit und den gesellschaftlichen Charakter des öffentlichen Sektors zu gewährleisten.

HRS: Das bringt mich gleich zu einer anderen Frage. Das laufende Jahr ist als ›Jahr der Produktion‹ bezeichnet worden, während man für das nächste Jahr den Titel ›Jahr der Akkumulation‹ reserviert hat. Welche Hauptaufgaben muß das Bankwesen im ›Jahr der Produktion‹ erfüllen?

PA: Zuerst möchte ich sagen, daß ich etwas Ironie aus Ihren Worten heraushöre. Es ist offensichtlich und gehorcht der wirtschaftlichen Logik, daß man erst einmal akkumuliert und später an eine Vergrößerung der Produktion denkt . . .

HRS: Das ist bis jetzt der Weg einer jeden sozialistischen Wirtschaft gewesen. Der andere Weg hat bisher die populistischen Regierungen gekennzeichnet.

PA: Ja. Hier ist folgendes zu beachten, Genosse. In Chile ist die Verteilung der Einkommen wirklich anachronistisch. Sie ähnelt sehr der englischen Szene aus dem 19. Jahrhundert. Wenn Sie die Verteilung der Einkommen aus Kapital und Arbeit in der BRD und in Chile vergleichen, stellen Sie fest, daß in der BRD 75 Prozent aller Einkommen aus der Arbeit und nur 25 Prozent aus dem Kapital kommen, während in Chile 50 Prozent aus dem Kapital und 50 Prozent aus der Arbeit stammen. Das hat sich auf den Lebensstandard unserer Bevölkerung negativ ausgewirkt. Eine Volksregierung, *nicht eine populistische,* sondern eine des Übergangs zum Sozialismus, mußte wegen ihres humanistischen Charakters notwendig den materiellen Lebensstandard der Chilenen heben, da das der *einzige* Weg ist, dem Menschen seine Würde zurückzugeben. Im November 1970 fanden wir die Menschen dieses Landes in einer schrecklichen Lage vor. Und ich beziehe mich auf die Menschen, denn damit kommen zwar keine ökonomischen, wohl aber politische und sozialistische Kategorien ins Spiel. Die ungerechte Einkommensverteilung brachte die Volksparteien dazu, zuerst die Einkommen neu zu verteilen und den ärmsten Sektoren unserer Bevölkerung höhere Einkommen zu sichern. So gab man ihnen denn eine weit über dem Lebenshaltungskosten-Anstieg liegende Anpassungsrate für ihre Einkommen. Dadurch vergrößerte sich die tatsächliche Kaufkraft der Arbeiter. Die chilenische Wirtschaft hatte die Möglichkeiten, diese Einkommensneuverteilung zu absorbieren. Die Form des Produktionsanreizes war eben die Einkommensneuverteilung. Das hat keine frühere Regierung gewagt, gekonnt oder – vielleicht – gewollt. Unsere Regierung nahm das Risiko eines beschleunigten Inflationsprozesses und eines Wirtschaftsboykotts durch die Rechte in Kauf. Ich glaube, daß wir den Rubikon schon überschritten haben. Zur Zeit haben wir eine niedrige Inflationsrate und ein klares Wachstum der Produktion, das die höheren Einkommen hat auffangen können. Wir lagen also richtig, als wir zuerst die Einkommen umverteilten und dann abwarteten, was mit der Produktion passieren würde. Denn die Unternehmer reagierten, wenn auch nach vielem Schwanken und Zögern. Die Verteilung der Einkommen war so gerecht, daß jetzt die Unternehmen mit der größten nicht genutzten installierten Produktionskapazität durch die Nachfrage am meisten begünstigt werden, denn es waren die, welche die Bedürfnisse des populären Konsums befriedigten. Wenn der Prozeß der Einkommensneuverteilung beendet oder zumindest bis zu einem Punkt getrieben worden ist, der mit der menschlichen Würde in Einklang steht, ist eine tatsächliche Erhöhung der Kaufkraft und des materiellen Lebensstandards der Bevölkerung festzustellen. Es möge genügen, Ihnen zu sagen, daß nach den Produkten für Sektoren mit niedrigen Einkommen die größte Nachfrage geherrscht hat. Sie verstehen, daß wir keine Akkumulation beginnen konnten; denn sie hätte noch größere Opfer für die Armen bedeutet.

Man verteilte also die Einkommen neu um, fror die Preise ein. Das erhöhte die tatsächliche Kaufkraft der Arbeiter. Damit wurde die installierte Produktionskapazität nicht mehr unter-, sondern endlich ausgenutzt. Das ist, wirtschaftlich gesehen, durchaus kohärent. Warum heißt dieses Jahr nun ›Jahr der Produktion‹? Es heißt so, weil es sich darum handelt, daß die produktiven Sektoren, sowohl die unternehmerischen als auch die der Arbeiter, sich bewußt werden, in welchem Umfang eine Erhöhung der Kaufkraft und damit des materiellen Lebensstandards der Bevölkerung die volle Nutzung der Produktionskapazität bedeutet. Damit maximal das produziert wird, was wir erzeugen können, liefern wir die Produktionsschlacht. Wenn jene Kapazität voll ausgenutzt und damit erschöpft ist, werden wir die Akkumulationsschlacht beginnen, um die installierte Kapazität zu vergrößern, d. h. um dieses Land mit Kapital auszustatten. Aber vor dem Akkumulationsprozeß mußten wir, wie gesagt, ernstlich an die Hebung des Lebensstandards der armen Bevölkerungsteile denken. All das ist also kohärent. Und es ist nicht populistisch, weil im nächsten Jahr der Akkumulationsprozeß anfängt. Dieser wird sicherlich mit einem bewußt gewordenen Volk beginnen, einem Volk, das tatsächlich verstanden hat, welchen Charakter eine Volksregierung aufweist. Dann werden wir von unserem Volk auch vielleicht Opfer verlangen können. Vorher wäre das unmenschlich gewesen, nachher ist es möglich. Dann werden wir an Sparförderungs- und Investitionspläne denken können. Vorher mußten wir aber die enormen Verzerrungen der chilenischen Volkswirtschaft beseitigen. Sie bestehen ja in jeder kapitalistischen Wirtschaft. Das chilenische Volk hat alles das begriffen. Im Hinblick auf die Rolle des Kredits in der Produktionsschlacht kann ich Ihnen sagen, daß wir mit ihm – bisher zu persönlichem Nutzen mißbraucht – jene Wirtschaftstätigkeiten fördern werden, welche die aus der Umverteilung der Einkommen rührende größere Kaufkraft absorbieren können. Natürlich gibt es bei der Kanalisierung der Ressourcen hin und wieder Engpässe, etwa durch das Fehlen von Rohstoffen, von Finanzen. Diese Engpässe werden wir leicht mit den Krediten aufheben können.

HRS: Besteht denn nicht in der Akkumulationsphase die Gefahr, daß das für die Produktionsförderung ausgegebene Kreditgeld in einem bestimmten Augenblick fehlt und deshalb die größere Kapitalausstattung des Landes verhindern kann?

PA: Nein. Nein, weil die Akkumulationsform in einer Übergangswirtschaft hauptsächlich darin besteht, daß die Überschüsse aus dem privaten zum öffentlichen Sektor hin gelenkt werden. Der öffentliche Sektor Chiles hat zahllose Hilfsmittel und Werkzeuge, um die Überschüsse aus der Privataktivität abzuziehen, ohne deren normale Entwicklung und Rentabilität zu gefährden, ohne also dem Privatsektor den Produktionsanreiz zu nehmen. Der gesellschaftliche Sektor der Wirtschaft wird große Überschüsse erzeugen. Der Prozeß der Verstaatlichung des Kupfers wird Chile eine ganze Menge Devisen geben, die früher aus dem Land flossen und die Entwicklung der kapitalistischen Länder beschleunigten. Wir werden sie jetzt benutzen, um unserer Wirtschaft eine größere Wachstumsrate zu verleihen. Das wird aber mit der ständigen Sorge um die Erhöhung des Lebensstandards bei unserem Volk verbunden sein. So wird der Akkumulationsprozeß relativ leicht und vor allem ohne die chronischen Mängel verlaufen, die eine kapitalistische Wirtschaft kennzeichnen. Fügen Sie dem den Agrarreformprozeß zu! Dadurch wird das Angebot an landwirtschaftlichen Gütern steigen. In absehbarer Zeit werden wir keine Lebensmittel mehr importieren müssen. Natürlich wird die Umverteilung den Lebensstandard unserer Bevölkerung nivellieren. Dadurch verschwinden einige überflüssige Aktivitäten, die der Staat nicht zu retten gedenkt. Das wiederum setzt Hilfsmittel frei, die auch für die Akkumulation verwandt werden können. Schließlich werden bestimmte Artikel nicht mehr importiert, weil sie nicht zu unserem Konsummuster gehören. Auch daher kommen Gelder zur Kapitalisierung unseres Landes.
Das geschieht alles im Rahmen einer totalen Rationalisierung der Wirtschaft, ihrer Planung, ihrer Restrukturierung usw. Das gilt natürlich auch für das Besteuerungssystem. Ich könnte Ihnen noch eine geraume Zeit schildern, wie eine sozialistische Wirtschaft akkumulieren kann. Es gibt ja auch historische Erfahrungen. Wir wollen gleichwohl unsere eigene Erfahrung benutzen und niemanden kopieren. Das bedeutet nicht, daß wir darauf verzichten, die Erfahrungen der sozialistischen Länder und einiger kapitalistischer Staaten zu nutzen; im letzteren Falle vor allem deshalb, weil sie ausgezeichnete Mechanismen entwickelt haben, um sich den Überschuß der Privataktivität in der Wirtschaft anzueignen. Das nordamerikanische Besteuerungssystem, zum Beispiel, ist in man-

cher Hinsicht wesentlich positiver als das chilenische. Das alles ist ein weites Feld. Aber Sie sehen, daß es ganz konkrete Pläne gibt, um die für unser Land so notwendige Kapitalakkumulation zu verwirklichen.

HRS: Dann wird also dem Privatunternehmen der Kredithahn nicht zugedreht.

PA: Unter keinen Umständen. Aber nur, wenn die Aktivität im privaten und im gemischten Sektor wirklich auf produktive Ziele gerichtet ist. Der Kredit wird nicht mit einem etatistischen Kriterium noch gegen die Privatunternehmen gewährt. In der gegenwärtigen Übergangsphase müssen viele Unternehmer eine wichtige Rolle spielen. Natürlich werden wir die exzessive Rentabilität einschränken und zu umfangreiche Gewinne verhindern. Aber wir werden eine Rentabilität gestatten, die groß genug ist, um den privaten Unternehmern als Anreiz zu dienen. So wird auch die Kreditpolitik orientiert sein. Und die Unternehmer haben das wohl verstanden, jedenfalls die Mehrheit. Das zeigt sich täglich.

HRS: Ich wünschte nur, Sie hätten recht.

PA: Ich habe recht. Die Daten zeigen es, etwa die Daten über die Erhöhung der Produktion. Die Unternehmer haben sich, vielleicht zum ersten Mal in Chile, innerhalb eines nationalen Entwurfes integriert.

HRS: Ich verbessere mich: ich wünschte nur, Sie behielten recht.

PA: Na, das wird man abwarten müssen. Aber wir sehen mit großem Enthusiasmus, daß viele Unternehmer wirklich mitmachen.

HRS: Ich habe zwei weitere Fragen. Die erste bezieht sich auf die verstaatlichte Bank und ihr Verhältnis zum internationalen Geldmarkt. Normalerweise reagiert dieser, kontrolliert von den großen nordamerikanischen, westdeutschen, englischen usw. Monopolbanken, nicht günstig auf einen Verstaatlichungsprozeß im Bankwesen. Deshalb können sich hier viele Probleme ergeben. Wie will die Volksregierung, wie wollen die Bankarbeiter diesem Problem begegnen?

PA: Tatsächlich ist das bisher noch kein Problem, weil viele Banken, ich würde sagen: die Mehrheit, die Verstaatlichung des Bankwesens verstanden haben.

HRS: Auch die ausländischen Banken, die in Chile operierten und operieren?

PA: Ja. Die Bank of London und die Bank of America stehen mit der Regierung in Verhandlungen. Sie sind sogar schon zu Übereinkommen bereit, um ihre Filialen in Chile zu verkaufen. Überdies haben sie Erleichterungen gewährt, damit wir Kredite bekommen können, und Korrespondenzbanken ernannt, um, wie sie selbst sagen, den Finanzaustausch mit Chile auszuweiten. Bei den Banken, welche keine Niederlassungen in Chile haben, gibt es überhaupt kein Problem. Die Kredite sind auch weiterhin geflossen. Die Direktoren der Handelsbanken sind nicht abgesetzt worden. Die ausländischen Banken verstehen deshalb, daß dieselben Personen, mit denen sie früher verhandelten, auch heute noch ihre Gesprächspartner sind. Wir respektieren die technische Qualität dieser Führungskräfte und sehen deshalb nicht, warum wir sie entlassen sollten. Wir haben ihnen garantiert, daß sie auf ihren Posten bleiben können, wenn sie sich an die Pläne der Volksregierung halten. Deshalb haben sich mit den ausländischen Banken dieselben Beziehungen erhalten lassen. Denn sie sind ja doch meistens ihre persönliche. Wenn es zu einigen Kreditrestriktionen gekommen ist, hat es sich um Ausnahmefälle von höchst konservativen Banken gehandelt. Die Bankverstaatlichung hat es ja in vielen Ländern gegeben, ohne daß es zu Problemen gekommen wäre. Die finanziellen und Handelsbeziehungen stehen heutzutage über der Politik. Das glauben wir, und es scheint, daß das auch viele der Bankenchefs im Ausland glauben. Schließlich ist es für alle besser so. Uns interessieren die Erfahrungen der sozialistischen Länder aus ihrem Handelsaustausch mit kapitalistischen Wirtschaften sehr. Nun, wir haben bis jetzt keine der internationalen Finanzinstitutionen verlassen und werden auch weiterhin darin bleiben, wenn man uns für unsere Politik keine Auflagen macht. Es gibt also kein Problem, und in vielen Fällen ist der Kreditfluß nach Chile noch gestiegen.

HRS: Meine letzte Frage geht auf etwas anderes, wenngleich nicht weniger Wichtiges. Die Volksregierung will die aktive Teilhabe der Arbeiter und Angestellten in der Leitung der Unternehmen vorantreiben. Es ist anzunehmen, daß das auch für die Banken gilt.

PA: Ja.

HRS: Wie sieht das nun in der Praxis aus? Wie kommt man zur Leitung der Banken durch die, welche in ihr arbeiten?

PA: Wir meinen, daß die Leitung der Bank in den Händen des Staates sein muß. Das aus einem offensichtlichen Grund: Geld ist ein knapp bemessenes Hilfsmittel in der chilenischen Wirtschaft; wir möchten, daß es gesellschaftlich optimal genutzt wird; deshalb sollte die Bank vom Repräsentanten der Interessen aller Chilenen geleitet werden. Das wird jeder verstehen, der die Probleme einer unterentwickelten Wirtschaft kennt. Der Repräsentant der Interessen aller Chilenen ist der Staat.

HRS: Solange er von einer Volksregierung gelenkt wird.

PA: Na ja, klar. Da unsere Regierung eine Volksregierung ist, sind seine Repräsentanten die der Volksinteressen. Die Arbeiter der Banken werden in ihrer Direktion vertreten sein, natürlich als Delegierte ihrer Organisationen. Aber ich kann Ihnen noch mehr sagen: sie werden auch repräsentiert sein, weil die Regierung in einigen Fällen Bankangestellte zu Vorstandsvorsitzern gemacht hat. Die zur Zeit größte verstaatlichte Bank Chiles ist die BANCA ESPAÑOL DE CHILE. Sie wird von einem Bankarbeiter geleitet, der früher Gewerkschaftsführer war. Ich meine, daß die Form der Teilhabe der Arbeiter zwei Dinge gewährleistet: erstens optimiert sie den Gebrauch des Kredits; zweitens nehmen die Arbeiter aktiv und aus vitalen Interessen an der sozialistischen Regierung teil. Wir glauben nicht daran, daß die Arbeit nur eine Einkommensquelle ist. Sie ist eine Form der menschlichen Würde und ihrer Verwirklichung. Sie erwirbt aber diesen Charakter nur, wenn sie in die tagtäglichen Mühen um das Schicksal eines Volkes eingebettet ist, wenn sie nicht einem Unternehmer- oder anderen besonderen Interesse verpflichtet, sondern auf unsere gesamte Gemeinschaft, auf unser ganzes Volk ausgerichtet ist. Die Teilhabe des Bankarbeiters an der Lenkung des nationalen Schicksals durch seine Teilhabe in der Verwaltung des Bankwesens ist eines der Ziele *und* eine der Ursachen für die Verstaatlichung. Wir vertrauen darauf, daß die chilenischen Arbeiter verstehen, daß dieser Prozeß nicht nur sie, sondern alle ihre chilenischen Genossen begünstigt. Zum ersten Mal gibt man einem aus gesellschaftlichem Ursprung stammenden Hilfsmittel auch einen gesellschaftlichen Inhalt. Deshalb wird es so sein, wie ich es Ihnen vorher geschildert habe.

Politische Probleme

Es wurde schon darauf hingewiesen: die Komplexität des chilenischen Prozesses ist nicht zuletzt deshalb so groß, weil er sich in einer politisch höchst widerspruchsvollen Gesellschaft und Zeit entfaltet. Das verleiht den politischen Problemen eine Sprengkraft, welche weit größer ist als die anderer revolutionärer Prozesse. Denn diese Revolution wird nicht nur innerhalb der durch die bürgerlich-demokratische Legalität gesetzten Grenzen, sondern auch von einer Koalition gemacht, in der recht unterschiedliche Parteien und damit verschiedene Klassen sich verbündet haben. Natürlich besitzen die die Lohnabhängigen vertretenden Parteien die Mehrheit, aber auch sie sind ja nicht nur geschichtlich, sondern auch ideologisch und organisatorisch durchaus verschieden.

Die Volkseinheit setzt sich, wie gesagt, aus vier Parteien und zwei ›Bewegungen‹ zusammen, deren eine auf ihrem Parteicharakter besteht, nämlich der MAPU(Movimiento de Acción Popular Unitaria – Bewegung der einheitlichen Volksaktion). Die Parteien sind die Sozialistische, die Kommunistische, die Radikale und die Sozialdemokratische Partei Chiles; letztere ist klein und vertritt Positionen, welche denen der Radikalen Partei ähnlich sind. Die andere Bewegung ist die API (Acción Popular Independiente–Unabhängige Volksaktion). Auch sie ist zahlenmäßig nicht groß. Sie scheint eher eine Caudillo-Partei zu sein, also eine um eine Führerpersönlichkeit (Rafael Tarud) gescharte politische Gruppierung, die außer der Führerpersönlichkeit keine bedeutenderen Kohäsionselemente aufweist. Seit August 1971 steht zudem noch die IC (Izquierda Cristiana – Christliche Linke) der Volkseinheit nahe, gehört ihr aber nicht an, obwohl eines ihrer Mitglieder, nämlich Jacques Chonchol, in der Regierung sitzt. Sie ist aus der Abspaltung eines Flügels der Christdemokraten entstanden, als zwölf Parlamentarier, zahlreiche mittlere Kader und die gesamte Führung der Jugendorganisation aus der ehemaligen Regierungspartei austraten, um damit gegen deren verschärften Rechtskurs und ihr Bündnis mit der reaktionären Nationalpartei zu protestieren.

Die wichtigsten Organisationen der Volkseinheit sind also die Sozialistische Partei, die Kommunistische Partei, die Radikale Partei und der MAPU. Die älteste ist die *Radikale Partei*. Sie entstand im Jahre 1858, als sich eine große Gruppe von

Militanten der Liberalen Partei zu einer neuen Gruppierung zusammenschloß. Ideologisch orientierte sie sich am radikalen Liberalismus europäischer Prägung, war streng rationalistisch und laizistisch und setzte sich vor allem für eine größere Demokratisierung des politischen Lebens ein. Sie vertrat (und vertritt) die Mittelklassen und hat eine bewegte Geschichte durchgemacht, in der es Koalitionen sowohl mit der Rechten als auch mit der Linken gegeben hat. 1938 führte die Radikale Partei die Volksfront-Regierung von Aguirre Cerda an und stellte bis 1952 alle Präsidenten. Während der Regierung von Jorge Alessandri zwischen 1958 und 1964 unterstützte sie die Rechte. Ab 1964 entwickelte sich in der Radikalen Partei eine heftige Auseinandersetzung über die zukünftige politische Linie. Sie erreichte 1969 ihren Höhepunkt, als die fortschrittlichen Teile der Partei sich im Prinzip für eine Linkskoalition in den Wahlen von 1970 aussprachen und die reaktionären Gruppen ausschlossen (diese gründeten die Democracia Radical, die Radikale Demokratie, und gehen derzeit mit der Nationalpartei zusammen). Die Radikale Partei stellte den Wirtschaftswissenschaftler und politischen Essayisten Alberto Baltra als Präsidentschaftskandidaten auf, zog ihn aber zurück, als die Verhandlungen über die Bildung der Volkseinheit abgeschlossen waren. Im August 1971 kam es zu einer weiteren Krise in der Partei, als einige ihrer Führer sich mit dem radikalen Kurs nicht mehr identifizieren wollten. Die Radikale Partei gehört aber weiterhin der Volkseinheit an.

Die *Kommunistische Partei* wurde 1922 gegründet, hatte aber einen Vorläufer in der Sozialistischen Arbeiterpartei (Partido Obrero Socialista), die Luis Emilio Recabarren, einer der Väter der chilenischen Arbeiterbewegung, 1912 gegründet hatte. Die Partei schloß sich der III. Internationale an. Sie nahm an der Bewegung für die Volksfrontregierung von 1938 teil, zog sich aber bald zurück. An der Regierung von González Videla (1946–1952) beteiligte sie sich, wurde aber für gesetzwidrig erklärt durch eines jener Dekrete, deren Durchsetzung in Lateinamerika und anderen Teilen der Welt in der Zeit des Kalten Krieges dem nordamerikanischen Imperialismus lebens- und sicherheitsnotwendig erschien. Aus dem Untergrund heraus unterstützte die Partei 1952 die Kandidatur Allendes. 1958 wurde sie wieder legalisiert und schloß mit der Sozialistischen Partei ein formelles Wahlbündnis, das seitdem gilt. Sie nominierte den Dichter Pablo Neruda im Oktober 1969 zu ihrem Kandidaten für die Präsidentschaft, zog aber die Kandidatur nach Abschluß der Verhandlungen für die Volkseinheit zurück. Die Kommunistische Partei ist, wie gesagt, in dieser Phase des revolutionären Prozesses von großer Bedeutung.

Im April 1933 wurde die *Sozialistische Partei* Chiles gegründet. In ihr sammelten sich verschiedene sozialistische Gruppierungen. Zu ihren Gründern gehört Salvador Allende. Sie bekannte sich zum Marxismus, ließ aber (und läßt teilweise noch immer) die ideologische und organisatorische Rigorosität der kommunistischen Parteien vermissen. An der Volksfront von 1938 nahm sie teil. Ein Teil der Partei unterstützte 1952 die Kandidatur von Carlos Ibañez del Campo und konstituierte sich in der Sozialistischen Volkspartei (Partido Socialista Popular), während die Mehrheit der Partei die Kandidatur von Allende unterstützte. 1958 an der Bildung der FRAP (Frente de Acción Popular–Front der Volksaktion) beteiligt, vereinigten sich die beiden Parteien später wieder. Nach den (verlorenen) Wahlen von 1964 gab es eine hitzige Diskussion in der Sozialistischen Partei, in der einer ihrer brillantesten Köpfe, Carlos Altamirano (1971 zum Generalsekretär bestellt), den bewaffneten für den einzig gangbaren Weg der chilenischen Revolution erklärte. Das wurde vom Kongreß von Chillán 1967 gebilligt und zur Parteidoktrin erklärt. Salvador Allende überzeugte die Partei davon, noch einmal an den Wahlen von 1970 teilzunehmen. Es wird behauptet, daß die Unterstützung der Sozialistischen Partei im Wahlkampf nicht sehr groß, d. h. von geringem Optimismus getragen war.

Der MAPU konstituierte sich 1968 aus dem fortschrittlichsten Flügel der christdemokratischen Partei. Er hat seine soziale Basis auf dem Land und besonders unter den Mapuche (die Initialen der Partei sind nicht zufällig). Die Bewegung hat sich ständig radikalisiert. Ihr erster Generalsekretär war Jacques Chonchol, der sich 1971 der IC anschloß. Er war auch ihr Präsidentschaftskandidat, bis sie sich in die Volkseinheit eingliederte.

Mit Vertretern dieser politischen Parteien habe ich in Chile Gespräche über die politischen Probleme des chilenischen Prozesses geführt. Es handelte sich zum einen Teil um Streitgespräche, zu einem anderen Teil um Statement-Interviews. Sie bilden die Grundlage des folgenden Fragen-und-Antworten-Teils. Die Redaktion in dieser Form geht auf meine Kappe. Sie ist gewählt worden, um dem Leser die Möglichkeiten zum Vergleich der verschiedenen Standpunkte zu konkreten Fragen zu geben.

Jorge Macginty, der Gesprächspartner aus der *Sozialistischen Partei,* ist ihr Stellvertretender Generalsekretär und für Administration und Organisation verantwortlich. Er ist — wie Salvador Allende — Arzt, hat sich aber während seines ganzen Lebens der Politik gewidmet und nicht praktiziert. Während der Volksfrontregierung von 1938 arbeitete er eng mit dem Gesundheitsminister Allende zusammen. Er gehört zum Nationalen Kommando der Volkseinheit, weigert sich aber, ein offizielles Amt im Parlament oder in der Regierung zu bekleiden.

Volodia Teitelboim ist Senator für die *Kommunistische Partei*. Er gehört dem Politbüro an und ist Journalist und Schriftsteller. Mit dem Präsidenten verbindet ihn eine enge persönliche Freundschaft.

Hugo Miranda ist Senator für die *Radikale Partei*. Ihm wird das Verdienst zugesprochen, diese politische Organisation in die Volkseinheit eingebracht und sich im Wahlkampf unermüdlich eingesetzt zu haben. Auch ihn verbindet enge Freundschaft mit Allende.

Enrique Correa ist der Stellvertretende Generalsekretär des *MAPU* und politischer Berater des Außenministers.

Alle Antworten stammen aus dem Juli 1971, können also auf bestimmte spätere Entwicklungen und Probleme (etwa die Diskussion in der Radikalen Partei, den Austritt Chonchols aus dem MAPU) nicht eingehen. Eine Aktualisierung war nicht möglich und grundsätzlich auch nicht nötig. Hinter den Namen der Antwortenden stehen die chilenischen Initialen der Parteien, zu denen sie gehören: PS für Sozialistische Partei, PC für Kommunistische Partei, PR für Radikale Partei und MAPU.

Zehn Fragen und die Antworten

1. FRAGE: WELCHE SOZIALE ZUSAMMENSETZUNG WEIST IHRE PARTEI AUF?

Jorge Macginty (PS): Nach den jetzigen Statistiken sind 85 Prozent der Mitglieder der Sozialistischen Partei Industrie- und Landarbeiter. Angestellte, Akademiker, Leute, die zu bestimmten Sektoren der kleinen Industrie- und Handelsbourgeoisie gehören, machen die restlichen 15 Prozent aus. Sie sind in der Minderheit. Aber man muß sagen, daß jene 85 Prozent Arbeiter in der Leitung der Partei und in ihrer parlamentarischen Vertretung nicht proportional repräsentiert sind, obwohl wir in den letzten Jahren große Anstrengungen unternehmen, die Teilhabe der breiten Mitgliedschaft in der Partei zu vergrößern. Im gegenwärtigen Zentralkomitee gibt es auch schon entschieden mehr Arbeiter als in früheren.

Volodia Teitelboim (PC): Auf dem letzten Parteikongreß im November 1969 wurde über die soziale Zusammensetzung der Partei eine Statistik vorgelegt. Ich erinnere mich nicht an die genauen Prozentzahlen. Aber etwa 70 Prozent der Mitglieder sind Arbeiter. Es gibt einen Anteil von etwas weniger als 20 Prozent an Landarbeitern. Der Rest setzt sich aus den Mittelschichten und aus Intellektuellen zusammen. Diese wesentlich und mehrheitlich proletarische Zusammensetzung der Partei ist keine Neuheit. Es handelt sich um eine Konstante in ihrer ganzen Geschichte.

Hugo Miranda (PR): Die soziale Zusammensetzung der Radikalen Partei erklärt sich zum guten Teil aus ihrem Ursprung. Sie entstand als Ausdruck einer gesellschaftlichen Klasse, welche um eine größere Teilhabe am öffentlichen Leben kämpfte. Denn die war ihr bis dahin von den herrschenden oligarchischen Gruppen verweigert worden. Es handelte sich um kleine Minenbesitzer, Handwerker, Industrielle, die wegen ihrer Herkunft oder wegen ihrem Vermögen aus der herrschenden Klasse ausgeschlossen waren (obwohl sie recht respektable wirtschaftliche Positionen erreicht hatten), weil die Klassenstruktur der Zeit sie einfach nicht vorsah. Sie bildeten eine andere politische Gruppe. Einige kamen aus der Linken jener Zeit, d.h. vom radikalen Flügel der Liberalen

Partei. Sie alle bildeten eine Partei, die anfangs sich mit einer gesellschaftlichen Klasse deckte, nämlich der Mittelklasse. Im Laufe der Zeit verwandelte sie sich in einen weit differenzierteren mittleren Sektor mit unterschiedlichen Gruppen. Nachdem sich letzthin die Gruppen abgespalten haben, welche den Status quo verteidigen, sind in der Partei nur die unteren Mittelschicht-Sektoren verblieben. Es gibt aber auch einige Proletariergruppen, etwa die Arbeiter der öffentlichen Dienstleistungen, der Eisenbahnen, des Nationalen Bergbau-Unternehmens, des Nationalen Erdöl-Unternehmens. Im Augenblick setzt sich die Partei also aus Sektoren der unteren Mittelschicht und des Proletariats zusammen.

Enrique Correa (MAPU): Erstens: die Partei hat unter dem landwirtschaftlichen Proletariat besonderen Einfluß; das bildet auch ihre Hauptbasis. Zweitens gehören bestimmte Teile des städtischen Proletariats zu uns, besonders die, welche zu relativ neuen Industriezweigen, etwa der Textil- und Plastikindustrie, gehören. Wir haben einen gewissen Einfluß auf die Arbeiter der Telefongesellschaft, der Post und des Telegrafendienstes und anderer staatlicher Dienstleistungen. Zu Anfang war unsere Partei hauptsächlich eine studentische. Daher kommen nach unserer Meinung auch viele ihrer Abweichungen. Wir haben immer noch sehr viel Einfluß auf die Studenten. Aus ihnen rekrutieren wir unsere Kader. Aber die Arbeit mit den Massen hat Priorität. Das bezieht sich besonders auf das urbane Proletariat. Da hinein möchten wir wachsen. Zudem haben wir auf Intellektuelle und Künstler einen gewissen Einfluß. Die sind natürlich nicht die Hauptsektoren.

2. FRAGE: WELCHE IDEOLOGISCHE UND POLITISCHE ENTWICKLUNG HAT IHRE PARTEI DURCHGEMACHT, BIS SIE SICH DER VOLKSEINHEIT ANSCHLOSS?

Jorge Macginty (PS): Im Jahre 1957 stellte die Sozialistische Partei ihre Einheit wieder her und optierte für eine politische Linie, die weitreichende Konsequenzen gezeitigt hat: die der ›Front der Arbeiter‹. Sie ging davon aus, daß in Chile – und wahrscheinlich auch in anderen Teilen der Welt – die Arbeiterklasse nichts gewinnen kann, wenn sie sich mit einem reformistischen Teil der Bourgeoisie verbündet, daß sie vielmehr ihre Unabhängigkeit als Klasse bewahren muß. Diese Linie ist von 1957 bis heute durchgehalten worden. Sie führte dazu, daß 1958 Allende als Präsidentschaftskandidat aufgestellt wurde. Er hätte beinahe gewonnen, denn er hatte nur 30.000

Stimmen weniger als Alessandri. Die damals gebildete ›Front der Volksaktion‹ (FRAP) umfaßte nur die Sozialistische und die Kommunistische Partei, also ausschließlich Arbeiterparteien. Daher kommt die Allianz zwischen den Sozialisten und den Kommunisten. Innerhalb der Partei, der ich angehöre, gab es seit dem 17. Kongreß 1957 bis zum 21. Kongreß 1965 heftige strategische Auseinandersetzungen. Von da an definierte sich die Sozialistische Partei nicht mehr als allgemein marxistische, sondern als marxistisch-leninistische Partei, also nicht mehr nur als allgemeine Arbeiterpartei, sondern als Partei der Arbeiterklasse. Im November 1967 wurde diese politische Linie noch einmal betont. Das war auf dem Kongreß von Chillán. Da wurde nicht nur der Fehlschlag, sondern auch der Zusammenbruch des kapitalistischen Systems analysiert und die Machtfrage *zwischen den Klassen,* nicht innerhalb des bürgerlichen Staates, aufgeworfen. Es wurde offen gesagt, daß angesichts eines bürgerlich-reformistischen Regimes, welches gegen die es stützenden Arbeiter handelte und repressive Gewalt anwendete, der einzige Weg, mit dem Kapitalismus aufzuräumen, der bewaffnete Kampf sei. Es ist gleichwohl etwas anderes geschehen, das jedoch nicht der Analyse widerspricht: sie hatte für jenen historischen Augenblick volle Gültigkeit. Die Arbeiter- und Volksbewegung hat vielmehr soviel Umfang und Kraft gewonnen, daß sie Teile der Bevölkerung zurückgewinnen konnte, welche von den Christdemokraten betrogen worden waren und die Säulen des kapitalistischen Systems, obwohl scheinbar nur des bürgerlich-reformistischen Regimes, gebildet hatten: die christdemokratischen Arbeiter. So wurde die Bewegung so mächtig, und die Bourgeoisie und der Imperialismus gerieten so außer Fassung, daß der 4. September 1970 möglich wurde, ohne daß man Zeit gefunden hätte, einen Putsch zu versuchen – wie in Brasilien, in Argentinien, in Santo Domingo, Indonesien oder Griechenland.

Volodia Teitelboim (PC): Wir haben in einem bestimmten Augenblick, genau im Oktober 1969, Pablo Neruda als Kandidaten für die Präsidentschaft nominiert. Später haben wir Salvador Allende unterstützt. Als Neruda vorgeschlagen wurde, haben er und der Generalsekretär der Partei, Luis Corvalán, auf der Nominierungs-Veranstaltung gesagt, daß Neruda ein Banner der Einheit darstellte, daß, wenn sich die Einheit der gesamten Linken ergäbe, seine Kandidatur zurückgezogen würde, daß aber, wenn jene Einheit nicht zustandekäme, man die Aufstellung bis an die Wahlurnen aufrechterhalten würde. Das war der Hauptgedanke. Die Kandidatur von Neruda stellte ein Druckmittel dar, um die Einheit der gesamten Linken zu erreichen. Es gab ja schon einen proklamierten sozialistischen Kandidaten, nämlich Salvador Allende; auch die Radikalen hatten Alberto Baltra schon aufgestellt; und es hätten leicht noch andere Kandidaturen sich ergeben können; dann wäre die Kommunistische Partei von jedem Kandidaten gebeten worden, ihn zu unterstützen. Wir waren durchaus bereit, Salvador Allende zu unterstützen. Aber wir wollten nicht, daß Salvador Allende die gleiche Kombination wie 1964 wiederholte. Da war er auch unser Kandidat, der der Sozialistischen Partei und kleinerer Gruppen, nicht aber der Radikalen Partei, und erreichte deshalb nicht die notwendige Stimmenzahl. Hätten wir keinen Kandidaten gehabt, hätte die Sozialistische Partei – und angesichts unserer vierzehnjährigen Allianz in der FRAP mit vollem Recht – gesagt: »Gut, die Front braucht einen Kandidaten.« Und wenn wir dann Allende unterstützt hätten, hätte sich die Radikale Partei geweigert: »Die wollen uns mit Gewalt einen Kandidaten aufdrängen, und wir sind nicht einmal konsultiert worden.« Wir haben also Neruda aufgestellt, um deutlich zu machen, daß, wenn es keine gesamte Einheit gäbe, wir mit unserem Kandidaten bis zum Schluß durchhalten würden. So haben wir vor den Leuten darauf insistiert, daß das Bewußtsein und das Herstellen der Einheit eine unabdingbare, eine Lebensnotwendigkeit darstellten. So war es dann auch. Damals ergab sich jene Diskussion aller Kräfte. Natürlich mußten sich verschiedene Kandidaten opfern. Unter den Geopferten befindet sich Neruda, aber er wurde im rechten Augenblick und mit Freude und Befriedigung geopfert; denn man erreichte ja, was im Moment seiner Proklamation gefordert worden war: die Einheit aller Kräfte der Linken.

Hugo Miranda (PR): Da die Radikale Partei die älteste politische Partei des Landes ist, hat sie die politische Entfaltung und Entwicklung des Landes auch am eigenen Leibe miterlitten. In ihrer ersten historischen Phase war sie eine revolutionäre Partei und kämpfte um Veränderungen, besonders für die Verbesserung des demokratischen Systems, unter welchem sie die politische Ordnung, nicht aber deren ökonomische und gesellschaftliche Grundlagen verstand. In ihrer zweiten Phase hielt sie immer noch ihre Avantgarde-Linie bei und setzte sich schon für gesellschaftliche Veränderungen ein. Die wichtigste Epoche der – wenn man so sagen kann – ›alten‹ Geschichte der Partei markiert zweifellos ihr Zugang zur Macht im Jahre 1938, als sie die Linke jener Zeit anführte, mit der Kommunistischen und der Sozialistischen Partei zusammenarbeitete und mit der Volksfront die erste Volksregierung von Chile entstehen ließ. Danach ist meine Partei zweifellos hinter

ihre fortschrittlichen Positionen zurückgefallen, als sie die
verschiedenen Koalitionen mit der Rechten einging. Erst hat
sie tatsächlich die Regierung mit gestellt und ihr später still-
schweigend geholfen, nämlich während der Amtszeit von
Jorge Alessandri. Danach kommt die letzte Phase der Radikalen Partei. Sie fällt mit der Entstehung der breiten, pluralistischen, demokratischen und revolutionären Volkseinheits-
bewegung zusammen. Ihr gliedert sich die Partei ein. Vorher
trennte sie sich von den Gruppen, welche die Interessen der
Reaktion, der Rechten und des Kapitalismus verteidigten.
Dann schloß sie sich den Linksparteien an. Seitdem bildet sie
mit den Kommunisten, den Sozialisten und anderen Parteien
der Linken die Hauptbasis der Volkseinheit.

Enrique Correa (MAPU): Am Anfang stand das Verständnis
der Arbeiterklasse als Hauptkraft der chilenischen Revolution. Hierzulande kann die Arbeiterklasse – eher als irgendwo
sonst in Lateinamerika – *wirklich,* nicht nur *theoretisch,* eine
Hegemonie-Rolle spielen. Ihre Entwicklung, ihre Kraft, ihre
Macht und ihr Bewußtsein erlauben das. Zum andern ist da
die Konzeption von der Allianz, welche die Arbeiterklasse
herstellen muß, um an die Macht zu kommen. Wegen der
Merkmale der wirtschaftlichen Struktur des Landes und der
politischen Konjunktur hat heute die Bestimmung des Haupt-
feindes Vorrang vor einer abstrakten Theorie. Diesen Hauptfeind stellen der Imperialismus, die Monopolbourgeoisie und
die Latifundienbourgeoisie dar. Deshalb muß die Allianz alle
Teile des Volkes umfassen, die nicht zum Hauptfeind gehören.
Die Arbeiterklasse muß fähig sein, eine große Front zu schaffen, in welche die Kleinbourgeoisie, ja sogar: die mittlere und
kleine Industrie- und Agrarbourgeoisie eingeschlossen wird
und die Kräfte zum Kampf gegen den Imperialismus zu sam-
meln erlaubt. Drittens ging die Diskussion um den Charakter
der chilenischen Revolution. Er hängt in großem Maße von
den Merkmalen der Allianz ab. Nach unserer Meinung hat
die chilenische Revolution im allgemeinen, d. h. im großen,
einen sozialistischen Charakter, weil die Arbeiterklasse die
Allianz anführt. Um aber den Sozialismus zu errichten, müssen die Aufgaben der Demokratisierung und der nationalen
Befreiung erfüllt werden. Diese beiden Dinge kann man natürlich nicht trennen, als gäbe es eine Kluft zwischen der Demokratisierung und nationalen Befreiung einerseits und der Konstruktion des Sozialismus andererseits. Wenn wir aber konse-
quent demokratisieren und die nationale Befreiung vorantreiben, wird das den Weg zum Sozialismus bereiten helfen.
Eine weitere wichtige Frage war die nach dem Charakter des
Kampfes um die Macht in diesen geschichtlichen Augen-

blicken. Noch haben wir die Macht nicht erreicht. Wir haben die Regierung erreicht. Wir haben einen Sieg errungen. Dieser Sieg gibt uns einen privilegierten Platz im Kampf um die Macht. Das Motto unserer Partei in dieser Phase heißt: »Den Sieg in Macht und die Macht in den Aufbau des Sozialismus verwandeln.« Noch befinden wir uns in der Periode des Kampfes um die Macht. Schließlich hat die Arbeit an der Partei-Konzeption in meiner Partei eine wichtige Rolle gespielt. Heute gibt es nicht *eine* Partei, welche die Arbeiterklasse verträte. Verschiedene Parteien vertreten sie, verleihen ihr in größerem und kleinerem Umfang Ausdruck, beeinflussen sie mehr oder weniger. Es gibt da die Kommunistische Partei, die Sozialistische Partei, den MAPU. Auf der Grundlage der starken und sehr privilegierten Einheit dieser drei Parteien ist es möglich, mit den anderen Parteien der Volkseinheit der Front eine Leitung zu geben. Nach unserer Meinung müssen jene drei Parteien auf eine Einheitspartei zuarbeiten. Das ist gleichwohl kein unmittelbares Ziel. Das unmittelbare Ziel ist die Einheit zwischen den Parteien. Sie etabliert man nicht linear, sondern nur, wenn man sich über das Prinzip der Einheit und des Kampfes ganz klar ist: die Einheit gegen den Hauptfeind, aber ideologischer Kampf über die Fragen, über welche unterschiedliche Meinungen bestehen.

3. FRAGE: WELCHE FAKTOREN WAREN NACH MEINUNG IHRER PARTEI FÜR DIE WAHLSIEGE DER VOLKS-EINHEIT AM 4. SEPTEMBER 1970 UND AM 4. APRIL 1971 BESONDERS ENTSCHEIDEND?

Jorge Macginty (PS): Tatsache ist, daß die Bewegung, welche Salvador Allende die Präsidentschaft eintrug, nicht bloß triumphiert hat, weil die Bourgeoisie Angst vor Allende hatte. Hinter den Wählerstimmen und an der Seite der Kandidatur Allendes stand ein viel größerer Sektor der Bevölkerung als der, welcher direkt von den Wählern repräsentiert wird. Das zeigte sich ganz klar an der Zunahme von 36,3 auf fast 51 Prozent der Stimmen bei den Wahlen im April innerhalb eines kurzen Zeitraums und in einem Regime völliger Wahlfreiheit. Die Unterstützung der Rechts-Kandidatur des Herrn Alessandri und der verkleideten Rechts-Kandidatur des Herrn Tomic durch viele Leute lag daran, daß sie betrogen worden waren. Überdies sind in den Wählerstimmen einer bürgerlichen Demokratie verschiedene Sektoren der Bevölkerung nicht proportional repräsentiert. Die Arbeiterklassen und die ausgebeuteten Schichten sind unterrepräsentiert. Eine Mehrheit von 51 Prozent im April 1971 bedeutet also de facto eine viel größere Mehrheit im Volk. Nun, entscheidend war sicherlich – um auf Ihre Frage zu antworten – das Scheitern des christdemokratischen bürgerlich-kapitalistischen Reformismus. Hinzu kommt die Verschärfung der Klassengegensätze, die der Volksbewegung neue Kräfte verlieh. Schließlich hat uns die Trennung der bürgerlichen Kandidaturen geholfen. Daß es zwei Kandidaten der Bourgeoisie gab, lag nicht bloß an einem taktischen Fehler der Rechten. Die gewaltige Kraft der Volksbewegung im Land verunsicherte vielmehr die Rechte und die Bourgeoisie. So konnten sie sich nicht mehr darüber einigen, welche Methode die wirksamste wäre. Jeder starrte gebannt auf das Risiko, das der andere bedeutete: die gewaltsame Repression, ausgedrückt in der Kandidatur des Herrn Alessandri; die Fortsetzung der reformistischen Verschleierung durch Herrn Tomic. Das war sicher auch entscheidend.

Volodia Teitelboim (PC): In Chile setzte die Christdemokratie mit großem verbalen, propagandistischen Aufwand und der Unterstützung der christdemokratischen Internationale auf eine Karte, welche für die reaktionären Kräfte außerordentlich wichtig war. Die Christdemokratie entsteht in einem Augenblick, in dem der nordamerikanische Imperialismus nicht länger auf die klassische, traditionelle Weise handeln kann, nämlich unter der Präsidentschaft von Kennedy in der Zeit der ›Allianz für den Fortschritt‹. Sie ist deren legitimes oder illegitimes Kind und entspricht der Kennedyschen Empfehlung für den Imperialismus in seiner reformistischen Phase, ›eins zu geben, um hundert zu retten‹. So war die Christdemokratie mit ihrem Triumph für den nordamerikanischen Imperialismus ein Gegenbeispiel oder ein Gegenrezept zum Weg der Cubanischen Revolution, die ganz Lateinamerika in seinen Grundfesten erschüttern ließ. Frei nahm an, es handele sich bei seinem Experiment um eine weltweit wichtige Erfahrung. Aber ein Irrtum war unmöglich. Als Frei die Regierung übernahm, erhielt er sofort ein höchst lobhudeliges Telegramm des Herrn Johnson mit sehr brüderlichen und unbedingten Glückwünschen, das ihm versicherte, er werde den Präsidenten der USA immer hinter sich haben. Das zeigt, daß es sich in Wirklichkeit um das neue Gesicht des nordamerikanischen Imperialismus handelte. Er mußte in einem so aufrührerischen Kontinent wie Lateinamerika auf neue Weise agieren und die Aufmerksamkeit der Massen von der Cubanischen Revolution ablenken, von der sie sich angezogen fühlten. In diesem Sinne ist es meiner Meinung nach wichtig, daß in Chile jener kühne bürgerliche Reformismus gescheitert ist. Das ist nicht bloß eine verbale Erfahrung. Denn tatsächlich führten die Christdemokraten gewisse Transformationen herbei. Sie kann man als bourgeoise Wandlungen innerhalb eines Landes betrachten, in dem es noch immer feudale Reste, vor allem auf dem Lande, gab. Daher ist die beste Erfahrung des Reformismus in der Maßnahme zu finden, die wir unterstützt haben und vertiefen wollten: in der Agrarreform. Aber in der Haltung gegenüber dem Imperialismus, dem definitorischen Element der Regierung, tat die Christdemokratie nichts anderes als das, was die Rechte auch hätte tun können. Das zeigte sich bei der ›paktierten Nationalisierung‹ des Kupfers. Nach meiner Ansicht sind in Chile sowohl die Regierungen nach altem pro-imperialistischen, oligarchischen Brauch als auch, mit dieser einen Legislaturperiode, die reformistischen Versuche gescheitert. Natürlich wird der Reformismus versuchen, die Macht wieder zu gewinnen, zu restaurieren. Aber das wäre dann schon die Restauration des alten Regimes als solchen, weil sie die Unterstützung der Rechten brauchte. Und ich meine, daß auch sie nicht stattfinden wird. Damit will ich nicht sagen, daß der Reformismus notwendig für ganz Lateinamerika gescheitert ist. Er hat immer neue Möglichkeiten, hängt von den Masken ab, die er sich umhängt, ist auf die historischen Situationen und Konjunkturen angewiesen. Und die chilenische Erfahrung hat bestimmte besondere Merkmale. Ich glaube nicht an die Einmaligkeit Chiles, meine aber, daß jede Revolution anders ist und daß jedes Land besondere spezifische Merkmale hat. Für Chile dagegen ist der Reformismus endgültig gescheitert. Denn hier war er eine gelebte Erfahrung, die enttäuscht hat und durch eine authentisch revolutionäre Bewegung ersetzt worden ist. Sie hat in den acht oder neun Monaten, die sie an der Regierung ist, Veränderungen verwirklicht, die nicht wieder ausradiert werden können. Hinzu kommt ein anderes Element. Die christdemokratische Periode hat den Klassenkampf beträchtlich verschärft, obwohl sie die Konflikte beruhigen, harmonisieren wollte. Es handelte sich um ein nordamerikanisches oder europäisches Rezept, das hier ein Arzt anwenden wollte, um einen für seine Begriffe zu unruhigen, zu ängstlichen und zu gefährdeten Patienten zu beruhigen. Aber statt die Massen einzuschläfern (welche andererseits nicht beruhigt werden konnten, es sei denn durch eine tatsächliche Lösung ihrer Probleme), wirkten die Christdemokraten wie jener Zauberlehrling, der höllische Kräfte auslöste und hinterher nicht bändigen konnte.

Hugo Miranda (PR): Die Faktoren, die nach meiner Meinung beim Sieg am 4. September eine entscheidende Rolle spielten, hängen hauptsächlich mit der Existenz einer reformistischen Regierung zusammen. Sie hatte mit scheinbar revolutionären Zielen begonnen und scheinbar tiefgreifende Strukturveränderungen gewollt. Sie verwirklichte diese Veränderungen aber nicht, sie realisierte nicht die Wünsche des chilenischen Volkes. Daher standen wir einer reformistischen Gruppe gegenüber, die überdies geteilt war. Drei Gruppen kämpften also um die politische Macht: die reformistische Bewegung der Christdemokratie, die Revolutionäre der Volkseinheit und die Konservativen hinter der Kandidatur des Herrn Alessandri, der übrigens aus personalistischen Gründen wesentlich mehr Stimmen bekam, als die Rechte in diesem Land hat. Deshalb gab es in der ersten allgemeinen Wahl wenige Monate nach der Präsidentschaftswahl auch so einen kategorischen Triumph für die Linke. Da die Volkseinheit schon im Besitz der Regierungsgewalt war, konnte sie besser kämpfen. Bis dahin hatten ihr die Mittel gefehlt, war sie in ungünstigen Bedingungen gegenüber sowohl den Reformisten als auch den Reaktionären. Kurz, der Kausalfaktor für den Triumph der Volkseinheit ist die Tatsache, daß eine reformistische Regierung die Massen enttäuschte, scheinbar tiefe Wandlungen vorzeigte, aber die Aspirationen des Volkes nicht befriedigte. Denn das Volk war für revolutionäre Veränderungen, welche die wirtschaftlichen, gesellschaftlichen und politischen Strukturen des Landes tatsächlich umstülpen. Da liegen die wesentlichen Gründe für die Siege.

Enrique Correa (MAPU): Wir schreiben den Triumph der Volkseinheit denselben Gründen zu wie das Scheitern des Reformismus. Der Reformismus scheitert, weil er auf den zunehmenden Kampf der Arbeiterklasse und – sehr wichtig – auf die Annäherung dieses Kampfes an den Kampf anderer Teile des Volkes: der Bewohner der Elendsviertel, der Kleinhändler, der mittleren Angestellten usw. trifft. Deshalb lief der Reformismus auf seine Klippe, war er unfähig, eine Alternative zu setzen. So kam es dann zu der klaren Alternative im Wahlkampf: der zwischen einer Regierung der Arbeiterklasse und einer Regierung der Bourgeoisie. Es gab keine mittlere Lösung. Das merkt die Christdemokratie heute noch. Sie ist immer noch keine homogene Partei. Denn auch auf sie wirkt jener Kampf der Massen um die Macht. Wir meinen – und das ist entscheidend –, daß der Kampf um die Macht in Chile in eine entscheidende Phase getreten ist. Wir kämpfen nicht mehr um sekundäre Dinge. Wir kämpfen definitiv um die Macht. Daher rotten sich alle Kräfte des Landes auf der einen oder anderen Seite zusammen. Das ist das ganze Geheimnis.

4. FRAGE: DIE VOLKSEINHEIT IST EINE KLASSEN-KOALITION. GLAUBEN SIE UND IHRE PARTEI DARAN, DASS ES FÜR DEN ÜBERGANG ZUM SOZIALISMUS EINER KLASSENKOALITION BEDARF?

Jorge Macginty (PS): Diese Klassenkoalition hat sich de facto herstellen lassen. Sie ist aber keine arithmetische Summe. Denn das Übergewicht liegt bei der Arbeiterklasse. So ist die Koalition nicht etwa ein Vertrag zwischen den Klassen, sondern eher der Ausdruck der Tatsache, daß bei den politischen Zielen der organisierten und durch ihre Parteien vertretenen Arbeiterklasse die Interessen der anderen, in der Volkseinheit vorhandenen Klassen berücksichtigt werden. Das heißt, daß die Koalition die Integration der Interessen der anderen Sektoren in die politischen Ziele der Arbeiterklasse darstellt. Sie erlaubt den übrigen Sektoren, in dieser Zeit eine eigene politische Organisation zu haben, die anders ist als die Arbeiterparteien. Diese ist ein Teil der Volkseinheit, innerhalb derer ein bestimmtes Programm etabliert worden ist. Das sieht einige völlig demokratische und bürgerliche Aspekte vor, etwa die Befreiung vom Imperialismus, das Abschaffen der großen Monopole, die Möglichkeit, daß kleine und mittlere Industrie- und Landwirtschaftsunternehmer weiter existieren, usw. Es handelt sich also um das objektive Zusammenfallen von Interessen verschiedener gesellschaftlicher Klassen. Überdies scheint es, als seien in einer revolutionären Perspektive die Interessen großer Teile der kleinen und mittleren Bourgeoisie denen der Arbeiterklasse näher als denen der Bourgeoisie, obwohl das viele Leute innerhalb jenes Sektors nicht immer recht begreifen können.

Volodia Teitelboim (PC): Wir glauben daran, daß der Übergang mit vielen, aber beileibe nicht mit allen Klassen vorgenommen werden muß. Wir denken nicht an eine Koalition mit der Oligarchie, mit der Bourgeoisie, mit den dem Imperialismus verbundenen Teilen, mit den Großgrundbesitzern, mit den Großkaufleuten. Wir glauben an eine Mehr-Klassen-Koalition, deren Rückgrat die Arbeiterklasse ist, welche sich mit den revolutionärsten Gruppen der Bauernschaft: den landlosen Landarbeitern, den Bauern der Kooperativen, den gegen den Großgrundbesitz aufständischen Bauern, und mit den Angestellten, allen Lohnabhängigen, den progressiven Akademikern, den Frauen, den Bewohnern der Elendsviertel, den objektiv gegen den Imperialismus oder gegen die Monopole stehenden Gruppen der kleinen und mittleren Industriellen und Gewerbetreibenden verbündet. Eine Mehr-Klassen-Koalition schließt nicht alle Klassen ein.

Und sie bedeutet auch nicht, daß alle die Leitung der Koalition haben können. Ich will damit nicht sagen, daß die, welche die Arbeiterklasse begleiten, bloße Marionetten oder Spottfiguren sind. Es handelt sich dabei um komplementäre Kräfte. Sie sind respektabel. Sie haben ein eigenes Schicksal. Sie befinden sich in einer Lage, die einer historischen, einer ökonomischen Notwendigkeit und einer politischen Mentalität entspricht. Aber die Führung gehört der Arbeiterklasse. Und sie muß verstehen, daß sie die Hauptkraft ist. Aber sie ist keine isolierte und einsame Kraft. Da gibt es ein wichtiges Problem: mit wem werden die in der Mitte Stehenden kämpfen? Wenn sie sich auf die Seite der Reaktion schlagen, wie das häufig geschehen ist, kann eine Veränderung verhindert werden. Das ist die große Schwierigkeit. Aber auf der Grundlage einer revolutionären Führung und des gesellschaftlichen Wandels wollen wir die Koalition mit der Mitte. Natürlich verändert sich diese Konzeption der Klassen mit der Entwicklung der chilenischen Gesellschaft und der Veränderung ihrer Klassenstruktur. Eine Revolution bringt eben auch in der Klassenzusammensetzung tiefgreifende Transformationen hervor.

Hugo Miranda (PR): Ja, ohne Zweifel. Allende selbst hat die Bedeutung der Volkseinheit sehr gut gekennzeichnet. Es handelt sich um eine pluralistische Bewegung. Das ist das Wesentliche. Sie ist demokratisch und revolutionär im Hinblick auf die Veränderungen, die sie vorschlägt und verwirklicht. Daß die Bewegung pluralistisch genannt wird, will sagen, daß es eine Koinzidenz von Interessen und Zielen wenn schon nicht absolut verschiedener Klassen, so doch unterschiedlicher sozialer Gruppen gibt, die nicht als eine einheitliche Klasse, etwa das Proletariat, angesehen werden können. Zudem haben die Gruppen der Mitte in der chilenischen Revolution eine große Aufgabe. Das hat Lenin nicht sehen können, als er die fragwürdige Rolle der kleinen Bourgeoisie im revolutionären Kampf analysierte. Der Beitrag der mittleren Sektoren ist nicht nur heute, sondern auf lange Sicht absolut notwendig. Wir gehören fest zur Volkseinheit, sind voll dem revolutionären Prozeß eingegliedert. Die Radikale Partei wird sich in keinem Fall in eine Bremskraft für den revolutionären Prozeß verwandeln.

Enrique Correa (MAPU): Hier müssen einige Dinge präzisiert werden. Natürlich gibt es im Regierungsblock verschiedene Klassensektoren und Klassen, hauptsächlich das Proletariat und die kleine und mittlere Bourgeoisie. Diese Gruppen haben sich aber nicht aus purem Wahlopportunismus vereinigt. Sie stehen aus grundsätzlichen Erwägungen zusammen. Der Kampf gegen den Hauptfeind berührt objektiv sowohl die Arbeiterklasse als auch die kleine und mittlere Bourgeoisie. Dieser Kampf ist die Grundlage der Einheit. Das heißt nicht, daß es in der Volkseinheit nicht Auseinandersetzungen gäbe. Die sind ja gerade Ausdruck dieser Klassenunterschiede. Es heißt auch nicht, daß es nicht die Hegemonie zu bestimmen gälte. Die Vorherrschaft muß in den Händen der Arbeiterklasse sein. Aber das nicht durch Zwang, den die Arbeiterklasse auf Kosten der Einheit ausübt, sondern auf Grund der Fähigkeit, die sie in ihren Parteien hat, für ihre Ziele zu kämpfen: den Sozialismus, jedes wirklich proletarische Teilziel. Dabei verwirklicht sie auch die Ziele anderer Gruppen. Wir meinen, daß dies heutzutage in Chile möglich ist. Das steht auch im Programm der Volkseinheit. Es ist nur ein Instrument, um die Interessen und Forderungen aller jener Klassen auf den Begriff zu bringen, sie allerdings auf die proletarischen Ziele hin zu orientieren und zu vereinheitlichen: den Aufbau des Sozialismus. Darin unterscheidet sich unsere Front von anderen, etwa von der Volksfront. Die wollte ja nichts Proletarisches, sondern war auf viel begrenztere Ziele aus. Zudem kämpften die Arbeiter für Ziele, die nicht eigentlich die ihren waren. Das trifft heute nicht mehr zu.

5. FRAGE: HALTEN SIE UND IHRE PARTEI ES – ANGESICHTS DES MEHRKLASSEN-CHARAKTERS DER VOLKSEINHEIT – FÜR MÖGLICH, DIE UNTERSCHIEDLICHEN INTERESSEN DER VERSCHIEDENEN KLASSEN UND SEKTOREN AUF DIE DAUER ZU VERSÖHNEN?

Jorge Macginty (PS): Ganz und gar nicht. Das ist eine absolut kategorische Meinung der Sozialistischen Partei, die auf allen Kongressen ausgedrückt wurde. Wir glauben nicht, unter keinen Umständen an die Möglichkeit einer Versöhnung der unterschiedlichen und gegensätzlichen Standpunkte und Interessen der Klassen. Das gilt auch für die Volkseinheit. Wir glauben allerdings an die Möglichkeit, die Volkseinheit für einen langen Zeitraum zu erhalten. Unter anderem weil der wichtigste Sektor, der von größtem Gewicht, in ihr die durch die Sozialistische und Kommunistische Partei repräsentierte Arbeiterklasse ist. Sie stellt, wenn Sie das statistisch wollen, etwa fünf Sechstel ihrer Wählerschaft. Ich sage das nicht, weil solche Ziffern eine besonders große Bedeutung hätten, sondern weil sie ein Zeichen dafür sind, wie die Klassenverhältnisse innerhalb der Volkseinheit aussehen. Wir halten die Revolution in Chile für einen Prozeß im Interesse der Arbeiterklasse und unter ihrer Leitung. Aber es ist kein Prozeß, der ausschließlich der Arbeiterklasse gehört.

Volodia Teitelboim (PC): Ich meine, daß für einen möglicherweise langen Zeitraum jene Klassenverhältnisse fortdauern werden. Überdies sind sie ja nicht antagonistisch, weil unser Programm die Koexistenz von drei ökonomischen Bereichen vorsieht. Es handelt sich also nicht um eine uniforme Wirtschaft. Sie hat verschiedene Ebenen, und jede Ebene funktioniert nach eigenen Gesetzen. Verschiedene kapitalistische Produktionsbereiche werden fortbestehen. Andere Bereiche gehen in gesellschaftliches Eigentum über und werden vom Staat kontrolliert. Aber der grundlegende Bereich – nicht so sehr wegen seines Umfangs, sondern wegen seines spezifischen Gewichts innerhalb der Volkswirtschaft – wird der vergesellschaftete sein. Er wird natürlich den gemischten Bereich beeinflussen, in welchem die Gesellschaft mit wenigstens 51 Prozent beteiligt ist, also auch im Übergewicht hat, und auch den privaten Bereich, der vielleicht von der Zahl der darin Tätigen der umfangreichste sein wird, nicht aber wegen seiner ökonomischen Bedeutung. Nun, das ist natürlich kein sehr origineller Versuch, weil man ihn gewiß irgendwo in der Welt schon durchgespielt hat. Aber er zwingt uns, jeden Tag die Klassenverhältnisse zu überprüfen. Zudem ist er für unseren Staat unvermeidbar. Dies ist ein Staatswesen, in dem das Volk einen Teil der Macht hat. Der muß jeden Tag wachsen. Er wächst durch einen sehr harten Klassen- und politischen Kampf, weil offensichtlich die von der Macht Verdrängten alles versuchen werden, um der Revolution den Weg zu verbauen, ja sogar: um sie zu zerstören. Das gilt auch für die Volkseinheit. Bis jetzt hat der Kampf allerdings noch keine dramatischen und Konflikte hervorbringenden Dimensionen angenommen. Denn bisher – und die Regierung der Volkseinheit ist acht oder neun Monate im Amt – hat ihr Programm als allgemeine Norm, als grundlegendes Handlungs- und Denkgesetz für alle Kräfte recht gut funktioniert. Natürlich kämpfen augenblicklich die Kommunisten nicht für ihr eigenes Programm noch für ihre eigenen Ziele. Das gemeinsame Programm verpflichtet uns, und es ist recht breit. Aber es ist auch sehr fortschrittlich und dient einer wirtschaftlichen Veränderung des Landes durchaus. Kurz, wir haben keine taktischen und Verfahrensprobleme. Aber das Klassenproblem bleibt bestehen, etwa das der Führung des Prozesses durch die Arbeiterklasse – nicht daß die Arbeiterklasse immer die am weitesten links stehende wäre, aber sie hat doch immer eine verantwortliche Position und will den Dingen auf den Grund. Diese Revolution kann nicht aufhören, kann auch nicht stagnieren. Getreu dem alten Satz, demzufolge ›Stagnieren Sterben bedeutet‹, muß unsere Revolution immer weiter fortschreiten. Es gibt täglich Auseinandersetzungen. Auf allen Ebenen. Bis jetzt sind sie unblutig geblieben, waren aber vom wirtschaftlichen und gesellschaftlichen Standpunkt aus sehr hart. Es gibt einen unterirdischen Kampf, eine dauernde Schlacht, und dessen müssen wir uns bewußt sein.

Hugo Miranda (PR): Dieser Interessengegensatz, dieser Kampf gegensätzlicher Positionen wird nach meiner Meinung auf lange Sicht nicht ausbrechen. Denn die Veränderungen, die wir verwirklichen und im Programm der Volkseinheit vorgesehen haben, zeichnen den Weg zur Errichtung des Sozialismus und sind so wichtig, daß ihre Realisierung eine geraume Zeit braucht. Aus dem Charakter der Volkseinheit kann man jenen Interessengegensatz und den Kampf gegensätzlicher ideologischer Positionen nicht ableiten. Die Radikale Partei repräsentiert – wie andere Parteien der Volkseinheit – die unteren Mittelschichten. Sie setzen sich aus Lohnempfängern zusammen, etwa aus Angestellten und Arbeitern sowie aus Akademikern. Da sie die imperialistischen, monopolistischen und kapitalistischen Interessen nicht verteidigen, verbinden sich ihre Klassensituation und ihr Klasseninteresse denen des Proletariats. Das gilt auch für die Handwerker, für die kleinen Unternehmer in Industrie und Landwirtschaft. Auch sie haben dieselben Interessen wie das Proletariat.

Enrique Correa (MAPU): Da möchte ich das noch klarer sagen, was ich schon auf Ihre vorige Frage geantwortet habe. In der gegenwärtigen Etappe ist es am wichtigsten, die Probleme zu bestimmen, welche für uns einerseits von der allgemeinen Lage des Landes her und andererseits vom Standpunkt des Aufbaus des Sozialismus aus die grundlegenden sind. Das ist das Wichtigste. Jene Probleme können in der Herrschaft verortet werden, die der Imperialismus und die Monopole über unser Land ausüben. Von unserer Entscheidung, uns dem Imperialismus und den Monopolen entgegenzustellen, hängt die Orientierung des Prozesses ab. Damit diese Entscheidung keine theoretische bleibt, muß die Arbeiterklasse das Übergewicht in der Front haben. Bis jetzt hat sie genügend Gewicht besessen. Denken Sie an die Verstaatlichung des Kupfers und an die Schaffung des Produktionsbereichs mit gesellschaftlichem Eigentum. Unsere Partei meint, daß es nötig ist, eine doppelte Veränderung der Kräfteverhältnisse zugunsten der Volkseinheit herbeizuführen: einmal die der Kräfte innerhalb der gesamten Gesellschaft, zum andern die (welche nur ein Ausdruck jener sind) innerhalb der

Volkseinheit, damit die Allianz konsolidiert wird, der Kampf um die politische Macht weitergeht und der Einflußbereich des Staates erweitert wird. Im Maße jener Veränderungen schaffen wir unumkehrbare Tatsachen. Sie verpflichten die Front, in ihrem Kampf fortzuschreiten und ihn zu vertiefen. Wir sind gleichwohl nicht naiv und meinen nicht, es würde keine Probleme geben. Bis jetzt hat es keine gegeben. Es wird aber welche geben. Und die werden zwar auch auf Verhandlungsbasis gelöst, aber nicht nur. Sie werden hauptsächlich gelöst dadurch, daß wir für unsere Politik die Unterstützung der Massen gewinnen. Die Arbeiterklasse behauptet ihre Macht nicht mit den traditionellen Mitteln, sondern durch die Fähigkeit, die sie *als Klasse* allein hat, die Massen des Landes zu mobilisieren. Das ist die Form, in der nicht nur die Widersprüche der Gesellschaft, sondern auch die innerhalb der Front gelöst werden.

6. FRAGE: DIE VOLKSREGIERUNG SPRICHT VON DER MÖGLICHKEIT UND NOTWENDIGKEIT EINES »DEMOKRATISCHEN, PLURALISTISCHEN UND FREIHEITLICHEN WEGS ZUM SOZIALISMUS« ALS »UNSEREM REVOLUTIONÄREN WEG«. WELCHEN INHALT UND WELCHE REICHWEITE HAT DIESE FORMEL NACH MEINUNG IHRER PARTEI? WIRD SIE REALISIERT WERDEN KÖNNEN?

Jorge Macginty (PS): Wir Sozialisten haben es nicht darauf abgesehen, die einzige in Chile bestehende politische Partei zu sein. Wir wollen auch nicht die einzige Partei der Arbeiterklasse sein. Wir meinen vielmehr, daß die Arbeiter das volle Recht haben, wann immer sie es für nötig halten, die ihnen angemessen erscheinenden Organisationen zu schaffen. Deshalb darf es weder ein legales Verbot noch ein anderes Hindernis für irgendeine politische Organisation der Arbeiter geben. Natürlich muß jede das Bestehen des Arbeiterstaates respektieren, darf also nicht eine Gruppe von als Arbeitern verkleideten Feinden der Revolution sein. Nun, wir erwarten selbstverständlich, daß keine andere politische Partei die einzige im Lande sein will. Wir glauben an den demokratischen Kampf innerhalb der Arbeiterklasse, innerhalb der Klasse der Lohnabhängigen. Das ist von jeher die Position der Sozialistischen Partei gewesen. Mir scheint, daß die Erfahrung in anderen Teilen der Welt uns recht gibt. Mit anderen Worten: wir glauben an die Möglichkeit, den demokratischen, freiheitlichen und pluralistischen Weg zum Sozialismus beizubehalten, solange es sich um einen Staat der Arbeiter, der Lohnabhängigen im breiten Sinne handelt. Noch sind wir aber nicht in einem solchen Staat. Noch befinden wir uns im Rahmen eines bürgerlichen Staates. Er ist zwar ohne Zweifel verändert, denn seit dem 3. November 1970 gibt es in ihm eine Regierung, die im strikten Sinne keine bürgerliche ist. Ein Sozialist führt sie, das Mitglied einer Arbeiterpartei, das den Standpunkten seiner Partei und seiner Klasse treu ergeben ist. So hat denn der bürgerliche Staat, obwohl er formell dieselben Merkmale aufweist wie früher, eine Veränderung erfahren. Als *bürgerlicher* Staat verschlechtert er sich. Er muß sich verändern. Das ist innerhalb der bürgerlichen Legalität geschehen. Das zeigt bloß, welches Ausmaß die revolutionäre Bewegung im Land angenommen hat. Sie macht heute die große Mehrheit der Bevölkerung aus. Sie begreift sehr klar, daß eine Reform der politischen Struktur unausweichlich ist. Und die findet im Rahmen unseres Wegs zum Sozialismus statt. Ob sie *für alle* demokratisch, freiheitlich und pluralistisch sein wird, hängt nicht so sehr von uns ab; *für die Lohnabhängigen* wird sie es sein.

Volodia Teitelboim (PC): Es handelt sich um einen revolutionären Weg, so authentisch revolutionär wie jeder andere. Aber er beruht auf einer Interpretation des Marxismus, die sich an bestimmten eigenen Realitäten, an einer mehr oder weniger unvermeidlichen, gelebten und tiefen Geschichte orientiert. Wir wollen nicht gegen die Formen noch gegen die Stile noch gegen die Gefühle kämpfen. Uns interessiert nur das Grundproblem. Und das ist der Wandel in der Gesellschaftsstruktur, in der politischen Struktur, auch in der kulturellen Struktur. Aus diesem Grunde kann es in Chile angesichts der Zusammensetzung der Kräfte und der Geschichte unseres Volkes keine Revolution geben, die nicht diesem Weg folgt. Denn dieses selbe Parlament, in dem wir uns befinden (das Gespräch fand im Lesesaal des Senats der Republik Chile statt – *HRS),* lebt 160 Jahre in einem Land, das die politische Unabhängigkeit erst seit 161 Jahren besitzt. Es hat fast immer funktioniert. Die Zeiten seines Nichtfunktionierens sind sehr kurz, dauerten Monate oder auch nur Tage. Deshalb ist das Parlament ein Organismus, welcher der gelebten Geschichte des chilenischen Volkes entspricht. Wir meinen nicht etwa, daß die Volksvertretung der Zukunft so aussehen müßte wie das Parlament heute. Wir haben eine Einheitskammer vorgeschlagen. Aber die stellt für mich auch nicht das zentrale Problem dar. Das besteht für mich darin, daß unter Beibehaltung der Form, d. h. eines Parlaments, das Entscheidende und Definitive die Veränderung in der Zusammensetzung der Kräfte

ist. Dies nur als Beispiel! Wie gesagt, wir wollen nicht um die
Formen, gegen Fetische kämpfen. Für uns ist die grundlegende Veränderung, also die in der Zusammensetzung der
Kräfte, allein wichtig. Wir wollen wissen und bestimmen, wer
kontrolliert, wer befiehlt, wer leitet, welche Kraft herrscht.
Das gilt ja auch für die drei Gewalten. Sie hängen in ihrem
Inhalt auch von der Zusammensetzung der Kräfte ab. Diese
kann nicht verändert werden ohne die Massen. Denn dies ist
kein akademischer Kampf nach altem bourgeoisen Stil ausschließlich auf politischer Ebene und unter Politikern, sondern ein Kampf mit Massenbasis. Nun, wir Kommunisten
meinen, daß es in Chile nicht nur Freiheit, sondern sogar Li-
bertinage gibt, daß aber das Volk noch immer nicht das kontrolliert, was es kontrollieren muß. Wir wollen eine Freiheit,
die nicht Verbot und auch nicht schlechtere Bedingungen bedeutet. Wir meinen etwa, daß das Volk bei den Massenmedien
die Kontrolle gemäß seiner Stärke, seiner Organisation, seiner Bedeutung übernehmen muß. Daher müssen auch die
Massenmedien verändert werden, obwohl die Oppositions-
presse und die Rechtsparteien bestehen bleiben. Also, wir
denken, daß die Essenz des von Ihnen zitierten Satzes in der
Beibehaltung der Institutionen innerhalb dauernder Veränderungen derselben und inmitten eines ständigen Klassen-
und Positionskampfes besteht. Die Lage ist sehr gespannt. Das
wissen wir. Ob man unseren Weg beibehalten kann, das wird
die Geschichte sagen. Es ist sehr gut möglich, daß jene Leute
nicht bereit sind hinzunehmen, was wir getan haben. Als
authentische Revolution schädigt die unsere die großen Privilegien der Bourgeoisie und versetzt ihnen den Todesstoß. Na,
wir sind eher wie die Maus im Käse und nehmen manchmal
gar nicht wahr, was wir alles getan haben in diesem Land.
Aber wir haben wahrhaftige Sakrilegien begangen gegen das
imperialistische, das Bank- und das Latifundieneigentum.
Wenn jene Leute die Möglichkeit hätten, sich über die Legalität hinwegzusetzen und einen Putsch zu provozieren, würden
sie es tun. Das haben sie bewiesen. Es ist möglich, daß sie es
wieder tun. Aber uns interessiert es, daß wir uns nicht über die
Legalität hinwegsetzen, daß wir nicht jene Initiative ergreifen.
Wir sind da sehr vorsichtig und schlafen nur mit einem geschlossenen Auge. Denn wenn sie die Legalität verletzen,
können wir nicht nur die Kraft des Gesetzes, sondern auch die
Macht des Staatsapparates einsetzen. Wenn also so etwas
passiert – und es ist sehr gut möglich, daß es passiert –, dann
werden wir stark genug sein, um zu handeln. Wir wollen
denen nicht die Legalität schenken. Sie bedeutet eine riesige
Kraft. Der Rechtstitel, der auch die Streitkräfte zur Verteidigung der konstitutionellen Regierung verpflichtet, ist unser.

Hugo Miranda (PR): Das unterstreicht unsere These, daß alle Länder eine andere objektive Wirklichkeit aufweisen. Unser Land ist unterentwickelt und liegt in Lateinamerika. Das sollte man nicht vergessen. Gerade deswegen kann es denen, welche den Prozeß aus einer zu strikten politischen Struktur beobachten oder gegen diese in anderen Ländern kämpfen, absurd erscheinen, daß wir hier in Chile damit weiterkommen. Aber die Wirklichkeit beweist es. Sie sehen, daß innerhalb einer recht kurzen Regierungszeit die wichtigsten Produktionsmittel auf den Staat, auf die Gesellschaft übergegangen sind. Das geschieht in einem demokratischen und pluralistischen System mit voller Freiheit. Der chilenische Prozeß ist eben anders als die Revolutionen in anderen Ländern, die wir sehr bewundern und auch feiern, aber die eben anders sind. Fraglos vereinigen derzeit die Großbourgeoisie, die oligarchischen Sektoren und die Reformisten ihrer Kräfte. Zu allen Zeiten und in allen Ländern waren sie darauf bedacht, die tiefgreifenden Veränderungen, die revolutionären Wandlungen zu verhindern und einem vergesellschaftenden Prozeß, dem Weg zum Sozialismus einen Riegel vorzuschieben. Das ist in allen Ländern zu beobachten, so auch bei uns seit dem Augenblick, in dem die Volkseinheit mit Salvador Allende gewonnen hat. Das Verbrechen gegen den Oberbefehlshaber des Heeres, General Schneider, ist doch nur der Versuch, die Volksbewegung zu schlagen und den Aufbau des Sozialismus zu verhindern. Aber wir denken, daß die Kraft des organisierten Volkes, des bewußten Volkes, des verantwortlichen Volkes gewinnen wird. Überdies haben wir die Garantie der Streitkräfte. Sie sind demokratisch, der Verfassung treu und verteidigen die legal eingerichtete und zustandegekommene Regierung. Die Gefahr, daß wir unseren Weg nicht weitergehen können, wie wir es wollen, besteht. Das ist offensichtlich. Deshalb sind der Präsident Allende und die Parteien der Linken dabei, das Volk bewußt zu machen und die Massen die drohende Gefahr sehen zu lassen.

Enrique Correa (MAPU): Wir meinen, daß der chilenische Prozeß eine Spezifität besitzt, die ihn von anderen Prozessen unterscheidet. Sie besteht nach unserem Dafürhalten nicht so sehr in seinen demokratischen Merkmalen. Denn wir fallen nicht auf das Spiel der internationalen Reaktion und des Imperialismus herein, die behaupten, in den sozialistischen Ländern gebe es keine Demokratie. Der Sozialismus hat vielmehr in einem großen Teil der Welt Bedingungen für die Demokratie geschaffen, die der Kapitalismus nie auf die Beine gebracht hat. Die Besonderheit dieses Prozesses besteht darin, daß der legale Überbau in einem bestimmten Moment nicht mehr zugunsten der Bourgeoisie funktioniert, sondern sich sogar gegen sie wenden läßt. Es gibt keine andere Erklärung dafür, daß die Volkseinheit den Sieg innerhalb des Rahmens, den die Bourgeoisie abgesteckt hat, errungen hat und daß die Bourgeoisie und der Imperialismus die Legalität durchbrechen, wie der Mord an General Schneider beweist. Warum? Weil sie in ihrem eigenen Spiel verloren haben, hereingefallen sind. Nun, diese Besonderheit bedeutet keinen Legalismus der Volkseinheit. Im Gegenteil. Von der Lage aus, in der wir uns befinden, müssen wir eine neue Legalität schaffen. Nämlich die Legalität des Volkes. Sie muß anders und der bürgerlichen Legalität entgegengesetzt sein. Denn die war ja nur eine verschleierte Diktatur der herrschenden Klassen. Jene neue Legalität beginnt schon jetzt ihre Entwicklung. Wir meinen allerdings nicht, daß das so etwas wie einen friedlichen Übergang impliziert. Der Tod Schneiders und die übrigen Auseinandersetzungen zeigen, daß wir uns in einem Klassenkampf befinden. Das ist für uns völlig klar. Dieser Prozeß wird mehr oder weniger gewaltsam sein. Ob wir den friedlichen Weg beibehalten können, hängt davon ab, ob wir bereit sind, die Legalität zu respektieren, in der wir als Regierung entstanden sind. Aber auch von den Auseinandersetzungen, die, wie gesagt, mehr oder weniger gewaltsam sein werden, und von den Kräften, die wir um uns versammeln können, auch von den Kräften, die der Klassenfeind akkumulieren kann. Wir werden aber eine neue Legalität schaffen. Das bedeutet auch Respekt vor der Opposition. Es impliziert nicht Respekt vor der Möglichkeit der Verschwörung. Dem werden wir uns mit allen Mitteln entgegenstellen. Aber wir meinen, daß die Bedingungen in Chile den Respekt der Opposition ermöglichen. Das Problem besteht allerdings nicht so sehr darin. Wir müssen vielmehr Kräfte akkumulieren. Wenn in einem gegebenen Augenblick der Feind sein Hauptziel verwirklicht und uns intern, international und von den Streitkräften isoliert, wird er sich stark genug fühlen, um einen Putsch gegen uns zu versuchen. Wir sind bereit, uns der Rechten auf allen Ebenen zu stellen. Das steht fest.

7. FRAGE: WIE VERSTEHT IHRE PARTEI DIE ORGANISIERUNG DER MASSEN, VON DEREN NOTWENDIGKEIT DIE VOLKSEINHEIT SPRICHT?

Jorge Macginty (PS): Nun, erst einmal gilt hier, wie in anderen Fällen, daß die Schemata nichts gelten und keine Wirksamkeit haben. Es gibt eine Reihe von Organisationen in Chile, die nicht einfach erfunden worden sind, sondern sich in den Kämpfen der ausgebeuteten Klasse gegen die Ungerechtigkeit des kapitalistischen Systems vor der Volksregierung entwikkelt haben. Da sind die Syndikate der Industriearbeiter und Bauern. Sie haben an den Kämpfen des Volkes teilgenommen. Wir halten es für nützlich, solche Organisationen zu erhalten und sie zu integrieren, ohne sie in eine Einheitsorganisation zu zwingen. Dazu gehören auch die Organisationen der Bewohner der Elendsviertel oder die Nachbarschafts-Vereinigungen. Diese Organisationen haben nicht zur Stärkung des bürgerlichen Staates beigetragen. Sie haben ihn vielmehr geschwächt und erlauben uns daher, einen neuen Staat zu errichten. Es gibt auch Organisationen, die ursprünglich keinen politischen Charakter hatten, ihn aber erworben haben. Deshalb gliedern sie sich voll in den Kampf der Lohnabhängigen ein. Viele Jugend-, Sport- und andere Organisationen haben aktiven Anteil nicht so sehr am politischen Parteikampf (nicht jeder politische Kampf wird auf der Ebene der Parteien ausgefochten), wohl aber in dem Kampf um die Konsolidierung eines Regimes, das in Chile den Weg zum Sozialismus bereitet. Mit anderen Worten, eine Reihe von Organisationen, die in der gewöhnlichen Klassifizierung keinen Platz haben oder nicht auftauchen, gliedert sich in den Prozeß ein. Hinzu kommt etwas anderes. Um Personen und Gruppen teilhaben zu lassen, die in der bisherigen Organisation und ihren Formen nicht erfaßt waren, es aber für notwendig halten, zum sich vollziehenden Wandel beizutragen, muß eine Organisation geschaffen werden, die alle Gruppen umfassen kann. Das haben wir schon getan. Es handelt sich um die Komitees der Volkseinheit (Comités de la Unidad Popular – CUP). Sie stellen möglicherweise die Zentren und die Kerne der zukünftigen Organisation des gesamten Volkes. Überdies können sie das Hauptstützungszentrum für die gegenwärtige Regierung werden. Das ist eine Form der einheitlichen Organisation, in der die gesamte Bevölkerung zum revolutionären Prozeß beiträgt. Das bedeutet nicht, daß die Mitglieder der CUP zu einer politischen Partei gehören müssen. In Chile sind nur 20 Prozent der Bevölkerung in irgendeiner Weise nach den herkömmlichen Kriterien, d. h. in Parteien und Gewerkschaften, politisch organisiert. Wir wollen also keine Einheitspartei. Die CUP wollen wir aber als eine Organisation des Volkes. Sie haben sich nicht nur in den Stadtvierteln und Dörfern, sondern auch an den Arbeitsplätzen, in den Fabriken, den Büros, den Schulen, den Hospitälern usw. organisiert.

Volodia Teitelboim (PC): Für uns ist das ein Kardinalproblem. Und wenn wir uns eine von den vielen kritischen Beobachtungen, die wir uns selbst gegenüber haben, immer wieder formulieren, dann die, daß die Organisation und Teilhabe der Massen nicht dauerhaft genug, nicht organisiert genug und nicht bewußt genug sind. Das ist ein großes Diskussionsthema. Denn letztlich kann es keine Revolution geben, wenn die Massen nicht direkt teilhaben. Wir versuchen, die Formen, die Wege und die Institutionen, also die Instrumente zu erfinden, mit deren Hilfe die Massen auf allen Ebenen organisiert werden und teilhaben können. Nun gibt es ja schon einiges. In der Wirtschaft gibt es die Unternehmenskomitees, auf anderen Ebenen gibt es andere Organisationen. Aber die Massen müssen auch auf politischem Gebiet organisiert sein, vor allem zur Verteidigung gegen den Feind. Ich weiß nicht, ob Sie beobachtet haben, daß, besonders nach dem Mord an Pérez Zujovic, Organisationen entstanden sind, die sich ›Schutzkommissionen der Industrie‹ nennen. Sie sind auch zur Verteidigung der Revolution da, wie Luis Corvalán (der Generalsekretär der KP Chiles – HRS) richtig gesagt hat. Sie können sich weiter entwickeln. Denn – ich wiederhole, was ich auf Ihre vorige Frage antwortete – wir verstehen die Verteidigung der chilenischen Revolution nicht als eine Aktion, die nur die Streitkräfte tragen. Das Volk muß daran beteiligt sein. Das ist ein großes und komplexes Problem. Wir müssen den Weg suchen, weil wir uns auch vor den Irrtümern des Bürokratismus oder vor dem Personalismus hüten wollen. Dabei gibt es eine große Verantwortung für die Parteien, ihre Mitglieder und ihre Funktionäre. Das Volk muß wirklich fühlen, daß dies eine Revolution, *seine* Revolution ist und daß es sie verteidigen, d. h. machen und leiten muß.

Hugo Miranda (PR): Wenn es keine effektive Organisation der Massen, der Lohnabhängigen und der mittleren Sektoren gibt, wenn sich nicht alle Klassen und Schichten, die das organisierte Volk ausmachen, mobilisieren, ist der Prozeß ohne Zweifel in Gefahr. Er kann von den reaktionären Kräften abgetrieben oder überwunden werden. Wir meinen, daß die Bewußtwerdung und Mobilisierung der Massen sich jetzt zuerst einmal in der Organisation der Arbeiter produzieren müssen. Deshalb versuchen wir, der Einheitsgewerkschaft CUT (Central Unica de Trabajadores) die größte Bedeutung zu geben. Das ist die Organisation, die alle Lohnabhängigen zusammenfaßt. Zudem wollen wir dem Volk eine wirksame Teilhabe an den Aufgaben der Regierung geben. Es muß sich als Interpret, Protagonist des Prozesses fühlen und die Aufgaben der Volksregierung verwirklichen. Deshalb müssen die Arbeiter und Angestellten in irgendeiner Weise an der Leitung der nationalisierten und noch zu nationalisierenden

Unternehmen und der übrigen Betriebe beteiligt werden. Das muß vollständig geschehen, etwa durch Unternehmenskomitees. Wir müssen auch – auf der politischen Ebene – die politischen Kader aller Parteien der Volkseinheit besser organisieren. Die Jugend muß bewußt gemacht werden. Nun sind die Jugendorganisationen glücklicherweise zutiefst engagiert. Wir müssen aber die Volksbewegung Tag für Tag und intensiv organisieren und mobilisieren, wie Sie es in Ihrer Frage ansprechen.

Enrique Correa (MAPU): Es gibt drei Formen der Organisierung. Eine ist die Arbeit der Parteien in dieser Hinsicht. Wir meinen, es ist sehr wichtig, daß die Parteien den Kampf und die Mobilisierung der Massen im Sinne der Ziele der Volkseinheit leiten. Dabei gibt es etwas, was uns Sorge macht. Da glauben nämlich einige, man könnte das Land nur mit bürokratischen Maßnahmen, Dekreten, Gesetzen usw. verändern. Das ist eine Illusion, die wir beiseite lassen müssen. Es wird nicht möglich sein zu siegen – etwa im Kampf um das Kupfer –, wenn die Arbeiterklasse sich nicht sehr bewußt anstrengt. Andere kritisieren, daß es keine Mobilisierung der Massen gebe und daß daher jede Mobilisierung gut sei, jeder Massenkampf unterstützt werden müsse. Das ist auch ein Irrtum. Wir sind zum Beispiel nicht mit den wilden Landbesetzungen einverstanden. Eine Mobilisierung der Massen muß, um die Kurzatmigkeit und den Spontaneismus zu überwinden, in der Perspektive der Ziele der Volkseinheit, ihrer Allianz, ihrer Feinde fixiert werden. Zum andern sind da die bestehenden Organisationen. Die Gewerkschaften, die Nachbarschafts-Vereinigungen usw. müssen weiter gefördert werden. Aber was ist bisher passiert? Wir haben es nicht verstanden, in jede dieser Organisationen genügend starke Antriebe einzupflanzen, die ihre große Kraft freisetzen könnten. Diese Motoren können nach unserer Meinung nur die CUP sein. Sie haben, wie Sie wissen müssen, während der Kampagne und in der Verteidigung unseres Sieges eine enorme Rolle gespielt. Ich wage zu behaupten, daß wir die Zeit vom 4. September bis zum 3. November dank der CUP siegreich überstanden haben. Unsere Partei hat sehr darum gekämpft, damit diese CUP am Leben blieben. Wir haben eine Struktur vorgeschlagen, die angenommen worden ist. So mobilisieren wir die Massen, integrieren wir sie in die Aufgaben der Regierung. Das bedeutet natürlich Arbeiterkontrolle in den Fabriken. Wie es drei Eigentumsbereiche in der Industrie gibt, gibt es auch drei Ebenen der Arbeiterkontrolle: volle Teilhabe, neben dem Staat und in der Perspektive der Pläne des Staates, im Bereich des gesellschaftlichen Eigentums; Teilhabe mit

dem Staat und den Privateigentümern im Bereich des gemischten Eigentums; Komitees zur Überwachung der Pro-
duktion.im Bereich des Privateigentums. Wir sind schon dabei, diese drei Typen der Beteiligung durchzusetzen. Bei den
Landarbeitern fördern wir die Bauernräte. Sogar auf der
Ebene der Marginalen schaffen wir jetzt Provinzkomitees der
Marginalen, welche mit den Genossen aus dem Ministerium
für Wohnungsbau ihre Probleme aufsuchen und Lösungen für
sie finden können. Das alles wollen wir nicht bürokratisch,
durch die bloß traditionelle Administration lösen, sondern
dadurch, daß wir die Massen in den Prozeß integrieren. Es
gibt eine dritte Ebene in Ihrer Frage. In unserem Land stehen
sich unterschiedliche revolutionäre Taktiken gegenüber: die
der Volkseinheit und die, welche wir die der Linksradikalen
nennen, also des MIR hauptsächlich. Nach Meinung unserer
Partei ist jede sektiererische Politik gegenüber dem MIR fatal.
Fatal für den Prozeß, aber auch fatal in dem Sinne, daß wir
keine Versöhnung mit Positionen wollen, mit denen wir nicht
einverstanden sind. Wir meinen aber, daß die unterschiedlichen Positionen innerhalb der Massen diskutiert werden
müssen. Der ideologische Kampf unter den Massen, die Erziehung der Massen im Hinblick auf die Taktiken, die allgemeine Strategie und die allgemeinen Ziele der Volksregierung, stellt eine dritte Ebene dar. Auch hier müssen die Parteien fähig sein, die Dinge in die Hand zu bekommen. Deshalb
entwickeln wir derzeit eine Reihe von Maßnahmen zur politischen Erziehung.

8. FRAGE: GLAUBT IHRE PARTEI AN DIE NOTWENDIG-
KEIT EINER EINZIGEN POLITISCHEN ORGANISATION,
ETWA EINER EINHEITSPARTEI DER VOLKSEINHEIT?

Jorge Macginty (PS): Darauf habe ich schon geantwortet. Nein.

Volodia Teitelboim (PC): Die Parteien sind Organismen, die
im allgemeinen bestimmten gesellschaftlichen Schichten,
einer bestimmten Ideologie, einem bestimmten Denken, einer
bestimmten Art zu sein, einem bestimmten geschichtlichen
Hintergrund und einer Tradition entsprechen. Wir meinen
nicht, daß die Parteien ewig seien. Sie haben eine gesellschaftliche Funktion, die mit ihrer Rolle und ihrer Vision von den
Dingen übereinstimmen muß. Innerhalb der Volkseinheit gibt
es verschiedene Parteien. Es gibt zwei erklärt marxistisch-
leninistische Parteien, die Kommunistische und die Sozialistische. Es kann sein, daß sie sich eines Tages auch organi-

satorisch zusammenschließen. Aber wir wollen die Früchte reifen lassen und sie nicht unreif pflücken. Es gibt in der Volkseinheit auch nicht-marxistische Parteien. Ich möchte nicht von dem MAPU sprechen; er zweifelt noch, ob er eine katholische oder eine marxistisch-katholische Partei ist. Es gibt darüber sehr viele Diskussionen in dieser politischen Organisation, und sie werden mit sehr viel Ehrlichkeit und Entschiedenheit geführt. Es gibt zwei verschiedene Kräfte, zwei Konzeptionen darüber, wo man herkommt, wohin man geht und bis wohin man gelangt ist. Was sich im Bewußtsein dieser Partei entwickelt, spiegelt ein für unsere Zeit repräsentatives Drama wider. Das ist sehr respektabel und sehr interessant. Aber es gibt andere Parteien, wie etwa die Radikale. Sie bestimmt sich selbst als rationalistische Partei. Ihre soziale Zusammensetzung ist vom Kleinbürgertum dominiert und ihre Ideologie die der Französischen Revolution, d.h. eines bestimmten Linksliberalismus, wie er im Europa des 19. Jahrhunderts bestanden hat. Manchmal ist die Radikale Partei pragmatisch oder wegen dem Druck seiner Basis mit den marxistischen Parteien zusammengegangen, manchmal hat sie sich von ihnen getrennt. Deshalb wollen wir keinen Druck ausüben und nicht aus einer nicht-marxistischen von oben eine marxistische Partei machen. Das bedeutete nämlich unter anderem, ihr die gesellschaftlichen Grundlagen zu entziehen. Und die sollen durchaus weiter in der Bewegung der Volkseinheit verbleiben.

Hugo Miranda (PR): Ich meine: nein, zumindest in diesem Augenblick und für lange Zeit. In Chile spiegeln die politischen Parteien innerhalb der Linken so genau die unterschiedlichen ideologischen Positionen wider, daß sie nach meiner und der Meinung der Radikalen Partei so verbleiben sollten. Ich glaube, daß in dieser Zeit in Chile die Bedingungen dafür, daß sich eine Einheitspartei konstituiert, nicht gegeben sind. Natürlich hat das Nachteile, die wir anerkennen müssen. Bis jetzt ist die Erfahrung gleichwohl günstig gewesen, großenteils dank der Verantwortlichkeit unserer Führer und der Kader jeder einzelnen Partei und vor allem dank der persönlichen Haltung des Präsidenten der Republik, der eine Art Schiedsrichterrolle im an der Regierung befindlichen Parteienverbund spielt. Die gegenwärtige Struktur, welche die Existenz verschiedener Parteien erlaubt, ermöglicht, daß sich durch sie bisher ausgeschlossene Sektoren in die Volkseinheit als neue Stütze für die Regierung, ihre Pläne und die revolutionäre Bewegung eingliedern. Besonders unter den christlichen Linken gibt es Sektoren, die sich noch nicht der Bewegung angeschlossen haben. Sie sind aber engagiert.

Ihnen erlaubt die Existenz verschiedener Parteien, darunter einer typisch christlich-linken, des MAPU, teilzunehmen, neue Mitglieder und neue Elemente zu werden, welche den Triumph der Volkseinheit und den von uns eingeleiteten Wandlungsprozeß noch mehr absichern.

Enrique Correa (MAPU): Auf lange Sicht glaubt der MAPU an die Notwendigkeit der Vereinigung der proletarischen Parteien, also der Sozialistischen, der Kommunistischen und unserer Partei. Sie müssen in einem bestimmten Augenblick eine einheitliche und einzige revolutionäre, proletarische, sozialistische Partei bilden. Das ist aber, ich wiederhole es, kein unmittelbares Ziel. Dazu bedarf es noch eines langen Prozesses der wachsenden Vereinigung auf der Grundlage der ideologischen Auseinandersetzung. Auf dieser Grundlage, auf der der gemeinsamen Arbeit, auf der der wachsenden Einheit in der Praxis wird die zukünftige Entwicklung den besten Augenblick für die Schaffung jener Organisation bestimmen. Diese Partei wird in ihrer inneren Struktur ohne Zweifel den proletarischen Parteien der ganzen Welt ähnlich sein müssen. Sie muß eine leninistische Partei mit demokratischem Zentralismus als oberstem Organisationsprinzip sein. Sie darf nur eine einheitliche Führung haben, muß aber eine Struktur haben, die flexibel genug ist, um das aufzunehmen, was die Massen denken und fordern. Sie muß auch viele bürokratische Abweichungen überwinden. Kurz, sie muß eine proletarische Partei sein, die sich nicht in einen Apparat verwandelt. Im Hinblick auf die übrigen Parteien der Volkseinheit meinen wir, daß sie andere gesellschaftliche Sektoren vertreten und daß es für die Einheit, für die Allianz und für den Kampf gut ist, wenn sie ihre eigene politische Identität erhalten.

9. FRAGE: DER CHILENISCHE STAAT BESCHÄFTIGT RUND 400.000 MENSCHEN. HÄUFIG HABEN IN LATEIN-AMERIKA UND AUCH IN CHILE DIE REGIERUNGS-PARTEIEN DIE ÖFFENTLICHE ADMINISTRATION IN EINEN APPARAT VERWANDELT, DER EINE UMFANG-REICHE POLITISCHE KLIENTEL UNTERHALTEN MUSS, EIN PHÄNOMEN, DAS KLIENTELISMUS GENANNT WIRD. IST SICH IHRE PARTEI DER GEFAHR BEWUSST, DIE DARIN LIEGT?

Jorge Macginty (PS): Wir sind uns voll bewußt, daß die herrschenden Klassen sich der öffentlichen Verwaltung dieses

Landes bemächtigten und zu erreichen suchten, daß die Beamten ihren Zielen absolut treu dienten. Das kann man einfach nicht wegleugnen. Es ist jedoch auch klar, daß ein beträchtlicher Teil derer, die bisher Instrumente der herrschenden Klassen gewesen sind und sich jetzt von dem Druck und der Drohung freimachen, die über ihnen hing, tatsächlich ihre politische Position mit ihren wirklichen Interessen in Übereinstimmung bringen kann. Ein großer Teil dieser 400.000 Staatsangestellten kann sich jetzt klassenmäßig dort verorten, wo er hingehört, und für die nationalen Interessen arbeiten, die dem neuen Staat zugeordnet sind; denn dies ist ein neuer Staat, auch wenn die politischen Formen gleich geblieben sind. Die Sozialistische Partei weiß von dem bisher herrschenden Klientelismus und versucht ihn heute politisch zu nutzen. Überdies meinen wir, daß die Administration sich jetzt ändern muß. Alle Organisationen, welche die Mehrheit der Bevölkerung repräsentieren, müssen als Kontrollelemente in der Verwaltung vertreten sein. Was die Gefahr angeht, von der Sie sprechen und die ja wohl darin besteht, daß die Volkseinheit in denselben Fehler verfällt, so sind wir uns ihrer bewußt, überschätzen sie aber nicht. Wir müssen die gesamte Struktur der Verwaltung verändern und in ihr den Arbeitern eine breite Beteiligung geben.

Volodia Teitelboim (PC): Das ist ein ernstes Problem. Die Volksregierung erbt eine außerordentlich umfangreiche Bürokratie. Sie war eine Art, mit der politische Dienste bezahlt wurden. In der staatlichen Administration brachten die herrschenden Parteien, die bürgerlichen Parteien, ihre Leute unter, die notwendigen und die nutzlosen. Das war wie ein Gewächs an einem kranken Körper. Nun, die Volkseinheit erbt also eine Bürokratie, die zu 90 oder 95 Prozent nicht die ihre ist, sondern von vorhergehenden Regierungen ernannt wurde. Sie wird nun von den nicht verletzlichen Verwaltungsgesetzen und -statuten verteidigt. Unser Problem besteht in der gegenwärtigen Situation darin, daß sich die Bürokratie hinter ihren legalen Rechten verschanzt. Sie ist unverwundbar. Unter den 90 Prozent gibt es einen großen Anteil von Beamten, die korrekt arbeiten, einige wenige mit revolutionärer Leidenschaft, andere mit diesem typisch bürokratischen Geist, der bloß keine Verantwortung übernehmen will und dem die Menschen gleichgültig sind. Einige sabotieren direkt. Sie stellen eine Art Fünfte Kolonne oder Trojanisches Pferd des Feindes innerhalb der öffentlichen Verwaltung dar und geben alle Daten und Informationen an die Parlamentarier der Opposition und an die gegnerische Presse weiter. Manchmal fördern sie sogar Bewegungen für Streiks und für die Besetzung von öffentlichen Gebäuden. Das schafft notwendiger-, aber auch bedauerlicherweise viele Probleme. Erstens ist die unsere eine ineffiziente Verwaltung. Zweitens kann man ihr großenteils nicht trauen. Drittens gibt es in ihr kaum Leute aus der Volkseinheit, höchstens in den leitenden Posten. Das konfrontiert uns mit einer sehr komplizierten Situation, denn man muß schließlich einige vertrauenswürdige Leute in der Administration haben. Wir können auch nicht einfach alle Leute auswechseln. Dagegen steht das Verwaltungsstatut, wendet sich der Rechnungshof der Republik, steht der Mangel an Geld. Aber wir müssen einige Leute unter Vertrag nehmen. Das soll die kleinstmögliche Zahl sein. Zudem gibt es bestimmte Institutionen, die früher keine Bedeutung hatten, sie aber jetzt wegen des Charakters unserer Regierung erworben haben. Nehmen Sie das Landwirtschaftsministerium! Für eine Agrarreform, in der in wenig mehr als acht Monaten etwas über 1.000 Großgrundbesitze enteignet worden sind, braucht man Kader, welche die Leitung dieser in Kollektive verwandelten und in gesellschaftlichen Besitz übergegangenen Latifundien übernehmen können. Das gilt etwa auch für die Interventoren innerhalb des reformierten Bereichs der Volkswirtschaft. Wir brauchen also Leute. Und wir müssen uns vor der Hypertrophie hüten. Wir müssen Schluß machen mit der Tendenz vieler Leute, die sagen: »Ich gehöre zur Volkseinheit, bin immer ihr Parteigänger gewesen. Warum gebt ihr mir keinen Posten in der Verwaltung?« Diese Tendenz besteht, weil die Christdemokraten und die Rechte einen breiten Sektor der Bevölkerung korrumpiert haben, ihn auf den staatlichen Job oder auf die Hilfe oder auf die Philanthropie und den Paternalismus verwiesen haben. Das ist in etwa die nordamerikanische Methode, die durch viele Institutionen in unser Land gekommen ist. Das ist ein Aspekt. Das andere Problem besteht darin, daß wir die bisherige Administration nicht beibehalten wollen: das war ein Körper für sich, dort hatte das Volk nichts zu suchen, dort hörte man das Volk nicht, dort herrschte ein vollkommener Mangel an Sensibilität. Dann sah das Volk in der Administration einfach einen Feind. Das muß anders werden. Deshalb muß das Volk seine Ausdrucksformen haben, muß innerhalb der Verwaltung mitbestimmen können.

Hugo Miranda (PR): Ja, wir sind uns dessen voll bewußt, besonders weil wir eine so große Erfahrung haben. Wir sind in den über 150 Jahren, die wir jetzt als Partei bestehen, sowohl Regierungs- als auch Oppositionspartei gewesen. Den Klientelismus, den man auch ›Umverteilung der Kriegsbeute‹ nennen könnte, betrachten wir als großen Defekt und ernstes Problem. Er hat alle revolutionären Prozesse gebremst. Wir haben immer so weit wie möglich zu vermeiden gesucht, daß eines der Hauptziele einer siegreichen Regierungskoalition die Eroberung der staatlichen Administration sei. Wir haben immer die Techniker und Akademiker respektiert – was auch immer ihre Ideologie war –, wenn sie bereit waren, an der Arbeit des Staates wirklich mitzuarbeiten. Wir kennen die Erfahrung vieler anderer Länder. Dort hat jene ›Umverteilung der Kriegsbeute‹ Entwicklungen verhindert, weil sie die Mentalität der eigenen Führer verwandelt: statt die Massen für sich und ihre Ideen einzunehmen, schaffen sie einen viel leichteren Weg, indem sie nur auf eine größere Anzahl von Beamten, von öffentlichen Angestellten bauen. Dieser leichtfertige Klientelismus hat solche Bewegungen zerstört. Viele Parteien sind an der Regierung gewesen. Obwohl sie die öffentlichen Ämter unter sich umverteilten, haben sie es nicht geschafft, sich in der Regierung zu etablieren. Denn sie eroberten Minderheitssektoren, anstatt sich um die Massen zu kümmern.

Enrique Correa (MAPU): Nach unserer Meinung gibt es so viele öffentliche Funktionäre, weil die industrielle Entwicklung des Landes unzureichend ist. Das kann nur mit der Abhängigkeit, mit der deformierten Entwicklung, mit der vom Imperialismus intervenierten Entwicklung erklärt werden. Eine sozialistische Revolution muß dieses Problem lösen, weil sie Produktionsenergie freisetzt, welche der Imperialismus niedergehalten hatte. Deshalb schafft sie eine immer größere Arbeitskraft. In Cuba ist eben dies passiert. Heute fehlen dort Arbeitskräfte. Wir meinen, daß in dem Maße, in dem wir Fortschritte machen, der Staatsapparat vereinfacht und immer mehr Kraft auf die produktive Arbeit verwandt werden kann. Natürlich nur, wenn wir fähig sind, die Produktivkräfte zu entwickeln. Der MAPU ist sehr klar im Hinblick auf das von Ihnen angedeutete Problem, auf diese Korruptionsgefahr. Es hängt auch über der Volkseinheit, wir sind da keine Ausnahme. Aber wir kämpfen dagegen, weil es zum Gewicht so vieler Traditionalismen gehört, die wir mit uns noch herumschleppen. Unsere Hauptaufgabe besteht nicht darin, uns des bürgerlichen Staates zu bedienen, sondern darin, ihn zu zerstören. Wir werden uns nicht des Staates bedienen, wie sich die Bourgeoisie immer des Staatsapparates bedient hat, auch wenn wir im Rahmen der bürgerlichen Legalität an die Regierung gekommen sind. Natürlich gibt es noch immer Tendenzen dazu. Wir sind da aber sehr vorsichtig. Man hat uns bei der Verteilung der Verantwortlichkeiten innerhalb der Volkseinheit Posten angeboten, für die wir nicht genügend vorbereitet waren – wir haben die Finger davon gelassen. Wir haben Posten, die uns gehörten, Unabhängigen gegeben, weil die Wesentliches zum Prozeß beitragen konnten. Zweifelsohne ist die Versuchung zum Klientelismus aber immer noch ein Problem. Es wird zu lösen sein, und es wird gelöst, wenn unser Bewußtsein größer wird. Und das wird größer, wenn die Konfrontation schärfer wird und der Staat sich tatsächlich verwandelt.

10. FRAGE: IN HISTORISCHEN PROZESSEN KÖNNEN SICH PROGRAMME PLÖTZLICH ALS ÜBERHOLT ODER SOGAR ALS HINDERLICH ERWEISEN. RECHNET IHRE PARTEI MIT DER MÖGLICHKEIT, DASS DIE VOLKSEINHEIT IN EINEM BESTIMMTEN AUGENBLICK IHR PROGRAMM HINTER SICH LÄSST?

Jorge Macginty (PS): Das Programm umfaßt den größten Teil der Probleme, die heute das Leben des Landes ausmachen. In großen Teilen überschreitet es die Grenzen eines demokratisch-bürgerlichen Programmes und die Gesetze der bürgerlichen Legalität nicht. Das Programm respektiert zum Beispiel das Privateigentum. Gleichzeitig aber attackiert es die Interessen bestimmter Teile der Großbourgeoisie dieses Landes und die Interessen des Imperialismus so heftig, daß es für diese Klassen unerträglich und untragbar sein muß. Nun, einerseits bedeutet das Programm der Volkseinheit die tiefe Entwicklung der bürgerlich-demokratischen Revolution in Chile. Andererseits hat es auch Aspekte, die nur die Arbeiterklasse und ihre Parteien interessieren, weil die bei seiner Formulierung mitgewirkt haben, etwa die Beteiligung der Lohnabhängigen an der Administration der Staatsunternehmen und der vergesellschafteten Betriebe, etwa die staatliche Kontrolle des Außenhandels. Überdies hängt der Charakter einer ganzen Reihe von Maßnahmen von dem Klassencharakter ab, den wir dem Staat vermitteln können. Wenn ein ganzer Industriezweig in einem Staat, der in den Händen der von den übrigen ausgebeuteten Klassen unterstützten Arbeiterklasse sich befindet, vergesellschaftet wird, bedeutet das fraglos einen Schritt zum Sozialismus. Die Sozialistische Partei hat immer wieder erklärt, daß sie noch in dieser Generation in Chile den Sozialismus errichten will. Das ist auch Bestandteil ihres Programms. Gleichzeitig wissen wir aber auch, daß der Sozialismus – als eine höhere Stufe der menschlichen Entwicklung – nur erreicht werden kann, wenn der Sozialismus weltweit den Kapitalismus überwunden hat. Der Prozeß der chilenischen Revolution kann sich nur innerhalb der Entwicklung der lateinamerikanischen und der Weltrevolution vollenden. Wir wollen die Bedeutung des chilenischen Beispiels nicht übertreiben. Was hier passiert ist, kann sich wahrscheinlich nirgendwo wiederholen. Das hat viele Gründe, die ich Ihnen nicht zu erklären brauche. Auf jeden Fall hängt die Chance, daß wir fortschreiten und weitermachen, an der Entwicklung der Klassenkämpfe im Weltmaßstab. Deshalb kann man auch auf Ihre Frage nicht konkreter antworten.

Volodia Teitelboim (PC): Es besteht immer die Gefahr, daß wir in einem Prozeß, der beständig sein muß, zurückbleiben. Nun hat aber eine Revolution die Verpflichtung, immer vorwärts zu gehen. Das Programm der Volkseinheit ist entschieden ausführlich und sehr tiefgreifend. Es ist ein Programm für einige Zeit. Wie lange das dauert, kann man nicht sagen. Das Programm kann in einigen Aspekten wegen der besonderen Dialektik des Prozesses alt werden. Das Problem der Beziehung zur Opposition kann sich ändern, zu einer Opposition, die sich auf dem Weg des Aufruhrs befindet. Auch die Kräftezusammensetzung innerhalb der Volkseinheit kann sich ändern. Die Verpflichtung einer revolutionären Bewegung besteht darin, sich an das Leben anzupassen, niemals zurückzubleiben und ihre Standpunkte revolutionär neu zu formulieren, wenn die Wirklichkeit das erfordert. Deshalb ist es sehr wichtig, sich zu denken und neu zu denken, sich mit kritischen Augen anzusehen, einen klaren Realitätssinn zu besitzen, die Initiative zu ergreifen, sich bewußt zu sein, daß dies alles nicht leicht ist, sondern ein sehr intensiver Kampf, ein sehr spannungsreicher Kampf, nicht ruhig zu sein, niemals zufrieden zu sein. Man muß verstehen, daß man das Auto mit genau 100 km/h und nicht mit 20 und auch nicht mit 250 km/h fahren kann. Man muß einen Sinn für den Abgrund haben und gleichzeitig die Unbeweglichkeit fürchten. Nun sind die Geschwindigkeiten manchmal verschieden. Das hängt von den historischen Situationen, von den Augenblicken ab. Hier gibt es eine wache politische Führung, die sich um all dies ständig Sorge macht. Wir meinen, daß das Programm intensiviert und vorangetrieben werden muß. Wir meinen, daß die chilenische Wirtschaftsstruktur von Grund auf verändert werden muß. Wir sind dabei, sie zu ändern, aber wir müssen weitermachen, auch wenn wir dabei die Grenzen des Programmes überschreiten. Das macht nichts. So nur wird die Sache unumkehrbar sein. So wird den Reaktionären, der kapitalistisch-imperialistischen Restauration die materielle Basis entzogen. Sie haben die Kontrolle der Dinge, die Kontrolle des Landes aus den Händen verloren.

Hugo Miranda (PR): Ich glaube, daß die Bewegung der Volkseinheit frei ist von den Phänomenen, die andernorts geschehen sind, nämlich dem Zurückbleiben hinter den eigenen Zielen. Die Volksbewegung in Chile wird nicht verraten oder frustriert werden. Warum nicht? Erstens, weil die Volksbewegung eine tiefgreifende Bewegung ist. Sie hat sich nicht oberflächlich wegen der Verabredung einiger politischer Führer gebildet. Die Massen haben sich in einem bewußten und wirklichen Engagement zusammengefunden. Die Lohnabhängigen würden in jedem Augenblick jeden ihrer Führer zum Teufel schicken, der zurückbleiben würde. Zweitens, weil die Regierung mit soviel Elan angefangen hat, daß sie sich von denen trennen wird, die keine sehr klare oder ehrliche Konzeption von der Notwendigkeit unserer Veränderungen oder des Weges zum Sozialismus haben. Andererseits hat Lateinamerika seit der Cubanischen Revolution eine viel reichere Erfahrung. Ich bin Optimist und bin mir bewußt, daß hierzulande nicht die Gefahr besteht, daß der revolutionäre Prozeß verraten wird. Das Programm der Volkseinheit kann natürlich verändert werden, aber nur, um es noch mehr zu akzentuieren und zu radikalisieren. Das wäre eine günstige Veränderung und keine Bremse. Der einzige Wandel im Programm der Volkseinheit – außer vielleicht irgendeinem taktischen Anpassungsprozeß an die Umstände – ist der, der den Prozeß radikalisiert.

Enrique Correa (MAPU): Wir meinen, daß es sehr schwierig ist, die gründliche und konsequente Erfüllung des Programms der Volkseinheit von der Errichtung des Sozialismus zu trennen. Deshalb sagen wir, daß es zwischen dem Programm und der weiterreichenden Aufgabe keine Bresche gibt. Wenn die Ziele des Programms erfüllt werden, gibt es keine Kraft, die sich dem Sozialismus entgegenstellen könnte. Das Programm gibt nicht vor, den Sozialismus zu errichten. Wenn seine Ziele verwirklicht werden, ist damit der Sozialismus nicht automatisch erbaut. Wenn die Ziele erreicht sind, kann die Volksregierung weitergehen. Heute zu fordern, das Programm der Volkseinheit müsse überwunden werden, scheint uns nicht ernsthaft zu sein. Denn es zielt auf so mächtige Feinde, daß wir zuerst an deren Niederlage denken müssen. Erst wenn die geschafft ist, werden wir weitergehen.

Dokumente

Zwei grundlegende Dokumente des chilenischen Prozesses werden hier abgedruckt: das ›Programm der Volkseinheit‹ und die ›Erste Botschaft des Präsidenten Allende vor dem Gesamten Kongreß‹. Beide sind leicht gekürzt. Es wurden Passagen ausgelassen, welche in anderen Teilen des Buches oder im anderen Dokument ausführlicher abgehandelt werden. Damit der Leser sich jedoch einen Überblick über die Spannweite der angesprochenen Themen verschaffen kann, sind alle Zwischenüberschriften wiedergegeben.

Nicht unwichtig ist es – und deshalb soll noch einmal darauf hingewiesen werden –, daß das gemeinsame Programm und seine Diskussion der endgültigen Auswahl eines Kandidaten für die Präsidentschaftswahlen durch die Parteien der Volkseinheit um einige Zeit vorausgingen.

Es ist offensichtlich, daß die ›Botschaft‹ den chilenischen Prozeß in seiner geschichtlichen Besonderheit schon viel eindeutiger und deutlicher auf den Begriff bringt als das Programm, von dem, als es aufgestellt wurde, niemand wußte, ob es je ein tatsächliches Regierungsprogramm sein und unter seiner immanenten Prämisse – dem Wahlsieg der Volkseinheit – angewendet würde. Gleichwohl dürfte es schwerhalten, einen Widerspruch in Geist, Intention und Inhalt zwischen beiden Dokumenten zu finden.

Der Übersetzung lag die jeweilige offizielle Fassung zugrunde. Ich habe mich bemüht, die sprachliche Diktion und Dynamik jeweils angemessen wiederzugeben.

Das Programm der Volkseinheit vom Dezember 1969 — Auszüge

Ungeachtet der eigenen Philosophie und des besonderen politischen Profils einer jeden politischen Organisation stimmen die Parteien und Bewegungen, welche das Koordinationskomitee der Volkseinheit bilden, voll und ganz in der im folgenden dargelegten Charakterisierung der nationalen Wirklichkeit und in den programmatischen Vorschlägen überein, die unserer gemeinsamen Aktion als Grundlage dienen werden (...)

Chile durchlebt eine tiefe Krise. Das manifestiert sich in der wirtschaftlichen und gesellschaftlichen Stagnation, in der allgemeinen Armut, in den vielfältigen Zurückstellungen, welche die Arbeiter, Bauern und anderen ausgebeuteten Schichten erleiden müssen, in den wachsenden Schwierigkeiten, denen sich Angestellte, Akademiker, mittlere und kleine Unternehmer gegenübersehen, und in den minimalen Chancen, über welche die Frau und die Jugend verfügen.

Die Probleme in Chile können gelöst werden. Unser Land hat große Reichtümer wie das Kupfer und andere Minerale, ein beträchtliches Potential an hydroelektrischer Energie, umfangreiche Wälder, einen breiten fischreichen Küstenstreifen, eine mehr als ausreichende landwirtschaftlich nutzbare Fläche usw. Es kann zudem mit dem Willen zu Arbeit und Fortschritt, der technischen und professionellen Fähigkeit der Chilenen rechnen. Was ist also fehlgegangen?

In Chile ist ein System gescheitert, das nicht mit den Notwendigkeiten unserer Zeit übereinstimmt. Chile ist ein kapitalistisches Land, vom Imperialismus abhängig, beherrscht von Teilen der Bourgeoisie, die strukturell mit dem ausländischen Kapital verbunden sind und die Grundprobleme des Landes nicht zu lösen vermögen. Denn diese stammen gerade aus deren Klassen-Privilegien, auf die sie niemals freiwillig verzichten werden.

Als Folge der Entwicklung des Weltkapitalismus ergibt sich die nationale Monopolbourgeoisie immer mehr dem Imperialismus. Sie wird zunehmend abhängiger, und ihre Rolle als kleiner Teilhaber des ausländischen Kapitals akzentuiert sich von Tag zu Tag.

Für einige wenige ist der tägliche Verkauf eines Stücks Chile ein großes Geschäft. Für die übrigen treffen sie alle Tage die Entscheidungen.

Täglich ihr Bemühen, ihre Intelligenz und ihre Arbeitskraft zu verkaufen, ist dagegen für die große Mehrheit ein miserables Geschäft. Über ihr eigenes Schicksal zu entscheiden, ist ein Recht, dessen sie noch weitgehend beraubt sind.

In Chile sind die reformistischen und ›Entwicklungs‹-Rezepte, welche die ›Allianz für den Fortschritt‹ propagiert und die Regierung von Frei zu den ihren gemacht hat, gescheitert und haben nichts Wichtiges geändert. Diese Administration war im Grunde eine weitere Regierung der Bourgeoisie im Dienst des nationalen und ausländischen Kapitalismus. Ihre bescheidenen Versuche zum sozialen Wandel zerschellten ruhmlos an den Klippen der wirtschaftlichen Stagnation, des Mangels und der gewaltsamen Repression gegen das Volk. Damit hat sich wieder einmal gezeigt, daß der Reformismus unfähig ist, die Probleme des Volkes zu lösen.

Die Entwicklung des Monopolkapitalismus verneint die Erweiterung der Demokratie und verschlimmert die gegen das Volk gerichtete Gewalt. Das Niveau des Volkskampfes nimmt in dem Maße zu, in dem der Reformismus scheitert. Das verhärtet die Position der reaktionärsten Gruppen innerhalb der herrschenden Klassen, bis sie schließlich keinen anderen Ausweg mehr wissen als die Gewalt.

Die brutalen Gewaltformen des gegenwärtigen Staates wie die Aktionen der ›Beweglichen Einheit‹ (einer Sondereinheit der Karabineros, die vor allem für Einsätze bei Demonstrationen und anderen gegen die ›öffentliche Sicherheit und Ordnung‹ gerichteten Kundgebungen bestimmt war – *HRS*), wie das Verprügeln von Bauern und Studenten, die Blutbäder unter Marginalen und Bergleuten sind untrennbar von anderen, nicht weniger brutalen Formen, die alle Chilenen berühren. Denn es ist Gewalt, wenn neben einigen, die Luxusbehausungen besitzen, ein großer Teil der Bevölkerung in gesundheitsschädlichen Wohnungen lebt und andere gar keinen eigenen Raum haben. Denn es ist Gewalt, wenn neben einigen, die Lebensmittel wegwerfen, viele sich nicht ernähren können.

Die imperialistische Ausbeutung der unterentwickelten Volkswirtschaften vollzieht sich auf viele Weisen: durch die Investition im Bergbau (Kupfer und Eisen), in der Industrie, im Bankwesen und im Handel; durch die technologische Kontrolle, die uns verpflichtet, für Maschinen, Lizenzen und Patente gewaltige Summen aufzubringen; durch die nordamerikanischen Kredite unter Bedingungen, die uns zwingen, sie in den Vereinigten Staaten auszugeben und die gekauften Waren auf nordamerikanischen Schiffen zu transportieren.

Zur Erläuterung nur eine Zahl. Zwischen 1952 und heute investierten die Nordamerikaner in Lateinamerika 7.473 Millionen Dollar und holten aus dem Kontinent 16.000 Millionen Dollar heraus. Aus Chile hat sich der Imperialismus riesige Summen herausgeholt, die das Doppelte des in unserem Land in seiner ganzen Geschichte investierten Kapitals ausmachen.

Die nordamerikanischen Monopole haben in Komplizenschaft mit den bourgeoisen Regierungen sich fast unserer gesamten Kupfer-, Eisen- und Salpetervorräte bemächtigt. Sie kontrollieren den Außenhandel. Sie diktieren die Wirtschaftspolitik durch den International Monetary Fund und andere Organisationen. Sie beherrschen wichtige Industrie- und Dienstleistungszweige. Sie genießen gesetzliche Privilegien und zwingen uns zur Geldabwertung, zur Reduzierung der Löhne und Gehälter und zu einer verzerrten Landwirtschaftsstruktur über den Weg der Freisetzung ihrer Agrarüberschüsse. Sie greifen in die Erziehung, in die Kultur und in die Massenkommunikationsmittel ein. Sie versuchen, sich über Militär- und politische Abkommen in unsere Streitkräfte einzuschleichen.

Die herrschenden Klassen, Komplizen dieser Situation und unfähig, selbst sie auszunutzen, haben in den letzten zehn Jahren die Auslandsverschuldung Chiles intensiviert. Sie haben gesagt, daß die Kredite und die Verpflichtungen gegenüber den internationalen Bankiers eine größere wirtschaftliche Entwicklung hervorbringen würden. Aber das einzige, was sie geschafft haben, ist, daß Chile heute im Verhältnis zu seiner Einwohnerzahl eines der verschuldetsten Länder der Erde ist.

In Chile regiert und erläßt man Gesetze zugunsten einiger weniger: der großen Kapitalisten und ihrer Mitläufer, der Unternehmen, die unsere Volkswirtschaft beherrschen, der Großgrundbesitzer, deren Macht fast intakt bleibt.

Die Kapitalherren interessiert es, immer mehr Geld zu verdienen. Es interessiert sie nicht, die Bedürfnisse des chilenischen Volkes zu befriedigen. Wenn, zum Beispiel, die Produktion und der Import von teuren Personenkraftwagen ein gutes Geschäft sind, widmen sie diesem Zweig wertvolle Ressourcen unserer Wirtschaft. Dabei kümmert es sie nicht, daß nur ein minimaler Prozentsatz der Chilenen solche Autos erwerben kann und daß es weit dringendere Bedürfnisse gibt, die befriedigt werden müssen, etwa die Verbesserung der Massenverkehrsmittel oder des Maschinenparks der Landwirtschaft.

Die Gruppe von Unternehmern, die die Wirtschaft des Landes, die Presse und andere Massenmedien sowie das politische System kontrolliert und den Staat bedroht, wann immer er zu intervenieren gedenkt oder sich weigert, sie zu begünstigen, kostet allen Chilenen sehr viel Geld. Damit sie weiter ›arbeiten‹ können – und nur sie können sich den Luxus erlauben zu arbeiten –, muß man ihnen

- alle Hilfe gewähren; die Unternehmer quetschen den Staat mit der Drohung aus, es werde keine Privatinvestition mehr geben, wenn man ihnen die geforderten Hilfen und Garantien nicht gewährt;
- erlauben, mit dem Geld aller Chilenen das zu produzieren, was sie wollen, anstatt herzustellen, was die große Mehrheit des Landes braucht;
- die Möglichkeit geben, Arbeiter zu entlassen, wenn diese bessere Löhne verlangen;
- gestatten, die Verteilung von Lebensmitteln zu manipulieren, sie zu hamstern, um so Knappheit zu provozieren und die Preise zu steigern, damit sie sich auf Kosten des Volkes weiter bereichern können.

Gleichzeitig erfahren die, welche wirklich produzieren, eine sehr schwierige Lage:

- Eine halbe Million Familien haben überhaupt keine Wohnungen, und ebenso viele leben unter schlechtesten Bedingungen, was Kanalisation, Licht, Trinkwasser und Gesundheit angeht.
- Die Bedürfnisse der Bevölkerung an Erziehung und Gesundheitspflege werden unzureichend beachtet.
- Mehr als die Hälfte der chilenischen Arbeiter beziehen Löhne, die nicht ausreichen, ihre Grundbedürfnisse finanziell abzudecken. Arbeitslosigkeit und unstabile Arbeit werden in jeder Familie erfahren. Für zahlreiche Jugendliche ist die Möglichkeit, Anstellung zu finden, sehr gering und unsicher.

Das imperialistische Kapital und eine Gruppe von Privilegierten, die nicht mehr als zehn Prozent der Bevölkerung ausmachen, reißen mehr als die Hälfte des Nationaleinkommens an sich. Das bedeutet: von hundert Escudos, die die Chilenen produzieren, wandern 50 in die Taschen von zehn Oligarchen, und die übrigen 50 müssen unter 90 Chilenen aus dem Volk und der Mittelklasse umverteilt werden.

Die Steigerung der Lebenshaltungskosten ist in den Haushalten des Volkes eine Hölle. Das gilt besonders für die Hausfrau. In den letzten zehn Jahren ist, offiziellen Statistiken zufolge, der Lebenshaltungskostenindex fast um 1.000 Prozent gestiegen. Das heißt, daß man den Chilenen, die von ihrer Arbeit leben, tagtäglich einen Teil ihrer Löhne und Gehälter raubt. Dasselbe passiert den Ruheständlern und Pensionären, dem unabhängigen Arbeiter, dem Handwerker, dem Kleinproduzenten. Ihrer aller Einkommen wird von Tag zu Tag durch die Inflation gekürzt.

Alessandri und Frei haben versprochen, sie würden der Inflation ein Ende setzen. Die Resultate liegen auf der Hand. Die Tatsachen zeigen, daß die Inflation in Chile auf Ursachen zurückgeht, die mit der kapitalistischen Struktur unserer Gesellschaft zusammenhängen, nicht mit der Lohnsteigerung, wie die verschiedenen Regierungen haben glauben machen wollen, um die Aufrechterhaltung des Systems zu rechtfertigen und die Einkommen der Arbeiter zu verringern. Der Großkapitalist verteidigt sich dagegen gegen die Inflation. Mehr noch: er profitiert von ihr. Seine Eigentümer und Kapitale werden aufgewertet, seine Verträge mit dem Staat an die Inflationsrate angepaßt und die Preise seiner Produkte so erhöht, daß sie den Lohnsteigerungen immer voraus sind.

Eine große Zahl von Chilenen ist schlecht ernährt. Wieder offiziellen Daten zufolge sind 50 Prozent der Kinder von unter 15 Jahren unterernährt. Das beeinträchtigt ihr Wachstum und schränkt ihre Fähigkeit zu lernen, sich zu unterrichten ein. Das beweist, daß die Volkswirtschaft im allgemeinen und das Landwirtschaftssystem im besonderen die Chilenen nicht ernähren können, obwohl Chile in diesem selben Augenblick eine Bevölkerung von 30 Millionen Menschen, dreimal mehr als jetzt, erhalten könnte. Wir aber müssen jedes Jahr für Hunderttausende von Dollar landwirtschaftliche Produkte für die Ernährung importieren.

Das Latifundium ist schuld an den Lebensmittelproblemen aller Chilenen und trägt die Verantwortung für die Rückständigkeit und das Elend, welche das Land in Chile kennzeichnen. Die Raten der Kinder- und Erwachsenensterblichkeit, des Analphabetismus, des Wohnungsmangels, der Krankheit sind auf dem Lande entschieden höher als in den Städten. Diese Probleme hat die unzureichende Agrarreform der christdemokratischen Regierung nicht gelöst. Nur der Kampf der Bauernschaft mit der Unterstützung des ganzen Volkes kann sie lösen. Die gegenwärtige Entwicklung des Kampfes um Grund und Boden und um die Liquidierung des Latifundiums eröffnet der chilenischen Volksbewegung neue Perspektiven.

Das Wachstum unserer Wirtschaft ist minimal. In den letzten Jahrfünften betrug es im Durchschnitt kaum zwei Prozent jährlich pro Person. Seit 1967 hat es überhaupt kein Wachstum, sondern einen Rückschritt gegeben. Das hat die Regierung selbst gezeigt (ODEPLAN). 1966 hatte also jeder Chilene mehr Güter als heute. Das erklärt, warum die Mehrheit nicht mehr einverstanden ist und für unser Land eine Alternative sucht.

Die einzige Alternative, welche tatsächlich dem Volk entspricht, und daher die Grundaufgabe, welche eine Volksregierung vor sich hat, besteht darin, mit der Herrschaft der Imperialisten, der Monopole, der Großgrundbesitzer-Oligarchie Schluß zu machen und den Aufbau des Sozialismus in Chile zu beginnen.

1. Einheit und Tat des organisierten Volkes

Das Wachstum der Arbeiter an Zahl, Organisation, Kampfesmut und Machtbewußtsein verstärkt und vertieft den Willen zu tiefen Veränderungen, die Kritik der bestehenden Ordnung und den Zusammenstoß mit ihren Strukturen. In unserem Land gibt es mehr als drei Millionen Arbeiter. Ihre produktiven Kräfte und ihre enorme Fähigkeit zum Aufbau können gleichwohl innerhalb des gegenwärtigen Systems nicht befreit werden. Das kann sie nur ausbeuten und unterwerfen.

Diese Kräfte werden mit dem ganzen Volk zusammen und unter Mobilisierung aller, die mit der Macht der reaktionären, nationalen oder ausländischen Interessen nicht verbunden sind, d. h. in der einheitlichen und mutigen Tat der großen Mehrheit aller Chilenen, die gegenwärtigen Strukturen zerbrechen und in der Aufgabe ihrer Befreiung voranschreiten können.

Dafür wird die Volkseinheit gemacht.

Die Imperialisten und die herrschenden Klassen werden die Volkseinheit bekämpfen und versuchen, das Volk wieder einmal zu betrügen. Sie werden sagen, daß die Freiheit in Gefahr ist, daß die Gewalt sich des Landes bemächtigen wird usw. Aber die Volksmassen glauben immer weniger an diese Lügen. Täglich wächst ihre gesellschaftliche Mobilisierung. Heute sieht sie sich verstärkt und vorangetrieben durch die Einheit der Kräfte der Linken.

Um die Mobilisierung des Volkes von Chile zur Eroberung der Macht anzuregen und zu orientieren, werden wir überall die Komitees der Volkseinheit einrichten. Sie werden in jeder Fabrik, auf jedem Landgut, in jedem Dorf, in jedem Büro, in jeder Schule von den Mitgliedern der Bewegungen und Parteien der Linken gebildet und umfassen jene Menge von Chilenen, die für grundlegende Änderungen eintritt.

Die Komitees der Volkseinheit sind nicht bloße Wahlorganisationen. Sie werden die unmittelbaren Forderungen der Massen interpretieren und durchsetzen. Vor allem werden sie sich darauf vorbereiten, die Volksmacht auszuüben. Daher muß diese neue Macht, die Chile braucht, schon jetzt anfangen zu funktionieren, wo immer das Volk sich organisiert, um für die Lösung seiner besonderen Probleme zu kämpfen, und wo immer das Bewußtsein seiner Notwendigkeit sich entwickelt. Dieses gemeinsame Arbeitssystem wird eine dauerhafte und dynamische Methode zur Entwicklung des Programms sein, eine aktive Schulung für die Massen, eine konkrete Form, um den politischen Inhalt der Volkseinheit auf allen Ebenen zu vertiefen.

In einem gegebenen Augenblick des Wahlkampfs werden die wesentlichen Aussagen dieses Programms, angereichert durch die Diskussion und den Beitrag des Volkes und mit einer Reihe unmittelbarer Maßnahmen unserer Regierung, in einem Volksakt dargelegt. Er wird sich für die neue Volksregierung und für die Front, die sie unterstützt, in ein Mandat verwandeln, auf das nicht verzichtet werden kann.

Für den Kandidaten der Volkseinheit zu stimmen, heißt also nicht, einen Mann zu wählen. Es heißt auch, daß man sich für die unverzügliche Ersetzung der gegenwärtigen Gesellschaft ausspricht, die auf der Herrschaft der Großkapitalisten des In- und Auslandes beruht.

2. Das Programm

A) Die Volksmacht

Die revolutionären Veränderungen, die das Land braucht, werden sich nur verwirklichen lassen, wenn das chilenische Volk die Macht in seine Hände nimmt und sie tatsächlich und effektiv ausübt.

Das Volk von Chile hat in einem langen Kampf bestimmte demokratische Freiheiten und Garantien erobert. Ihren Bestand zu erhalten, muß es wachsam sein und ohne Unterbrechung kämpfen. Aber die Macht selbst ist ihm äußerlich geblieben.

Die Volks- und revolutionären Kräfte haben sich nicht zusammengetan, um einen Präsidenten der Republik durch einen anderen zu ersetzen oder um eine Regierungspartei aus dem Amt zu jagen und andere in der Macht zu instaurieren. Sie haben sich zusammengetan, um die grundlegenden Wandlungen, welche die nationale Lage fordert, durchzuführen. Das geht nur auf der Basis der Übertragung der Macht von den alten herrschenden Gruppen auf die Arbeiter, die Bauern und die fortschrittlichen Teile der Mittelschichten aus Stadt und Land. Sie wird der Volkstriumph dem demokratischsten Regime in der Geschichte des Landes die Tür öffnen.

Im Hinblick auf die politische Struktur hat die Volksregierung eine doppelte Aufgabe:
– die demokratischen Rechte und die Eroberungen der Arbei-

ter zu bewahren, effektiver zu machen und zu vertiefen sowie

– die gegenwärtigen Institutionen zu verändern, um einen Staat zu etablieren, in welchem die Arbeiter tatsächlich die Macht ausüben.

B) *Die Vertiefung der Demokratie und die Eroberungen der Arbeiter*

Die Volksregierung gewährleistet die Ausübung der demokratischen Rechte und respektiert die individuellen und sozialen Freiheiten des ganzen Volkes. Die Freiheit des Gewissens, der Rede, der Presse und der Versammlung, die Unverletzlichkeit der Wohnung und das Recht auf gewerkschaftliche oder andere Organisierung werden ohne die Vorbehalte bestehen, welche heute die herrschenden Klassen eingeführt haben.

Damit das wirklich wird, sind die gewerkschaftlichen und gesellschaftlichen Organisationen der Arbeiter, Angestellten, Bauern, Marginalen, Hausfrauen, Studenten, Akademiker, Intellektuellen, Handwerker, kleinen und mittleren Unternehmer und der übrigen Sektoren der Arbeiter aufgerufen, in dem ihnen zukommenden Rang an den Organen der Macht teilzuhaben. In den Versicherungskassen, zum Beispiel, werden die, welche die Beiträge bezahlen, auch die sein, welche sie effektiv lenken: sie werden in demokratischer und geheimer Wahl ihre Vorstände wählen. In den Unternehmen der öffentlichen Hand müssen die Vorstände und die Produktionskomitees auch mit direkten Mandatsträgern der Arbeiter und Angestellten besetzt sein. In den Wohngegenden werden die Nachbarschaftsräte und die übrigen Organisationen der Bewohner über Mechanismen verfügen, um ihre eigenen Dinge zu kontrollieren und in vielfältigen Bereichen des gesellschaftlichen Funktionierens zu intervenieren. Aber es geht nicht nur um diese Beispiele. Es handelt sich um eine neue Konzeption des Staates, nach der das Volk eine tatsächliche und wirksame Intervention in seinen Organen ausüben kann.

Ebenso garantiert die Volksregierung den Arbeitern das Recht auf Arbeit und auf Streik sowie dem ganzen Volk das Recht auf Erziehung und Kultur. Dabei werden alle Ideen und alle Religionen respektiert und die freie Ausübung ihrer Kulte gewährleistet.

Alle demokratischen Rechte und Garantien werden ausgeweitet. Den gesellschaftlichen Organisationen werden die Mittel zur Verfügung gestellt, damit sie sie ausüben können. Die Mechanismen werden geschaffen, damit sie sie auf den verschiedenen Ebenen des Staatsapparates verwirklichen können.

Die Volksregierung sieht die Grundlage ihrer Kraft und Autorität in der Unterstützung durch das organisierte Volk. Das ist unser Begriff von einer starken Regierung. Sie steht der von der Oligarchie und dem Imperialismus geprägten konträr entgegen. In ihr wird nämlich die Autorität mit dem gegen das Volk gewandten Zwang identifiziert.

Die Volksregierung wird eine Mehrparteien-Regierung sein. Sie wird sich aus allen revolutionären Parteien, Bewegungen und Strömungen zusammensetzen. Es wird sich also um eine wahrhaft demokratische, repräsentative und zusammenhängende Exekutive handeln.

Die Volksregierung wird die Rechte der Opposition respektieren, wenn diese sich innerhalb des gesetzlichen Rahmens bewegt.

Die Volksregierung wird sofort eine Dezentralisierung der Administration vornehmen. Sie wird mit einer demokratischen Planung parallel laufen, welche den bürokratischen Zentralismus ausradiert und durch die Koordination aller staatlichen Organe ersetzt. Die Struktur der Gemeindeverwaltung wird modernisiert. Ihr wird die Autorität zuerkannt, welche ihr – im Einklang mit den Koordinierungsplänen des gesamten Staates – zukommt. Sie soll sich schrittweise in das lokale Organ der neuen politischen Organisation verwandeln. Sie wird mit angemessenen Finanzen und sonstigen Zuwendungen ausgestattet, damit sie, zusammen mit den Nachbarschaftsräten und untereinander koordiniert, die Probleme von lokalem Interesse in den Gemeinden und bei der Bevölkerung lösen kann. Dazu müssen die Provinzversammlungen gebildet und zum Funktionieren gebracht werden.

Die Polizei muß reorganisiert werden, damit sie nicht wieder als Repressionsinstrument gegen das Volk benutzt werden kann, dagegen ihre Aufgabe erfüllt, das Volk vor antisozialen Handlungen zu schützen. Das polizeiliche Vorgehen wird dergestalt humanisiert, daß die Würde und die physische Integrität des Menschen immer gewährleistet sind. Das Strafvollzugswesen, einer der schlimmsten Defekte des gegenwärtigen Systems, muß von Grund auf umgestaltet werden. Die Prinzipien müssen die der Rehabilitierung und Resozialisierung der Delinquenten sein.

3. Eine neue institutionelle Ordnung: der Volksstaat

A) Die politische Organisation

In einem Prozeß der Demokratisierung auf allen Ebenen und der organisierten Mobilisierung der Massen wird von der Basis aus die neue Machtstruktur errichtet.

Eine neue politische Verfassung institutionalisiert die massive Eingliederung des Volkes in die Staatsmacht.

Es wird eine einheitliche Staatsorganisation geschaffen. Sie gliedert sich in lokale, regionale und nationale Einheiten und hat die Volksversammlung als höchstes Machtorgan. Diese wird die Eine Kammer sein, welche national die Volkssouveränität ausdrückt. In ihr werden die verschiedenen Meinungen zusammenfließen und sich manifestieren. Dieses System wird die Mängel beseitigen, die sowohl der diktatoriale Präsidentialismus als auch der korrupte Parlamentarismus aufgewiesen haben.

Besondere Normen werden die Befugnisse und Verantwortlichkeiten des Präsidenten der Republik, der Minister, der Volksversammlung, der regionalen und lokalen Machtinstitution bestimmen und koordinieren. Das hat die legislative Wirksamkeit, die Effizienz der Regierung und vor allem den Respekt vor dem Willen der Mehrheit zum Ziel. Damit zwischen den Mächten die nötige Harmonie hergestellt werde und der Volkswille sich kohärent ausdrücke, werden alle Wahlen in einem gemeinsamen Prozeß zum gleichen Zeitraum veranstaltet. Jede Institution mit Repräsentation des Volkes geht aus allgemeinen, geheimen und direkten Wahlen hervor. Wahlberechtigt sind alle Männer und Frauen, die älter sind als 18 Jahre, Zivile und Militärs, Alphabeten und Analphabeten.

Die Mitglieder der Volksversammlung und jeder anderen Institution mit Repräsentation des Volkes sind der Kontrolle der Wähler unterworfen. Das besorgt ein Mechanismus, mit dessen Hilfe sie deren Mandate zurückziehen können.

Ein strenges Inkompatibilitätssystem wird errichtet: jedes Mandat und jede öffentliche Funktion werden widerrufen, wenn ihre Träger private Interessen verfolgen.

Die Instrumente der Wirtschafts- und Gesellschaftspolitik des Staates bilden ein System der nationalen Planung und haben exekutiven Charakter. Ihre Aufgabe ist es, die Aktion des Staates zu leiten, zu koordinieren und zu rationalisieren. Die Pläne müssen von der Volksversammlung gebilligt werden. Die Arbeiterorganisationen haben grundsätzlich Anteil am Planungssystem.

Die regionalen und lokalen Machtinstitutionen des Volksstaates üben Autorität in ihrem Wirkungsbereich aus und haben wirtschaftliche, politische und gesellschaftliche Vollmachten. Sie können überdies Initiativen ergreifen und die höheren Organe kritisieren. Die Ausübung ihrer Vollmachten muß sich gleichwohl an den nationalen Gesetzen und den allgemeinen Plänen der wirtschaftlichen und gesellschaftlichen Entwicklung orientieren.

Auf jeder Ebene des Volksstaates werden die gesellschaftlichen Organisationen mit spezifischen Befugnissen teilnehmen. Sie müssen Verantwortungen übernehmen, in ihren besonderen Aufgabenkreisen Initiativen entwickeln sowie sie angehende Probleme prüfen und lösen. Diese Befugnisse begrenzen die volle Autonomie und Unabhängigkeit jeder Organisation in keiner Weise.

Von dem Tag an, an dem die Volksregierung die Macht übernimmt, wird sie Kanäle öffnen, damit sich der Einfluß der Arbeiter und des Volkes durch die gesellschaftlichen Organisationen bei den Entscheidungen und der Kontrolle der staatlichen Administration ausdrücken kann. Das werden ganz entscheidende Schritte auf dem Wege zur Liquidierung des bürokratischen Zentralismus sein, welcher die gegenwärtige Staatsverwaltung kennzeichnet.

B) Die Organisation des Rechtswesens

Die Organisation und Administration der Gerechtigkeit muß auf dem Prinzip der Autonomie, das von der Verfassung festgelegt ist, und auf einer tatsächlichen wirtschaftlichen Unabhängigkeit beruhen.

Wir wollen einen Höchsten Gerichtshof, dessen Mitglieder von der Volksversammlung bestimmt werden. Sie haben keine andere Beschränkung als ihre eigene Tauglichkeit. Dieses Tribunal wird frei die internen, persönlichen oder kollegialen Senate des Rechtssystems hervorbringen.

Die neue Organisation und Administration der Gerechtigkeit muß den Mehrheiten zu Hilfe kommen und zudem schnell und weniger kostspielig sein.

Für die Volksregierung wird ein neuer Begriff des Richteramtes den gegenwärtigen individualistischen und bürgerlichen ablösen.

C) Die Nationale Verteidigung

Der Volksstaat wird der Bewahrung der nationalen Souveränität besondere Aufmerksamkeit widmen. Er betrachtet sie als Pflicht des ganzen Volkes. Deshalb wird er auf jede Drohung gegen die territoriale Integrität und die Unabhängigkeit des Landes, die vom Imperialismus und von in Nachbarländern installierten reaktionären Gruppen kommt, sehr scharf reagieren. Diese Gruppen, nicht genug damit, daß sie ihr Volk unterdrückten, nährten expansionistische und revanchistische Triebe. Das wird die Volksregierung ändern.

Der Volksstaat wird überdies eine moderne, patriotische und volkstümliche Auffassung der Souveränität des Landes entwickeln. Sie wird von folgenden Kriterien bestimmt:

a) Sicherung des nationalen Charakters der Streitkräfte. In

diesem Sinne wird ihre Verwendung zur Unterdrückung des Volkes oder bei der Teilhabe an Aktionen abgelehnt, die von den Interessen ausländischer Mächte diktiert sind.

b) Technische und offene Weiterbildung aller Beiträge der modernen Kriegswissenschaft gemäß den Interessen Chiles, der nationalen Unabhängigkeit, des Friedens und der Freundschaft unter den Völkern.

c) Eingliederung in und Beitrag der Streitkräfte zu verschiedenen Bereichen des gesellschaftlichen Lebens. Der Volksstaat wird sich besonders darum kümmern, die Hilfe der Streitkräfte für die ökonomische Entwicklung des Landes zu ermöglichen, natürlich ohne Beeinträchtigung ihrer eigentlichen Funktion: der Verteidigung der Souveränität.

Auf dieser Grundlage müssen den Streitkräften die materiellen und technischen Mittel sowie ein gerechtes und demokratisches System des Solds, der Beförderung und der Pensionierung gesichert werden. Es muß den Offizieren, Unteroffizieren und Mannschaften die wirtschaftliche Sicherheit während der Dauer ihres Militärdienstes gewährleisten und sie auch noch schützen, wenn sie im Ruhestand sind. Überdies muß es ihnen die tatsächliche Möglichkeit zum Aufstieg bieten, wobei nur die persönlichen Eigenschaften eines jeden zu berücksichtigen sind.

4. Der Bau der neuen Volkswirtschaft

A) Bereich des gesellschaftlichen Eigentums
B) Bereich des Privateigentums
C) Der gemischte Bereich
D) Vertiefung und Ausdehnung der Agrarreform
E) Politik der wirtschaftlichen Entwicklung

5. Gesellschaftliche Aufgaben

Die sozialen Erwartungen des chilenischen Volkes sind legitim und können erfüllt werden. Es will, zum Beispiel, würdige Wohnungen ohne ständige Mieterhöhungen, die einen Teil seines Einkommens auffressen, Schulen und Universitäten für seine Kinder, ausreichende Löhne und Gehälter, einen sofortigen Stopp der Steigerung der Lebenshaltungskosten, stabile Arbeit, gute gesundheitliche Versorgung, ein Lichtnetz, Trinkwasser, gepflasterte Straßen und Bürgersteige, eine gerechte und wirksame Invaliditäts- und Altersvorsorge ohne Privilegien und ohne Hungerrenten, Telefon, Polizei, Kindergärten, Sportplätze, Tourismus und öffentliche Badeanstalten.

Die Befriedigung dieser gerechtfertigten Wünsche des Volkes – die im Grunde Rechte sind, welche die Gesellschaft ihm zuerkennen muß – wird die Hauptsorge der Volksregierung sein.

Die Grundpunkte für die Aktion der Regierung auf diesem Gebiet sind die folgenden:

a) Es wird eine Lohnpolitik definiert. Sofort konstituieren sich Komitees, die unter Teilnahme der Arbeiter das zum Leben notwendige Mindestgehalt und die Minimallöhne in den verschiedenen Regionen des Landes festlegen.

   Während die Inflation andauert, werden gesetzliche automatische Anpassungsraten an die Kostensteigerungen festgelegt. Sie treten entweder alle sechs Monate oder bei einer Kostensteigerung von fünf Prozent in Kraft.

   In allen staatlichen Organen, zuerst in den Rängen der Regierung, werden Maximalgehälter etabliert, die mit der Situation unseres Landes übereinstimmen.

   In einem technisch definierten Zeitraum wird ein System von Minimallöhnen und -gehältern eingerichtet. Es garantiert gleichen Lohn für gleiche Arbeit in allen Unternehmen. Das wird im staatlichen Bereich begonnen und auf die ganze Wirtschaft ausgedehnt, allerdings unter Berücksichtigung des Produktivitätsniveaus in den verschiedenen Unternehmen. Jeder Unterschied in der Entlohnung zwischen den Geschlechtern und nach Alter wird beseitigt.

b) Das System der sozialen Sicherung wird vereinheitlicht, verbessert und ausgedehnt. Alle Eroberungen werden beibehalten. Die Privilegien werden abgeschafft, ebenso die Unwirksamkeit und der Bürokratismus. Die ärztliche und gesundheitliche Betreuung ist frei und wird verbessert. Das System der Vorsorge wird auf die Arbeiter ausgedehnt, die noch nicht an ihm teilhaben. Die Mitglieder der Versicherungskassen werden sie auch verwalten. Ihre Politik wird den Normen der nationalen Planung unterstellt.

c) Die vorbeugende und Heilbehandlung medizinischer und zahnärztlicher Natur ist ein Recht aller Chilenen. Es wird vom Staat, den Fabrikherren und den Vorsorge-Institutionen finanziert. Das Volk arbeitet an der Aufgabe mit, die öffentliche Gesundheit zu schützen.

   Die Preise der Medikamente werden durch Kostenkontrolle in den Laboratorien und Rationalisierung der Produktion entschieden gesenkt und in ausreichender Menge an das Publikum verteilt.

d) Es werden genügend Geldmittel zur Verfügung gestellt, um einen breiten Wohnungsbauplan zu verwirklichen. Wir werden die Industrialisierung des Bauwesens vorantreiben, die

Höhe der Profite der Privatunternehmen oder der gemischten Gesellschaften auf dem Bausektor begrenzen und in Notsituationen den bedürftigen Familien Grundstücke sowie technische und materielle Hilfe beim Wohnungsbau zukommen lassen.

Die Volksregierung erklärt es zum Ziel ihrer Wohnungspolitik, daß jeder Haushalt seine Wohnung hat. Das System der Mietenanpassung wird beseitigt. Die monatlichen Mieten oder Raten, welche die Wohnungseigentümer oder Mieter bezahlen müssen, dürfen nicht mehr als zehn Prozent des Familieneinkommens ausmachen.

Die Städte und Wohngebiete werden neu gestaltet. Es wird verhindert, daß die unteren Einkommensgruppen immer an den Stadtrand abgedrängt werden. Die Interessen der Bewohner werden gewahrt, auch die der kleinen Unternehmer. Den gegenwärtigen Bewohnern wird eine zukünftige Heimstatt zugesichert.

e) Es werden die volle Rechtsfähigkeit der verheirateten Frau und die gleiche rechtliche Behandlung für alle Kinder außerhalb und innerhalb der Ehe, außerdem eine angemessene Scheidungsgesetzgebung unter Berücksichtigung der Rechte von Frau und Kindern eingerichtet.

f) Die gesetzliche Trennung zwischen Angestellten und Arbeitern entfällt. Alle sind Arbeiter. Das Recht zur gewerkschaftlichen Organisation wird auch auf die ausgedehnt, die es bisher nicht haben.

6. Kultur und Erziehung

A) Eine neue Kultur für eine neue Gesellschaft

Der gesellschaftliche Prozeß, den der Triumph des Volkes auslöst, wird eine neue Kultur hervorbringen. Sie wird die menschliche Arbeit als höchsten Wert haben, den Willen zur Selbstbestätigung und zur Unabhängigkeit ausdrücken und eine kritische Vision der Wirklichkeit vermitteln.

Die tiefgreifenden Veränderungen, die wir beginnen, brauchen ein gesellschaftlich bewußtes und solidarisches Volk, dazu erzogen, seine politische Macht auszuüben und zu verteidigen, wissenschaftlich und technisch fähig, die Wirtschaft des Übergangs zum Sozialismus zu entwickeln, offen gegenüber der Schöpfung und dem Genuß der verschiedensten Manifestationen der Kunst und des Geistes.

Wenn heute schon die Mehrheit der Intellektuellen und Künstler gegen die kulturellen Deformierungen der kapitalistischen Gesellschaft kämpfen und versuchen, die Früchte ihres Schaffens den Arbeitern nahezubringen und sich mit ihrem geschichtlichen Schicksal zu verbünden, werden sie in der neuen Gesellschaft die Rolle einer Avantgarde haben, um mit ihrer Aktion weiterzumachen. Denn die neue Kultur wird nicht durch Dekret geschaffen. Sie entsteht aus dem Kampf der Brüderlichkeit gegen den Individualismus, aus der Hochschätzung der Arbeit gegen ihre abfällige Beurteilung, aus den nationalen Werten gegen die kulturelle Kolonialisierung, aus dem Zugang der Volksmassen zu Kunst, Literatur und Massenmedien gegen ihre Kommerzialisierung.

Der neue Staat wird die Massen in die intellektuelle und künstlerische Tätigkeit eingliedern. Das geschieht einmal durch ein völlig verändertes Erziehungssystem und andererseits durch die Einrichtung eines nationalen Systems der Volkskultur. Ein ausgedehntes Netz von Lokalen Zentren der Volkskultur wird die Organisation der Massen zur Ausübung ihres Rechts auf Kultur vorantreiben.

Das System der Volkskultur wird die künstlerische und literarische Kreation stimulieren und neue Beziehungen zwischen den Künstlern und Schriftstellern und ihrem riesigen Publikum herstellen.

B) *Ein demokratisches, einheitliches und geplantes Erziehungswesen*
C) *Die Leibeserziehung*
D) *Demokratie, Autonomie und Orientierung für die Universität*
E) *Die Massenmedien*

7. Die Internationale Politik der Volksregierung

A) *Ziele*
B) *Mehr nationale Unabhängigkeit*
C) *Internationale Solidarität*
D) *Die lateinamerikanische Politik*

Erste Botschaft des Präsidenten Allende vor dem Gesamten Kongreß am 21. Mai 1971 — Auszüge

Mitbürger des Kongresses!

Ich erscheine vor Ihnen, um das Mandat der Verfassung zu erfüllen. Dieser Botschaft schreibe ich doppelte Bedeutung zu: es ist einerseits die erste einer Regierung, welche gerade die Führung des Landes übernommen hat, und zum andern wird sie angesichts von Forderungen übermittelt, die in unserer politischen Geschichte einzig dastehen. Deshalb möchte ich ihr einen besonderen Inhalt geben, der ihrer gegenwärtigen Bedeutung und ihrer Reichweite für die Zukunft entspricht.

27 Jahre lang bin ich in dieses Hohe Haus gekommen, fast immer als Parlamentarier der Opposition. Heute komme ich, dank dem vom Kongreß ratifizierten Willen des Volkes, als Chef des Staates. Ich weiß sehr genau, daß hier die Gesetze debattiert und erlassen wurden, welche die latifundistische Agrarstruktur sanktionierten. Aber hier wurden auch die obsoleten Institutionen zerbrochen und die gesetzlichen Grundlagen für die Agrarreform gelegt, die wir durchführen und vorantreiben. Die gesetzlichen Normen, auf denen die ausländische Ausbeutung der natürlichen Ressourcen von Chile beruht, wurden hier aufgestellt. Aber dieses selbe Parlament revidiert sie heute, um den Chilenen das zurückzugeben, was ihnen rechtmäßig gehört.

Der Kongreß erarbeitet die legale Institutionalität und reguliert so die gesellschaftliche Ordnung, in der er ruht. Deshalb war er über ein Jahrhundert lang den Interessen der Mächtigen gegenüber aufgeschlossener als dem Leiden des Volkes. Am Beginn der gegenwärtigen Legislaturperiode muß ich folgendes Problem aufwerfen: Chile hat jetzt innerhalb der Regierung eine neue politische Kraft, deren soziale Funktion es ist, nicht der herrschenden traditionellen Klasse, sondern den großen Mehrheiten Unterstützung zu gewähren. Diesem Wandel in der Machtstruktur muß notwendig eine tiefgreifende Veränderung in der sozioökonomischen Ordnung entsprechen, welche das Parlament zu institutionalisieren aufgerufen ist.

Dem Fortschritt in der Freisetzung der chilenischen Energien, die Nation neu zu erbauen, werden jetzt entschiedenere Schritte folgen müssen. Der in Gang befindlichen Agrarreform, der Nationalisierung des Kupfers, die nur noch auf die Zustimmung des Kongresses wartet, müssen jetzt neue Reformen hinzugefügt werden, sei es aufgrund der Initiative des Parlaments, sei es auf Vorschlag der Exekutive, sei es auf gemeinsame Anregung der beiden Mächte oder sei es dadurch, daß man an die Grundlage aller Macht appelliert, welche die in dem Volksplebiszit ausgedrückte Souveränität des Volkes darstellt. Wir stehen vor der Herausforderung, daß alles in Frage gestellt ist. Wir müssen jedes Gesetz, jede bestehende Institution und sogar jede Person fragen, ob sie unserer integralen und unabhängigen Entwicklung dienen oder nicht. Ich bin sicher, daß nur wenige Male in der Geschichte sich dem Parlament irgendeines Landes eine solche Aufgabe gestellt hat wie uns jetzt.

1. Die Überwindung des Kapitalismus in Chile

Die Bedingungen in Rußland im Jahre 1917 und in Chile heute sind sehr verschieden. Dennoch ist die historische Herausforderung ähnlich. Das Rußland des Jahres 1917 fällte die Entscheidungen, welche die Zeitgeschichte am meisten berührt haben. Dort kam man darauf, daß das zurückgebliebene Europa weiter sein könnte als das fortgeschrittene, daß die erste sozialistische Revolution nicht notwendig im Dunstkreis der Industriemächte sich vollziehen würde. Dort nahm man den Handschuh auf und vollzog *eine* Form der Konstruktion der sozialistischen Gesellschaft: die Diktatur des Proletariats. Heute zweifelt niemand daran, daß Nationen mit großer Bevölkerung auf diesem Wege in relativ kurzen Zeiträumen die Rückständigkeit durchbrechen und die Höhe der Zivilisation unserer Zeit erreichen können. Die Beispiele der Sowjetunion und der Volksrepublik China sprechen für sich.
Wie Rußland damals, so steht Chile heute vor der Notwendigkeit, eine neue Art und Weise einzuführen, die sozialistische Gesellschaft zu errichten: unseren revolutionären Weg, den pluralistischen Weg, der, wenngleich von den Theoretikern des Marxismus vorweggenommen, bisher niemals konkretisiert worden ist. Immer hat man angenommen, er würde zuerst von entwickelteren Nationen, wahrscheinlich Frankreich und Italien mit ihren mächtigen Arbeiterparteien marxistischer Orientierung, eingeschlagen. Aber wieder einmal erlaubt die Geschichte, mit der Vergangenheit zu brechen und ein neues Gesellschaftsmodell zu errichten, nicht wo es theoretisch voraussehbar war, sondern wo günstigere konkrete Bedingungen bestanden. Chile ist heute die erste Nation der Erde, die dazu aufgerufen ist, das zweite Modell des Übergangs zur sozialistischen Gesellschaft auszubilden.
Diese Herausforderung weckt über die Grenzen unseres Vaterlandes hinweg lebhaftes Interesse. Alle wissen oder fühlen,

daß hier und heute die Geschichte eine neue Richtung einschlägt, wenn wir Chilenen uns der Aufgabe bewußt sind. Einige unter uns, die wenigsten vielleicht, sehen nur die riesigen Schwierigkeiten eines solchen Unterfangens. Wir anderen, die Mehrheit, suchen die Möglichkeit, ihm mit Erfolg uns zu stellen. Ich für meinen Teil bin sicher, daß wir die notwendige Energie und Fähigkeit besitzen, unser Bemühen voranzubringen, indem wir die erste sozialistische Gesellschaft herausbilden, welche nach einem demokratischen, pluralistischen und freiheitlichen Modell errichtet ist.

Die Skeptiker und jene, die eine Katastrophe ahnen, werden sagen, daß es nicht möglich ist. Sie werden sagen, daß ein Parlament, welches den herrschenden Klassen so gut gedient hat, nicht in der Lage ist, sich in das Parlament des chilenischen Volkes zu verwandeln.

Sie haben sogar emphatisch erklärt, die Streitkräfte und die Karabineros, bisher die Stütze der institutionellen Ordnung, die wir überwinden werden, würden es nie akzeptieren, den zur Errichtung des Sozialismus in unserem Land entschlossenen Volkswillen zu garantieren. Sie vergessen das patriotische Bewußtsein unserer Streitkräfte und der Karabineros, ihre professionelle Tradition und ihre Unterordnung unter die Zivilgewalt. Um es mit den Worten des General Schneider zu sagen, sind es die Streitkräfte, die »als integraler und repräsentativer Teil der Nation und als Struktur des Staates das Dauernde und das Vergängliche organisieren und ein Gegengewicht gegen die periodischen Veränderungen bilden, welche der Nation politisches Leben innerhalb eines legalen Regimes lenken«.

Ich erkläre, meine Herren Mitglieder des Nationalen Kongresses, daß niemand dieses Parlament daran hindern kann, sich zu erneuern und sich tatsächlich in das Parlament des Volkes zu verwandeln, da es auf dem allgemeinen Stimmrecht beruht. Und ich behaupte, daß die chilenischen Streitkräfte und das Korps der Karabineros ihrer Pflicht und ihrer Tradition, nicht in den politischen Prozeß einzugreifen, die Treue halten und eine gesellschaftliche Neuordnung stützen werden, die dem verfassungsmäßig ausgedrückten Willen des Volkes entspricht. Es wird eine gerechtere und eine menschlichere Neuordnung sein, die mit allen großzügiger verfährt, aber vor allem mit den Arbeitern, welche bis heute so viel gaben und fast nichts erhielten.

Die Schwierigkeiten, denen wir uns gegenübersehen, liegen nicht in jenem Bereich. Sie bestehen in Wirklichkeit in der außerordentlichen Komplexität der Aufgaben, die uns erwarten: das politische Leben zum Sozialismus hin zu institutionalisieren und das von unserer gegenwärtigen Wirklichkeit einer durch Rückständigkeit und Armut gebeugten Gesellschaft aus zu schaffen, die durch Abhängigkeit und Unterentwicklung geprägt ist; mit den die Verzögerung auslösenden Faktoren zu brechen und zur gleichen Zeit eine neue sozioökonomische Struktur zu erbauen, die allen Prosperität gewähren kann.

Die Gründe für die Rückständigkeit bestanden – und bestehen noch – in der Ehe der traditionellen herrschenden Klassen mit der auswärtigen Unterwerfung und mit der inneren Klassenausbeutung. Sie zogen Nutzen aus der Verbindung mit den ausländischen Interessen und aus der Aneignung der von den Arbeitern produzierten Überschüsse; ihnen ließen sie nur das Minimum, das zur Wiederherstellung ihrer Arbeitskraft unumgänglich war.

Unsere erste Aufgabe besteht darin, diese Zwangsordnung aufzulösen, die nur ein deformiertes Wachstum erzeugt. Aber zur gleichen Zeit muß die neue Volkswirtschaft errichtet werden, damit sie der anderen ohne Bruch der Kontinuität nachfolgen kann, damit das Maximum an produktiver und technischer Kapazität gewahrt bleibt, die wir trotz der Unterentwicklung erreicht haben, damit keine künstlichen Krisen auftreten können, welche die auslösen werden, die ihre archaischen Privilegien bedroht sehen.

Jenseits dieser Grundfragen stellt sich ein Problem, das unsere Zeit als ihr grundlegendes herausfordert: wie kann man dem Menschen, besonders dem jungen Menschen, einen Sinn für seine Mission geben, der ihm neue Freude am Leben und seiner Existenz Würde verschafft? Dazu gibt es keinen anderen Weg als den der Leidenschaft im großzügigen Bemühen, große überpersönliche Aufgaben zu lösen. Das ist eine Selbstüberwindung der Conditio humana, die bis heute durch die Trennung zwischen Privilegierten und Habenichtsen verschüttet war. Niemand kann heute Lösungen für jene fernen Zeiten ausmalen, in denen alle Völker den Überfluß und die Befriedigung ihrer materiellen Bedürfnisse erreicht und gleichzeitig das kulturelle Erbe der ganzen Menschheit übernommen haben. Aber hier und jetzt, in Chile und in Lateinamerika, haben wir die Chance und die Pflicht, die schöpferischen Energien besonders der Jugend freizusetzen für Sendungen, die uns mehr als jedes andere Unternehmen der Vergangenheit bewegen.

Das ist die Hoffnung, eine Welt zu errichten, in der die Trennung zwischen Armen und Reichen überwunden ist, in unserem Falle eine Gesellschaft zu erbauen, die den Krieg der einen gegen die anderen in der wirtschaftlichen Kompetenz verbietet, in der der Kampf um berufliche Privilegien keinen Sinn mehr hat, in der die Gleichgültigkeit gegenüber dem Schicksal des anderen verschwunden ist, jene Gleichgültigkeit, welche die Mächtigen ständig zu Erpressern der Schwachen macht. Selten brauchten die Menschen so sehr wie heute den Glauben an sich und an ihre Fähigkeit, die Welt neu zu machen, das Leben zu erneuern.

Dies ist eine unwahrscheinliche Zeit. Sie bietet die materiellen Mittel, die großzügigsten Utopien der Vergangenheit zu verwirklichen. Daß wir es nicht tun, liegt nur am Gewicht eines Erbes aus Habsucht, Angst und obsoleten institutionellen Traditionen. Zwischen unserer Epoche und der des in planetarischem Maßstab befreiten Menschen vermittelt ausschließlich die Überwindung dieses Erbes. Nur so wird man die Menschen aufrufen können, sich selbst neu zu schaffen, nicht als Produkte einer Vergangenheit der Sklaverei und der Ausbeutung, sondern als bewußte Verwirklichung ihrer edelsten Möglichkeiten. Das ist das sozialistische Ideal.

Ein naiver Beobachter aus irgendeinem entwickelten Land, das alle jene materiellen Mittel besitzt, könnte meinen, daß meine Überlegungen einen neuen Stil der unterentwickelten Völker markieren, um Hilfe zu bitten, einen weiteren Aufruf der Armen an die Nächstenliebe der Reichen. Darum handelt es sich nicht. Es geht um das genaue Gegenteil. Die innere Neuordnung aller Gesellschaften unter der Vorherrschaft der Besitzlosen, die Modifizierung der internationalen Handelsbeziehungen zugunsten der ausgebeuteten Völker werden zur Folge haben, daß nicht nur das Unglück und die Rückständigkeit der Armen beseitigt, sondern auch die mächtigen Länder von ihrer Verurteilung zum Despotismus freigesprochen werden. Wie die Emanzipation des Sklaven den Herrn befreit, hat der sozialistische Aufbau, dem sich die Völker unserer Zeit gegenübersehen, sowohl für die enterbten als auch für die privilegierten Nationen einen Sinn, da beide die Ketten zerbrechen werden, die ihre Gesellschaften entwürdigen.

Meine Herren Mitglieder des Nationalen Kongresses! Hier stehe ich, Sie zu der großen Tat aufzufordern, die chilenische Gesellschaft so zu erbauen, wie wir sie erträumen. Ein Chile, in dem alle Kinder ihr Leben in gleichen Bedingungen beginnen, weil sie ärztliche Hilfe, Erziehung und zu essen haben. Ein Chile, in dem die schöpferische Fähigkeit jedes Mannes und jeder Frau blühen kann – nicht gegen die anderen, sondern zugunsten eines besseren Lebens für alle.

2. Unser Weg zum Sozialismus

Diese Erwartungen zu erfüllen, setzt einen langen Weg und riesige Anstrengungen aller Chilenen voraus. Es verlangt überdies als grundlegende Vorbedingung, daß wir die institutionellen Weichen für eine neue Form der sozialistischen Neuordnung in Pluralismus und Freiheit stellen können. Das ist sehr komplex, weil es vorher nichts gibt, an dem wir uns inspirieren könnten. Wir haben einen neuen Weg betreten; wir wandern ohne Karte durch unbekanntes Land; als Kompaß haben wir nur unsere Treue zum Humanismus aller Zeiten, vor allem zum marxistischen Humanismus, und als Fixstern dient uns das Projekt der Gesellschaft, das wir uns wünschen und das auf den tiefsten Sehnsüchten des chilenischen Volkes beruht.

Wissenschaftlich und technologisch ist es seit langem möglich, Produktionssysteme zu schaffen, die allen die Grundgüter sichern, welche heute nur eine Minderheit genießt. Die Schwierigkeiten bestehen nicht in der Technik und, zumindest in unserem Fall, ebenso wenig im Fehlen der natürlichen und menschlichen Ressourcen. Was die Verwirklichung der Ideale verhindert, ist die gesellschaftliche Ordnung, ist die Natur der Interessen, die bis heute herrschten, sind die Hindernisse, denen sich die abhängigen Nationen gegenüberstehen. Auf jene strukturelle Lage und auf diese institutionellen Zwänge müssen wir unsere Aufmerksamkeit richten.

Um es direkter zu sagen: unsere Aufgabe ist es, als chilenischen Weg zum Sozialismus ein neues Modell des Staates, der Wirtschaft und der Gesellschaft zu definieren und in die Praxis umzusetzen, ein Modell, das den Menschen, seine Bedürfnisse und seine Hoffnungen zum Mittelpunkt hat. Dafür braucht es den Mut derer, die die Welt als Entwurf zum Dienst der Menschen neu zu denken wagten. Es gibt keine Erfahrungen, welche wir als Vorbild benutzen könnten; wir müssen die Theorie und die Praxis neuer Formen der sozialen, ökonomischen und politischen Organisation für den Bruch mit der Unterentwicklung und für die sozialistische Schöpfung selber entwickeln.

Das werden wir nur können, wenn wir uns von unserer Aufgabe nicht entfernen und sie ebensowenig überflügeln. Wenn wir vergäßen, daß es unsere Sendung ist, einen gesellschaftlichen Entwurf für den Menschen zu etablieren, verwandelte sich der gesamte Kampf unsere Volkes in einen weiteren reformistischen Versuch. Wenn wir die konkreten Ausgangsbedingungen außer acht ließen und hier und jetzt etwas schaffen möchten, das unsere Möglichkeiten übersteigt, scheiterten wir ebenso.

Wir schreiten auf den Sozialismus nicht aus akademischer Liebe zu einer Doktrin zu. Uns bewegt die Energie unseres Volkes. Es weiß um den unumgänglichen Imperativ, die Rückständigkeit zu besiegen, und ist sich bewußt, daß der Sozialismus der einzige Weg ist für die modernen Nationen, sich rational in Freiheit, Autonomie und Würde neu zu errichten. Wir wollen den Sozialismus, weil das Volk in allgemeinen, geheimen und freien Wahlen das kapitalistische und abhängige System zurückgewiesen hat, ein System, dessen Ergebnis eine brutal ungleiche Gesellschaft mit antagonistischen Klassen ist, deformiert durch eine schreiende soziale Ungerechtigkeit und entwürdigt durch den Verderb der Grundlagen der menschlichen Solidarität.

Im Namen der sozialistischen Rekonstruktion der chilenischen Gesellschaft haben wir die Präsidentschaftswahlen gewonnen und diesen Sieg bei den Gemeindewahlen bestätigt. Das ist unser Banner, und mit ihm werden wir das Volk als Träger unseres Entwurfs und als Legitimanten unserer Aktion politisch mobilisieren. Unsere Pläne für die Regierung stehen im Programm der Volkseinheit, mit dem wir zu den Wahlen antraten. Und unsere Werke werden nicht die Befriedigung der Bedürfnisse der heute lebenden Chilenen zugunsten zyklopischer Monumente zurückstellen. Unser Ziel besteht in nichts anderem als in dem schrittweisen Aufbau einer neuen Machtstruktur, die auf den Mehrheiten ruht und die dringendsten Forderungen der gegenwärtigen Generationen rasch befriedigen kann. Sie zu berücksichtigen ist die einzige Form, tatsächlich zur Lösung der großen Probleme der Menschheit beizutragen; denn kein universeller Wert verdient diesen Namen, wenn er nicht auf die nationale, auf die regionale, ja sogar auf die lokale Ebene der Existenz eines jeden Menschen und jeder Familie zurückgeführt werden kann.

Unsere Gedankenwelt mag denen zu einfach erscheinen, welche die großen Versprechungen vorziehen. Aber das Volk muß seine Familien in einigermaßen guten Wohnungen mit einem Minimum an hygienischen Einrichtungen unterbringen, seine Kinder in Schulen erziehen, die nicht nur für die Armen gebaut sind, jeden Tag des Jahres ausreichend essen; das Volk braucht Arbeit, Hilfe bei Krankheit und im Alter, Respekt vor seiner Persönlichkeit. Das gedenken wir allen Chilenen innerhalb eines vorhersehbaren Zeitraums zu geben, das, was Lateinamerika durch Jahrhunderte hindurch verweigert worden ist, das, was einige Nationen erst jetzt ihrer gesamten Bevölkerung zu garantieren beginnen.

Hinter dieser Aufgabe und als unabdingbare Voraussetzung für ihre Erfüllung steht eine andere, nicht weniger dringende und weitreichende. Wir müssen den Willen der Chilenen mobilisieren, damit wir unsere Hände und unsere Geister und unsere Gefühle dafür einsetzen, das Volk für sich zurückzugewinnen. Nur so werden wir uns in die Zivilisation dieser Zeit als Herren unseres Schicksals und Erben der Technik, des Wissens, der Kunst und der Kultur eingliedern können. Das Land dahin zu bringen, diese grundlegenden Erwartungen zu berücksichtigen, ist die einzige Art und Weise, die Bedürfnisse des Volkes zu befriedigen, die Unterschiede gegenüber den favorisierten Nationen zu beseitigen. Nur so können wir unserer Jugend auch eine Aufgabe geben und ihr einen weiten Horizont als Erbauerin der Gesellschaft, in der sie leben wird, eröffnen.

Mitbürger des Kongresses! Das uns anvertraute Mandat verpflichtet alle materiellen und geistigen Hilfsmittel des Landes. Wir sind an einen Punkt gelangt, an dem der Rückschritt oder die Unbeweglichkeit eine nicht wiedergutzumachende nationale Katastrophe bedeuten würde. Es ist meine Pflicht, in dieser Stunde als der erste Verantwortliche für das Schicksal von Chile klar den Weg darzustellen, auf dem wir fortschreiten, und die Gefahr und die Hoffnung zu zeigen, die uns gleichzeitig beschert sind.

Die Volksregierung weiß, daß die Überwindung eines historischen Zeitraums durch die gesellschaftlichen und wirtschaftlichen Faktoren bestimmt ist, welche derselbe Zeitraum vorher aufgebaut hat. Sie rahmen die Träger und die Modalitäten des geschichtlichen Wandels ein. Das zu verkennen ließe uns gegen die Natur der Dinge marschieren.

Im revolutionären Prozeß, den wir leben, gibt es fünf wesentliche Punkte, in denen unser politischer und gesellschaftlicher Kampf seinen Ausdruck findet: die Legalität, die Institutionalität, die politischen Freiheiten, die Gewalt und die Vergesellschaftung der Produktionsmittel. Das sind Fragen, die die Zukunft und auch die Gegenwart eines jeden Mitbürgers berühren.

3. Das Prinzip der Legalität

Heute herrscht in Chile das Prinzip der Legalität. Es ist im Laufe des Kampfes vieler Generationen gegen den Absolutismus und die Willkür bei der Ausübung der Staatsmacht durchgesetzt worden. Es ist eine unumkehrbare Eroberung, solange eine Unterschied besteht zwischen Regierenden und Regierten.

Nicht das Prinzip der Legalität denunzieren die Volksbewegungen. Wir protestieren gegen eine legale Ordnung, die eine unterdrückerische soziale Ordnung widerspiegelt. Unser Rechtssystem, die Ordnungstechniken für die sozialen Beziehungen antworten heute auf die Forderungen des kapitalistischen Systems. Beim Übergang zum Sozialismus werden die Rechtsnormen den Bedürfnissen eines Volkes entsprechen, das eine neue Gesellschaft zu errichten sich bemüht. Aber es wird Legalität geben.

Unser legales System muß modifiziert werden. Daher kommt

den beiden Kammern in dieser Stunde eine große Verantwortung zu: sie müssen dazu beitragen, daß die Transformierung unseres Rechtswesens nicht blockiert wird. Vom Realismus des Kongresses hängt es in großem Maße ab, daß auf die kapitalistische Legalität die sozialistische folgt – in Übereinstimmung mit den sozioökonomischen Veränderungen, die wir durchführen, ohne daß ein gewaltsamer Bruch der Rechtlichkeit die Pforten zu Willkür und Exzessen öffnet, die wir verantwortungsvoll vermeiden wollen.

4. Die institutionelle Entwicklung

Die ordnende und regulierende gesellschaftliche Rolle, welche dem Rechtswesen zukommt, ist in unser institutionelles System eingebettet. Der Kampf der Volksbewegungen und -parteien, die heute Regierung sind, hat wesentlich zu einer der vielversprechendsten Wirklichkeiten beigetragen, über die das Land heute verfügt: wir haben ein offenes institutionelles System, das sogar denen widerstanden hat, welche den Willen des Volkes vergewaltigen wollten.

Die Flexibilität unseres institutionellen Systems läßt darauf hoffen, daß es keine rigide Schutzmauer darstellt und sich ebenso wie unser Rechtssystem auf die neuen Verhältnisse einstellt, um innerhalb der Verfassungsmäßigkeit die neue Institutionalität zu erzeugen, welche die Überwindung des Kapitalismus braucht. Sie wird der Grundforderung entsprechen, die unsere Aktion orientiert und legitimiert: den Arbeitern und dem Volk die politische und die wirtschaftliche Macht zu übergeben. Um das zu ermöglichen, bedarf es unmittelbar des Gemeineigentums an den grundlegenden Produktionsmitteln.

Gleichzeitig müssen die politischen Institutionen der neuen Wirklichkeit angepaßt werden. Deshalb werden wir im gegebenen Augenblick dem Willen des souveränen Volkes vorschlagen, die gegenwärtige Verfassung von liberalem Charakter durch eine Verfassung sozialistischer Orientierung zu ersetzen und das Zweikammersystem zugunsten einer Einzigen Kammer abzulösen.

Es stimmt mit unserer Wirklichkeit überein, daß unser Regierungsprogramm versprochen hat, den Rechtsstaat bei der Verwirklichung unserer Revolution zu respektieren. Das ist nicht einfach ein formales Versprechen. Wir erkennen damit ausdrücklich an, daß das Prinzip der Legalität und die institutionelle Ordnung wesentlich zum sozialistischen Regime gehören, obwohl sie in der Übergangsphase große Schwierigkeiten aufwerfen. Sie zu erhalten, aber ihren Klassencharakter zu verändern, ist in diesem Zeitraum eine große Aufgabe von entscheidender Bedeutung für die neue gesellschaftliche Ordnung. Sie zu realisieren, hängt jedoch nicht nur von unserem Willen ab: es hängt grundsätzlich von dem Zusammenspiel unserer wirtschaftlichen und gesellschaftlichen Struktur, von seiner Entwicklung auf kurze Sicht und vom Realismus unseres Volkes bei seinem politischen Handeln ab. Jetzt glauben wir daran, daß es möglich ist, jene Aufgabe zu lösen. Und so werden wir handeln.

5. Die politischen Freiheiten

Es ist auch wichtig, daran zu erinnern, daß für uns, die Repräsentanten der Kräfte des Volkes, die politischen Freiheiten eine Eroberung des Volkes auf seinem steinigen Weg zur Emanzipation sind. Sie sind ein Teil dessen, was an der geschichtlichen Periode positiv ist, die wir hinter uns lassen. Und deshalb müssen wir sie fortbestehen. Daher kommt auch unser Respekt vor der Gewissensfreiheit und der Freiheit aller Religionen. So unterstreichen wir denn mit besonderer Genugtuung die Worte des Kardinalerzbischofs von Santiago, Raúl Silva Henríquez, in seiner Botschaft an die Arbeiter: »Die Kirche, die ich repräsentiere, ist die Kirche Jesu Christi, des Zimmermannssohns. So entstand sie, und so wollen wir sie immer haben. Jesu größter Schmerz ist es, daß man seine Wiege vergessen hat, die immer unter den Geringen war und ist.«

Aber wir wären keine Revolutionäre, beschränkten wir uns darauf, die politischen Freiheiten einfach zu erhalten. Die Regierung der Volkseinheit wird sie verstärken. Es genügt nicht, sie lautstark zu proklamieren, weil sie dann zu Frustration und Possenreißerei werden. Wir werden sie wirklich machen, berührbar und konkret, einübbar in dem Maße, in dem wir die wirtschaftliche Freiheit erringen.

Die Politik der Volksregierung basiert auf einer von einigen leichtfertig geleugneten Prämisse: der Existenz von gesellschaftlichen Klassen und Sektoren mit antagonistischen und sich ausschließenden Interessen und dem Bestand eines ungleichen politischen Niveaus innerhalb einer Klasse oder eines Sektors. Angesichts dieser Gespaltenheit wird unsere Regierung auf die Interessen derer hören, die ihr Leben mit der Anstrengung ihrer Arbeit verdienen: Arbeiter, Akademiker, Techniker, Künstler, Intellektuelle und Angestellte. Das ist ein Block, der infolge der kapitalistischen Entwicklung immer umfangreicher und in seiner gemeinsamen Bedingung als Lohnabhängige immer geschlossener wird. Aus demselben Motiv verteidigt unsere Regierung die kleinen und mittleren Unternehmer, kurz: alle, welche, mit unterschiedlicher Intensität, von der kleinen Minderheit ausgebeutet werden, die die Machtzentren besitzt. Die Mehrparteien-Koalition der Volksregierung ist eine Antwort auf diese Wirklichkeit. Im täglichen Kampf jener Interessen mit denen der herrschenden Klassen bedient sie sich der Konfrontations- und Lösungsmechanismen, die das institutionelle Rechtssystem etabliert. Sie erkennt der Opposition die politischen Freiheiten zu und richtet ihre Handlung an den institutionellen Grenzen aus. Die politischen Freiheiten stellen eine Eroberung der gesamten chilenischen Gesellschaft dar.

Alle diese Handlungsprinzipien, die auf unserer revolutionären politischen Theorie beruhen, die der Realität des Landes zum gegenwärtigen Zeitpunkt angemessen sind und im Programm der Regierung der Volkseinheit stehen, habe ich als Präsident der Republik in vollem Umfang ratifiziert. Sie sind ein Teil unseres Projektes, die politischen Möglichkeiten unseres Landes maximal zu entfalten, damit die Zeit des Übergangs zum Sozialismus eine solche der schrittweisen Überwindung des bestehenden Systems sei. Wir werden die negativen oder unterdrückerischen Dimensionen zerstören oder hinter uns lassen. Wir werden die positiven Faktoren stärken und ausweiten.

6. Die Gewalt

Das Volk von Chile erobert die politische Macht, ohne zu den Waffen greifen zu müssen. Es schreitet auf dem Weg zu seiner sozialen Befreiung fort, ohne daß es gegen ein despotisches oder diktatoriales Regime hätte kämpfen müssen. Es braucht sich nur gegen die Beschränkungen einer liberalen Demokratie durchzusetzen. Unser Volk hofft legitimerweise darauf, die Zeit des Übergangs zum Sozialismus hinter sich zu bringen, ohne auf autoritäre Regierungsformen zurückgreifen zu müssen.

Unser Wille in diesem Punkt ist sehr eindeutig. Aber die Verantwortung, die politische Entwicklung zum Sozialismus zu gewährleisten, liegt nicht nur bei der Regierung, bei den Bewegungen und Parteien, die sie ausmachen. Unser Volk hat sich gegen die institutionalisierte Gewalt erhoben, die das gegenwärtige kapitalistische System auf ihm lasten läßt. Deshalb verändern wir die Grundlagen jenes Systems. Meine Regierung hat ihren Ursprung im frei ausgedrückten Willen des Volkes. Nur ihm gegenüber fühlt sie sich verantwortlich. Die Bewegungen und Parteien der Volkseinheit orientieren das revolutionäre Bewußtsein der Massen und sind Ausdruck ihrer Erwartungen und Interessen. Auch sie sind direkt dem Volk verantwortlich.

Kurz, es ist meine Pflicht, darauf hinzuweisen, daß eine Gefahr sehr wohl den glänzenden Verlauf unserer Emanzipation bedrohen und den uns von unserer Wirklichkeit und unserem Kollektivbewußtsein vorgezeichneten Weg verändern könnte. Diese Gefahr ist die Gewalt gegen die Entscheidung des Volkes. Wenn die Gewalt, die innere oder die äußere, die Gewalt in irgendeiner ihrer Formen: physische, ökonomische, gesellschaftliche oder politische, unsere normale Entwicklung und die Eroberungen der Arbeiter bedrohen sollte, liefen die institutionelle Kontinuität, der Rechtsstaat, die politischen Freiheiten und der Pluralismus höchste Gefahr. Der Kampf um die gesellschaftliche Befreiung oder um die freie Selbstbestimmung unseres Volkes nähme zwangsläufig andere Formen an als die, welche wir mit legitimem Stolz und historischem Wirklichkeitssinn den chilenischen Weg zum Sozialismus nennen. Die entschiedene Haltung der Regierung, die revolutionäre Energie des Volkes, die demokratische Kraft der Streitkräfte und der Karabineros werden dafür sorgen, daß Chile sicher auf dem Weg seiner Emanzipation voranschreitet.

Die Einheit der Massen und der Gemeinsinn der mittleren Schichten geben uns die notwendige Überlegenheit, so daß die privilegierte Minderheit nicht leichtfertig auf die Gewalt zurückgreift. Wenn sie nicht gegen das Volk eingesetzt wird, werden wir die Grundstrukturen dort verändern können, wo das kapitalistische System Demokratie, Pluralismus und Freiheit zugelassen hat. Dann ist kein überflüssiger physischer Zwang nötig, keine institutionelle Unordnung, keine Desorganisation in der Produktion. Dann bestimmt die Volksregierung den Rhythmus nach der Befriedigung der Bedürfnisse des Volkes und der Entwicklung unserer Ressourcen.

7. Die sozialen Freiheiten

Unser Weg ist es, die gesellschaftlichen Freiheiten durch die Ausübung der politischen Freiheiten einzusetzen. Das erfordert, die wirtschaftliche Gleichheit herzustellen. Das ist der Weg, den das Volk sich ausgesucht hat. Denn die revolutionäre Veränderung eines gesellschaftlichen Systems verlangt nach Zwischenschritten. Eine nur politische Revolution kann man in wenigen Wochen machen. Eine wirtschaftliche und soziale Revolution braucht Jahre, die Jahre, die unabdingbar sind, um in das Bewußtsein der Massen ganz einzudringen, um die neuen Strukturen zu organisieren, um sie operabel zu machen und den anderen anzupassen. Sich vorzustellen, daß man die Zwischenphasen überspringen könnte, ist utopisch. Es ist nicht möglich, eine ökonomische und gesellschaftliche

Struktur zu zerstören, eine bestehende soziale Institution zu zerschlagen, ohne vorher die sie ersetzende wenigstens minimal entwickelt zu haben. Wenn man die natürliche Forderung des geschichtlichen Wandels nicht anerkennen will, wird einen die Wirklichkeit schon an sie erinnern.

Wir haben die Lehre der triumphierenden Revolutionen durchaus präsent. Jene Völker haben angesichts des ausländischen Drucks und des Bürgerkriegs die gesellschaftliche und wirtschaftliche Revolution beschleunigen müssen, damit sie nicht in den blutigen Despotismus der Konterrevolution zurückfielen. Danach erst konnten sie in Jahrzehnten die notwendigen Strukturen organisieren, um endgültig die vorherige Ordnung zu überwinden.

Meine Regierung ist sich dieser Tatsachen bewußt. Wir wissen: das kapitalistische System ändern und die Legalität, die Institutionalität und die politischen Freiheiten respektieren heißt, daß man seine Aktion im Wirtschaftlichen, Politischen und Gesellschaftlichen an gewisse Beschränkungen anpaßt. Diese sind allen Chilenen mehr als bekannt. Sie stehen im Regierungsprogramm, das unerbittlich, ohne Konzessionen, in der Weise und mit der Intensität erfüllt wird, die wir von vornherein haben wissen lassen.

Das chilenische Volk, in einem tiefen Reife- und Organisationsprozeß befindlich, hat der Volksregierung die Verteidigung seiner Interessen anvertraut. Das verpflichtet die Regierung, in totaler Identifikation und Integration mit den Massen zu handeln, sie zu interpretieren, indem sie sie orientiert. Und es verbietet ihr, sich von ihnen durch verlangsamende oder überstürzte Handlungen zu entfernen. Heute ist die Synchronisierung zwischen dem Volk, seinen Parteien und der Regierung nötiger denn je.

Jede historische Etappe ist durch die vorhergehende bedingt und schafft die Elemente und Träger der folgenden. Die Zeit des Übergangs ohne Einschränkung der politischen Freiheiten, ohne institutionelles oder legales Vakuum zurückzulegen, ist für unser Volk ein Recht und daher seine legitime Forderung. Denn es versteht, daß seine volle materielle Verwirklichung konkret die sozialistische Gesellschaft ist. Die Volksregierung wird ihre Verantwortung in dieser entscheidenden Zeit erfüllen.

In der Organisation und dem Bewußtsein unseres Volkes, in den Massenbewegungen und -parteien ausgedrückt, ist der Hauptträger der neuen gesellschaftlichen Ordnung vorhanden. Es befindet sich in ständiger und vielfältiger Mobilisierung – je nach den objektiven Forderungen eines jeden Augenblicks.

Wir wünschen, daß diese Verantwortung – nicht notwendig

vom Kongreß aus – von den Christdemokraten geteilt wird; sie müssen ihre Konsequenz mit den Prinzipien und Programmen beweisen, die sie so oft dem Land dargelegt haben.

8. Die Vergesellschaftung der Produktionsmittel
9. Die konjunkturelle Wirtschaftspolitik
10. Beschränkungen der Regierungsaktion
11. Unmittelbare Aufgaben

12. Unsere Außenpolitk

Dieselben Prinzipien, die unserer Innenpolitik zugrundeliegen, sind auch in der Außenpolitik des Landes vorhanden. In Übereinstimmung mit der Charta der Vereinten Nationen unterstützt unser Land entschieden die Politik der Nichteinmischung in die inneren Angelegenheiten anderer Staaten, die rechtliche Gleichheit zwischen allen Staaten, den Respekt vor ihrer Souveränität und die Ausübung ihres Selbstbestimmungsrechts. Die Außenpolitik meiner Regierung ist auf der bilateralen wie auf der multilateralen Ebene an der Erhaltung des Friedens und an der internationalen Zusammenarbeit orientiert. Infolgedessen hat Chile seine diplomatischen Beziehungen auf andere Länder ausgedehnt. Unsere erste Entscheidung – einem mehrheitlichen Wunsch des chilenischen Volkes gehorchend – war die Wiederherstellung der Beziehungen mit dem so ungerecht gestraften Cuba. Auch haben wir diplomatische und Handelsbeziehungen mit China, Nigerien und der DDR hergestellt. Mit den Demokratischen Republiken von Korea und Vietnam sind Handelsbeziehungen hergestellt worden. Im lateinamerikanischen Kontext haben wir vor der OAS die Abrüstung unterstützt.

Chile hat bei der ›Erklärung über die Prinzipien des Völkerrechts zu den Freundschafts- und Kooperationsbeziehungen der Völker‹ mitgearbeitet. Sie ist von der Generalversammlung der Vereinten Nationen Ende des letzten Jahres angenommen worden. Ebenso haben wir das Programm der Aktivitäten unterschrieben, die ›Erklärung über die Gewährung der Unabhängigkeit der kolonialen Völker und Länder‹ endlich zu verwirklichen. Wir haben an der Formulierung einer internationalen Strategie für das ›Zweite Jahrzehnt der UNO für die Entwicklung‹ mitgewirkt.

Unser Kampf gegen die Rückständigkeit und gegen die Abhängigkeit von ausländischen Mächten bringt Chile in eine Interessengemeinschaft mit anderen Völkern Afrikas und Asiens. Deshalb ist es der Wille der Volksregierung, sich aktiv den sogenannten blockfreien Nationen anzuschließen und entschieden an ihren Verhandlungen und Beschlüssen teilzunehmen. Unsere universalistische Konzeption der Vereinten Nationen führt uns dazu, das legitime Recht der Volksrepublik China auf Sitz und Stimme zu unterstützen. Unser Respekt vor der Unabhängigkeit der Länder fordert von uns, daß wir den Krieg in Vietnam und seine Ausdehnung auf Laos und Kambodscha verurteilen.

Innerhalb dieser allgemeinen Orientierung arbeiten wir mit der Kommission der UNO für Handel und Entwicklung zusammen; ihre dritte Weltkonferenz hat im April 1972 ihren Sitz in Santiago. Und in wenigen Wochen, im Juni, findet in unserer Hauptstadt die Versammlung des Programms der Vereinten Nationen für die Entwicklung statt. Überdies ist es mir eine Ehre mitzuteilen, daß ich zahlreiche Einladungen für Staatsbesuche aus Ländern dieses und anderer Kontinente bekommen habe. Ich habe diese Haltung im Namen von Chile gewürdigt und für sie gedankt.

Meine Regierung will mit den USA freundschaftliche und Beziehungen der Zusammenarbeit unterhalten. Wir haben uns sehr bemüht, die Bedingungen dafür zu schaffen, daß unsere Wirklichkeit verstanden wird, damit Konflikte ausgeschaltet werden und vermieden wird, daß unwesentliche Fragen die Beziehungen stören und damit die freundschaftliche Verhandlung über Probleme schwer machen, die auftreten können. Wir glauben, daß diese realistische und objektive Haltung vom Volk und der Regierung der Vereinigten Staaten positiv beantwortet wird.

Wir haben auf die tiefe Krise hingewiesen, die das interamerikanische System und sein institutioneller Ausdruck, die Organisation Amerikanischer Staaten, durchmachen. Jenes System basiert auf der Fiktion einer Gleichheit zwischen allen Mitgliedern. Dabei ist die Ungleichheit absolut, begünstigt das Ungleichgewicht der Macht zugunsten der USA die Interessen der mächtigsten zum Schaden der schwächsten Länder. Das ist ein globaler Zusammenhang der Abhängigkeit, dessen negative Auswirkungen sich auf allen Ebenen zeigen. So bedroht die gegenwärtige Dollar-Krise, ausgelöst durch die Außen- und Innenpolitik der Vereinigten Staaten, die Länder des Industriekapitalismus. Aber sie wird noch bösere Folgen für die lateinamerikanischen Volkswirtschaften zeitigen, da sie unsere Geldreserven auffrißt, die Kredite vermindert und die Handelsbeziehungen krank macht.

Wir haben darauf bestanden, daß der multilaterale Charakter der internationalen Finanzierungsorganisationen abseits jedes politischen Drucks erhalten bleibt. Die Mitgliedsländer dieser Institutionen dürfen in ihren Rechten nicht wegen der Regierungsform diskriminiert werden, die sie sich gegeben haben. Die Finanzierungsinstitutionen dürfen andererseits nicht Instrumente in den Händen der mächtigen gegen die schwachen Länder sein. Wenn direkte oder unterschwellige Pressionen ausgeübt werden, um die Finanzierung von technisch einwandfreien Projekten zu behindern, wird damit eindeutig der erklärte Sinn jener Institutionen zerstört und eine verkehrte Form gefunden, sich in das innere Leben der Länder gegen deren Bedürfnisse einzumischen.

Unsere Bemühungen, die Beziehungen jeder Art mit den Ländern Westeuropas zu erweitern und zu vertiefen, sind mit einem klaren Interesse beantwortet worden; das hat schon konkreten Ausdruck gefunden. Und in der Zunahme des Austausches und der Zusammenarbeit mit den sozialistischen Ländern sieht meine Regierung sowohl einen angemessenen Weg, unsere Interessen zu wahren und die Wirtschaft, die Technik, die Wissenschaft und die Kultur zu fördern, als auch ein Mittel, den Arbeiterklassen auf der ganzen Welt zu dienen. Lateinamerika leidet an einer Unterwerfung, die seine Länder mit traditionellen und unwirksamen Formeln nicht haben ändern können. Seit einiger Zeit haben sich Columbien, Perú, Bolivien, Ekuador und Chile vorgenommen, diese Formeln durch neue zu ersetzen. Sie sollen über die subregionale Integration die harmonische Entwicklung ihrer Ressourcen zugunsten unserer gemeinsamen Ziele möglich machen. Der Andenpakt ist ein beispielhaftes Unterfangen, bei welchem die Volksregierung mit allen ihren Kräften mitarbeitet. Das haben wir in Lima und Bogotá (bei Versammlungen des Andenpakts – *HRS*) bewiesen. Meine Regierung legt besonderen Wert darauf, die besten Beziehungen mit den Bruderländern des Kontinents zu unterhalten. Wir wollen mit allen Mitteln unsere ständigen Freundschaftsbande mit der Republik Argentinien vertiefen und alle Hindernisse ausräumen, die der Verwirklichung dieses Ziels entgegenstehen könnten. Die anormale Situation in den Beziehungen mit der Republik Bolivien widerspricht dem Wunsch beider Völker. Deshalb werden wir alles in unserer Macht Liegende tun, sie zu normalisieren.

13. Die Protagonistenrolle der Arbeiter

Alles, was ich gesagt habe über den wirtschaftlichen, den politischen, den kulturellen und den internationalen Bereich, ist die Aufgabe eines Volkes, nicht die eines Mannes noch die einer Regierung.

Zwischen November 1970 und Februar 1971 ist die Zahl der Arbeiter, die auf das Mittel des Streiks zurückgreifen mußten, auf 76.000 gefallen; im gleichen Zeitraum der Vorjahre waren es 170.000. Die Volksregierung ist mit den Arbeitern identisch. Sie teilt mit ihnen die Erfolge und die Irrtümer. Das hat Konflikte überflüssig gemacht, die vorher unvermeidlich waren. In diesem Jahr hat es weder im Kohle- noch im Salpeter-, noch im Kupfer-, noch im Eisenbergbau, noch bei den Textilindustrien, noch im Gesundheitswesen, noch in der Erziehung, noch bei den Eisenbahnern Streiks gegeben. Es hat also in den für den Fortschritt des Landes wesentlichen Tätigkeitsbereichen nicht einen einzigen Streik gegeben.

Ich möchte hervorheben, daß die freiwillige Arbeit zum ersten Mal in Chile in einigen verstaatlichten Unternehmen permanent geworden ist. Sie wird massiv in allen Regionen von Arica bis Magellanes, in allen Teilen der Nation ausgeübt. Soldaten und Priester, Studenten und Arbeiter, Akademiker und Geschäftsleute, Greise und Frauen leisten mit Stunden, die ihnen gehören, einen Beitrag zur Bewältigung der gemeinsamen Aufgabe. Das ist eine Kundgebung der schöpferischen Kraft, die weit über die Konzeption der Arbeit als Ware hinausgeht. Und es ist eine beredsame Antwort für alle, die innerhalb und außerhalb von Chile Dinge glauben machen wollten, die nie geschehen sind und niemals geschehen werden. In diesem Land gibt es und wird es eine Regierung geben, die genau weiß, welche Methoden sie wann anwendet. Als Präsident verbürge ich mich dafür.

Die großen Taten, die wir vor uns haben, werden auf die verantwortliche und mutige Identifikation unseres Arbeiters mit sich selbst, mit seinen echten Interessen stoßen, die weit über die kleinen oder großen Probleme dieses Tages, dieses Monats oder dieses Jahres hinausgehen. In der Verschmelzung der Arbeiter mit ihrem politischen Repräsentanten, der Volksregierung, haben wir ein unbesiegbares Instrument.

Die von ihrer Arbeit leben, haben heute die politische Leitung des Staates in ihren Händen. Das ist die größte Verantwortung. Der Bau der neuen gesellschaftlichen Ordnung findet in der Basis, im Volk, seinen Protagonisten und seinen Richter. dem Staat kommt es zu, zu organisieren, zu orientieren und zu leiten, niemals aber, den Willen der Arbeiter zu ersetzen. Sowohl im Wirtschaftlichen wie im Politischen müssen die Arbeiter die Entscheidungsmacht besitzen. Das zu erreichen, wird den Triumph der Revolution markieren.

Für dieses Ziel kämpft das Volk. Mit der Legitimität, die der Respekt vor den demokratischen Werten verleiht. Mit der Sicherheit, die ein Programm gibt. Mit der Stärke, Mehrheit zu sein. Mit der Leidenschaft des Revolutionärs.

Wir werden siegen.

Literaturverzeichnis

Die Titel in fremden Sprachen sind ins Deutsche übersetzt worden; wenn nach meinem Wissen eine Veröffentlichung in der BRD vorgesehen ist, wird das angegeben.
Die in deutscher Sprache zugänglichen Arbeiten, die nach dem 4. September 1970 erschienen sind und mir bei der Abfassung meines Buches vorlagen, werden gesondert aufgeführt.

Allende, Salvador, Primer Mensaje ante el Congreso Pleno (Erste Botschaft vor dem Gesamten Kongreß), Santiago 1971

Allende, Salvador, Chiles Weg zum Sozialismus, Wuppertal 1972

Althusser, Louis, Für Marx, Frankfurt 1968

Althusser, Louis, Idéologies et appareils idéologiques d'état (Ideologien und ideologische Apparate des Staates), in: *La Pensée,* Nr. 151, Juni 1970, S. 3–38

Cardoso, Fernando Henrique und Enzo Faletto, Dependencia y desarrollo en América Latina (Abhängigkeit und Entwicklung in Lateinamerika), Mexiko 1969

Castillo, Leonardo, Arturo Saez und Patricio Rogers, Notas para un estudio de la historia del movimiento obrero en Chile (Anmerkungen für eine Untersuchung der Geschichte der Arbeiterbewegung in Chile), in: *Cuadernos de la Realidad Nacional,* Nr. 4, Juni 1970, S. 3 ff.

Córdova, Armando und Héctor Silva Michelena, Die wirtschaftliche Struktur Lateinamerikas, Frankfurt 1969

Debray, Régis, Entretiens avec Allende sur la situation au Chili (Gespräche mit Allende über die Situation in Chile), Paris 1971 (Eine deutsche Ausgabe dieser Arbeit ist vom Luchterhand Verlag vorgesehen.)

Donoso, Ricardo, Las ideas políticas en Chile (Die politischen Ideen in Chile), Santiago 1967

Dos Santos, Theotonio, Chile – La Unidad Popular (Chile – Die Volkseinheit), in: *Libre,* Nr. 1, September 1971, S. 146 ff.

Frank, Andre Gunder, Kapitalismus und Unterentwicklung in Lateinamerika, Frankfurt 1969

Furtado, Celso, La economía latinoamericana desde la Conquista Ibérica hasta la Revolución Cubana (Die lateinamerikanische Wirtschaft seit der iberischen Eroberung bis zur cubanischen Revolution), Santiago[2] 1970

Garcés, Joan E., 1970 – La pugna política por la presidencia en Chile (1970 – Der politische Kampf um die Präsidentschaft in Chile), Santiago 1971

Lechner, Norbert, La democracia en Chile (Die Demokratie in Chile), Buenos Aires 1970

Mires, Fernando, El gobierno mercenario democratacristiano (Die christdemokratische Söldner-Regierung), in: *Punto Final,* Nr. 135 5. Jg., S. 16 ff.

North American Congress on Latin America, *NACLA-Newsletter,* Bd. V, Nr. 1, März 1971

ODEPLAN, Plan Anual 1971 (Jahresplan 1971), Santiago 1971

Petras, James, Politics and Social Forces in Chilean Development (Politik und gesellschaftliche Kräfte in der chilenischen Entwicklung), University of California 1971

Petras, James, The transition to socialism in Chile: Perspectives and Problems (Der Übergang zum Sozialismus in Chile: Perspektiven und Probleme), in: *Monthly Review,* Bd. 23, Heft 5, Okt. 1971, S. 43 ff.

Petras, James und Maurice Zeitlin, El radicalismo político de la clase trabajadora chilena (Der politische Radikalismus der Arbeiterklasse in Chile), Buenos Aires 1969

Pinto, Aníbal, Tres ensayos sobre Chile y América Latina (Drei Essays über Chile und Lateinamerika), Buenos Aires 1971

Pinto, Aníbal, Sergio Aranda, Alberto Martínez, Enzo Faletto, Jacques Chonchol u. a., Chile hoy (Chile heute), Mexiko–Santiago 1970

Ribeiro, Darcy, Der zivilisatorische Prozeß, hg., übers. und mit einem Nachwort von Heinz Rudolf Sonntag, Frankfurt 1971

Ribeiro, Darcy, The Americas and Civilization (Die beiden Amerika und die Zivilisation), New York 1971

Ribeiro, Darcy, El dilema latinoamericano, Mexiko 1971

Sonntag, Heinz Rudolf, Comportamiento Sociocultural, Alienación y Dependencia (Soziokulturelles Verhalten, Entfremdung und Abhängigkeit), in: *Trimestre Ideológico*, Nr. 6, Januar 1971

Sunkel, Osvaldo, Cambios estructurales, estrategias de desarrollo y planificación en Chile (1938–1969) (Strukturelle Wandlungen, Entwicklungsstrategien und Planung in Chile), in: *Cuadernos de la Realidad Nacional,* Nr. 4, Juni 1970, S. 31 ff.

Vitale, Luis, Interpretación marxista de la historia de Chile – la colonia y la revolución de 1810 (Marxistische Interpretation der Geschichte von Chile – Die Kolonie und die Revolution von 1810), Santiago² 1969

Vitale, Luis, Y después del 4, qué? Perspectivas de Chile después de las elecciones presidenciales (Und was nach dem 4.? Perspektiven Chiles nach den Präsidentschaftswahlen), Santiago 1970

Wolpin, Miles D., La intervención extranjera en las elecciones chilenas (Die ausländische Intervention bei den chilenischen Wahlen), Buenos Aires 1970

DEUTSCHSPRACHIGE VERÖFFENTLICHUNGEN

Boris, Dieter, Elisabeth Boris und Wolfgang Ehrhardt, Chile auf dem Weg zum Sozialismus, Köln 1971

Eßer, Klaus, Durch freie Wahlen zum Sozialismus oder Chiles Weg aus der Armut, Reinbek bei Hamburg 1972

Hobsbawm, Eric. J., Chile – Das erste Jahr, in: *Wiener Tagebuch,* Nr. 12/1971, S. 16 ff.

Laudan, Peter, Bildung und Erziehung in Lateinamerika – Kolumbien und Chile: 2 Systeme, Mskr. WDR (11. Januar 1972)

Oxenius, Götz, Marcia Moreira Alves, Julio Cortazar u. a., Chile – Ein Experiment auf die Zukunft, Mskr. WDR (1. Juni 1971)

Theile-Bruhns, Gerda, Chilé, Nürnberg 1971